常见疾病影像学诊断与治疗

主　编　贾联防 黄海峰 许东东 刘雪荣 宋 丹 刘成彬

天津出版传媒集团

天津科学技术出版社

图书在版编目（CIP）

常见疾病影像学诊断与治疗 / 贾联防等主编. -- 天津：天津科学技术出版社，2023.7

ISBN 978-7-5742-1412-5

Ⅰ．①常… Ⅱ．①贾… Ⅲ．①常见病－影像诊断 Ⅳ．①R445

中国国家版本馆CIP数据核字(2023)第134596号

常见疾病影像学诊断与治疗

CHANGJIAN JIBING YINGXIANGXUE ZHENDUAN YU ZHILIAO

责任编辑：梁　旭

出　　版：天津出版传媒集团
　　　　　天津科学技术出版社

地　　址：天津市和平区西康路35号

邮　　编：300051

电　　话：（022）23332369（编辑部）

网　　址：www.tjkjcbs.com.cn

发　　行：新华书店经销

印　　刷：天津印艺通制版印刷股份有限公司

开本 787×1092　1/16　印张 21.25　字数 430 000

2023年7月第1版第1次印刷

定价：70.00元

编委会名单

主　编

贾联防　枣庄市市中区人民医院
黄海峰　枣庄市市中区税郭镇中心卫生院
许东东　山东国欣颐养集团枣庄中心医院
刘雪荣　枣庄市立医院
宋　丹　枣庄市立医院
刘成彬　枣庄市立医院

副主编

丁　桢　枣庄市市中区光明路街道社区卫生服务中心
马　庆　枣庄市立医院
陈　琪　枣庄市立医院
韩建峰　枣庄市峄城区中医院
刘建玲　枣庄市立医院
刘　聪　枣庄市立医院

目 录

第一章　心脏及大血管疾病的影像学诊断

第一节　先天性心脏病

先天性心脏病是胎儿期心脏及大血管发育异常而致的先天畸形，是小儿最常见的心脏病。先天性心脏病可按病理生理的血流动力学改变分为左向右、右向左与无分流三类；按临床分为发绀与无发绀二型；按 X 线片肺血情况分为肺血增多、肺血减少与肺血无明显改变三类。

一、房间隔缺损

【概述】

先天性房间隔缺损，简称房缺，是先天性心脏病中最常见病变之一。房间隔缺损属无发绀心房水平的左向右分流的先天性心脏病。包括第一孔型（即原发孔型）和第二孔型（即继发孔型）。临床上以第二孔型最为常见，根据缺损部位不同可分为卵圆窝型、下腔型、上腔型和混合型四型。

通常情况下，左心房压力高于右心房压力，因此，当有房间隔缺损时，左心房的血液分流人右心房，使右心房、右心室及肺血流量增加，加重了肺循环负担，导致右心房、右心室心肌肥厚、心腔扩大，肺血流量持续增高导致肺动脉高压，严重时出现心房水平双向分流或右向左分流。

一般临床症状出现较晚可有劳累后心悸、气促、易患呼吸道感染，重度肺动脉高压者可有发绀。查体于胸骨左缘第 2、3 肋间闻及 2~3 级的收缩期吹风样杂音。

【影像学表现】

1.X 线表现

（1）X 线平片：①肺血增多；②心脏增大呈"二尖瓣"型，多为中度以上增大；右心房、右心室增大；③肺动脉段多呈中度以上明显凸出，肺门动脉搏动增强，透视下可见"肺门舞蹈"征象；④主动脉结、左心室缩小或正常；⑤有明显肺动脉高压时，肺动脉呈残根样改变，右心室明显增大 。

（2）心血管造影：左心导管检查，左心房充盈后右心房立即显影，是心房水平左向右分流的直接征象。右心导管经间隔缺损进入左心房；当右心房压力增高并大于左心房时，右心房造影可见分流，左心房提前显影。

2.超声

可在剑突下四腔心、心尖四腔心和主动脉水平的短轴断面图观察。

（1）二维超声心动图：出现房间隔局部回声中断，缺损断端回声增强、增粗，并可出现明显的左右摆动现象。同时可见右心房、右心室增大，右心室流出道扩大，肺动脉增宽，搏动增强。

（2）M型超声心动图：在2a区波形中测量到右心室增大。在4区波形中测量到右心室流出道扩大。

（3）多普勒超声心动图：对发现小的房间隔缺损具有重要的价值。可以通过彩色血流成像观察左心房向右心房分流的过隔彩色血流，亦可通过频谱多普勒在缺损的右房侧测及过隔血流（在收缩期和舒张早期均可测到）。

3.CT和MRI CT平扫难以直接显示缺损的部位和大小，诊断价值不大。MRI的SE脉冲序列可多方位、多层面直接显示房间隔有中断，利用快速成像序列MRI电影能在SE序列清楚地显示有无左向右分流的血流情况。

【诊断要点、鉴别诊断及检查方法的比较】

1.诊断要点

①临床症状较轻，无发绀，胸骨左缘第2、3肋间收缩期吹风样杂音；②X线检查，肺血增多，右心房、右心室增大；③二维超声心动图可观察房间隔缺损的大小及范围，多普勒超声心动图可明确由左心房向右心房分流的过隔血流。

2.鉴别诊断超声心动图多可明确诊断。

3.检查方法比较超声心动图对房间隔缺损有肯定的诊断价值；X线检查对肺血改变观察较好；房缺较少应用CT和MRI检查。

二、法洛四联症

【概述】

法洛四联症是发绀型先天性心脏病中最常见的一种畸形。居发绀型右向左分流先天性心脏病的首位。法洛四联症包括肺动脉狭窄、室间隔缺损、主动脉骑跨和右心室肥厚。20%~30%伴右位主动脉弓。血流动力学变化是由于肺动脉狭窄（为右心室漏斗部肌肉肥厚呈管状或环状狭窄）和室间隔缺损，心脏收缩期大部分血射向主动脉，且肺动脉狭窄越重，通过缺损的室间隔右向左分流量也就越大，使主动脉管径增粗，右心室射血受阻而肥厚。肺动脉内血量减少。漏斗部下方的局限性环形狭窄与肺动脉瓣膜之间形成的局限性扩张，称之为第三心室。

临床表现中常有发绀，出生后4~6个月出现，且随年龄增大而加重；并出现气短、蹲踞现象，缺氧性晕厥；胸骨左缘可闻及收缩期杂音及震颤，肺动脉第二音减弱或消失。

【影像学表现】

1.X线表现

（1）平片：典型表现是：①肺血减少，两肺门血管影细小，严重时可见两肺门区及下肺野杂乱无章、粗细不均的侧支循环影；②心影呈"木靴状"，肺动脉段凹陷，心尖圆隆、上翘；如有第三心室则肺动脉段可平直；③主动脉升弓部不同程度增宽、突出；20%~30%的病例合并右位主动脉弓。

（2）心血管造影

①左室和主动脉提早显影：右心室造影可在收缩期时左心室及主动脉几乎同时或稍后提早显影，主动脉前移跨在室间隔之上，升主动脉扩张。

②肺动脉狭窄：漏斗部狭窄呈管道状或局限性狭窄，后者在狭窄远端与肺动脉瓣之间可见第三心室；瓣膜狭窄收缩期可呈鱼口状突向肺动脉；肺动脉主干及其左右分支常较细小。

③可显示室间隔缺损及右心室肥厚。

2.超声

可在左心室长轴断面图及主动脉瓣水平短轴断面图上观察。

（1）二维超声心动图：在左心室长轴断面图上可见主动脉增宽、右移并骑跨在室间隔之上，主动脉前壁与室间隔不连续，出现缺损，右心室流出道狭窄。在主动脉短轴断面图上显示漏斗部狭窄，或肺动脉瓣及其左、右肺动脉处有狭窄或缩窄。右心室肥厚。

（2）M型超声心动图：在2a区波形中测量到右心室增大，室壁增厚，室间隔增厚及左心室缩小。在4区波形中测量到左心房缩小，主动脉增宽。

（3）多普勒超声心动图：可见在收缩期左、右心室血流均进入主动脉；肺动脉狭窄处的彩色血流束变细及其远端五彩镶嵌色血流。

3.CT和MRI

MRI能够显示复杂型先天性心脏病的解剖异常。

【诊断要点、鉴别诊断及检查方法的比较】

1.诊断要点①出生后数月出现发绀，有典型杂音；②X线平片示肺少血，心影呈靴形；③超声心动图可直接显示室间隔缺损的范围，和动脉骑跨、肺动脉狭窄及血流动力学改变，多能做出明确诊断；④必要时行心脏造影。

2.鉴别诊断

一般诊断不难，但应注意与右心双出口、大动脉转位、单心室等鉴别。

3.检查方法比较首选超声检查，必要时行MRI及心脏造影检查。

第二节 获得性心脏、大血管病

一、风湿性心脏病

【概述】

风湿性心脏病分为急性风湿性心脏病与慢性风湿性心脏病二个阶段，后者为急性期后遗留下的心脏瓣膜病变，以二尖瓣狭窄最为常见，常并有关闭不全。

二尖瓣狭窄时，左心房血液进入左心室受阻，左心房内压力增高，致左心房增大，肺静脉各毛细血管压力增高，引起肺静脉和肺毛细血管扩张、瘀血。为保持正常的肺动、静脉压差，建立有效的肺循环，肺动脉平均压必须上升，持续增高的肺动脉高压可致右心室负荷加重，右心室肥大和扩张。当并有关闭不全时，左心室收缩除将大部分血液推入主动脉外，有部分血液回流到左心房，使左心房充盈度和压力增加，因而发生扩张，而左心室也因额外的左心房回流血液，产生容量的过负荷，因而左心室扩张。

临床上以劳累后心悸、气短、咳嗽等主要表现，严重的可出现端坐呼吸、咯血、肝大、下肢水肿及颈静脉怒张。心尖区闻及舒张期隆隆样较局限杂音。心电图示左心房扩大、右心室肥厚或心房纤颤。

【影像学表现】

1.X 线表现

（1）X 线平片：二尖瓣狭窄的基本 X 线表现是左心房增大，右心室增大，伴有肺瘀血及不同程度的肺动脉高压，伴有二尖瓣关闭不全时还有左心室增大。

（2）心血管造影：可显示二尖瓣狭窄及二尖瓣关闭不全，但为创伤性检查，少用。

2.超声

可通过左心室长轴断面图、心尖四腔心和二尖瓣水平的短轴断面图来观察二尖瓣的改变。二尖瓣狭窄表现如下。

（1）二维超声心动图：主要表现为二尖瓣活动度受限，瓣口变小，瓣膜增厚，回声增强。当二尖瓣体部病变较轻，而二尖瓣口部粘连较重时，二尖瓣前叶可呈"圆顶形"改变，即呈吹气球样向左心室突出。可见左心房增大，右心室增大。

（2）M 型超声心动图：二尖瓣前叶呈"城墙样"改变，前、后叶开放幅度减低，当重度狭窄时，舒张期二尖瓣前、后叶呈同向运动，前、后叶曲线会增粗。在4 区波形中测量到左心房增大，在 2a 区波形中测量到右心室增大。

（3）多普勒超声心动图：通过二尖瓣的血流速度明显加快，进入左心室后会形成涡流。故在彩色血流成像中，二尖瓣口部的血流呈现红黄为主的五彩镶嵌色，并且色彩明亮；在频谱多普勒中，将取样容积置于二尖瓣口左心室侧，可测到经二尖瓣口部的舒张期血流速度增快，达到 1.5m/s（正常不超过 1.2m/s）。

3.CT 和 MRI 较少用于瓣膜病变的检查。

【诊断要点、鉴别诊断及检查方法的比较】

1.诊断要点

①二尖瓣狭窄者心尖区有舒张期隆隆样杂音；②X 线平片为肺瘀血，左心房、右心室增大；③二维超声心动图表现为二尖瓣活动度受限，瓣口变小，瓣膜增厚，回声增强，二尖瓣前叶可呈"圆顶形"改变；M 型超声心动图示二尖瓣前叶呈"城墙样"改变，舒张期二尖瓣前、后叶呈同向运动。

2.鉴别诊断

诊断不难，应注意是否有关闭不全和多瓣膜病变。

3.检查方法比较 X 线平片多能结合临床做出诊断；超声的诊断价值很大，能直接显示瓣膜的情况，有相当的特异性。MRI、心脏造影必要时可做补充检查。

二、冠状动脉粥样硬化性心脏病

【概述】

动脉粥样硬化累及冠状动脉，导致冠状动脉管腔狭窄、闭塞而引起心肌缺血，而导致心绞痛等一系列临床症状的称为冠状动脉粥样硬化性心脏病，简称冠心病。

病理上冠状动脉粥样硬化主要侵犯主干和大支，引起管腔狭窄以致阻塞；粥样瘤破损，表面粗糙易于形成血栓；以左冠状动脉的前降支近心段最常见，次为右冠状动脉和左旋支。

冠状动脉狭窄可产生缺血，缺血的心肌有间质纤维化及小的坏死灶，重度的冠状动脉狭窄或出血及血栓栓塞形成管腔完全阻塞，该部心肌因营养不足产主急性坏死则为急性心肌梗死；急性梗死后数周或数月，肉芽组织、结缔组织代替了原来的心肌以致该区心肌变薄弱，不能抵挡心腔内的压力的冲击而产生局部向外膨隆，形成室壁瘤；心室破裂，室间隔穿孔和乳头肌断裂也是急性严重的心肌梗死的并发症，可致急性衰竭而死亡。

临床表现主要是心绞痛发作；严重、频发、持续时间长的心绞痛，一旦发生左心衰竭，可有呼吸困难、咳嗽、咯血及夜间不能平卧等。心电图可有 T 波倒置，持续出现 ST 段升高，进而出现深大 Q 波；急性心肌缺血可使心脏突然停搏而猝死。

【影像学表现】

1.X 线表现

（1）X 线平片表现

①隐性冠心病和心绞痛患者一般无异常表现，如有左心室增大，多合并有高血压。

②心肌梗死：部分病例的心脏和肺循环可显示异常；梗死区搏动异常；心影增大多呈主动脉型心脏，心影中度以上增大；左心衰竭时有肺瘀血及肺水肿。梗死区附近的心包和胸膜可以产生反应性炎症和粘连。

③室壁瘤：左心室缘局限性膨凸；左心室增大，左心室缘的搏动异常及钙化。

（2）冠状动脉血管造影：显示管腔狭窄或闭塞，管腔不规则或有瘤样扩张；严重狭窄或闭塞形成侧支循环，通过侧支循环逆行充盈，可显示出狭窄或闭塞的范围；狭窄近端血流缓慢，狭窄远端显影和廓清时间延迟；闭塞近端管腔增粗和血流改道，闭塞远端出现空白区或（和）逆行显影的侧支循环影。

2.CT、MRI

多排螺旋 CT 冠状动脉增强扫描法的三维重建技术及 CT 仿真内镜技术，可良好地显示冠状动脉内腔、测量冠状动脉的直径，显示粥样硬化斑块。冠状动脉钙化灶多表现为沿冠状动脉走行的斑点状、条索状影，亦可呈不规则轨道状或整支冠状动脉钙化。

　　冠状动脉磁共振血管成像（MRA）能较好地显示左主干、右冠状动脉和左前降支的近段。MRI能良好地显示心室壁的形态、厚度及信号特征。如长期缺血引起心肌纤维化时，左心室壁普遍变薄、信号降低、运动减弱等；急性心肌梗死在T2WI上呈较高信号，增强后T1WI呈明显高信号等。

　　3.超声

　　（1）M型及二维超声心动图可显示心肌结构及运动异常表现。

　　（2）多普勒超声心动图可显示左、右冠状动脉影像，并可获得冠状动脉主干血流频谱，这为无创性观察冠脉血流和冠脉储备功能提供了重要途径。

　　（3）超声心动图还可显示冠心病的合并症的改变。如室壁瘤、假性室壁、乳头肌功能不全、左心室血栓形成。

　　【诊断要点、鉴别诊断及检查方法的比较】

　　1.诊断要点

　　①临床有心绞痛及心电图改变；②冠状动脉造影示冠状动脉主支及分支的狭窄和（或）闭塞即可确诊。

　　2.鉴别诊断

　　一般诊断不难，但应注意合并症的诊断。

　　3.检查方法比较 X线平片无明显价值，冠状动脉造影有最重要的诊断意义，可以确诊是否有狭窄或闭塞，也可显示心肌梗死区的相反搏动现象。冠状动脉CTA能显示主支近段，可作为冠状动脉粥样硬化性心脏病的筛选检查手段。超声对观察室壁运动异常很有价值，MRI对心肌缺血及其程度的评价有一定的帮助。

第三节　心包疾病

　　心包为一坚韧的纤维浆膜囊，包裹心脏和大血管根部，心脏包膜分为脏层和壁层，脏层紧贴心脏，壁层下部附着于横膈的中心腱，两侧与纵隔胸膜疏松相连接。正常心包腔内有15~50ml液体。

一、心包炎和心包积液

　　【概述】

　　心包炎是心包膜脏层和壁层的炎性病变，可分为急性和慢性，前者常伴有心包积液，后者可继发心包缩窄。急性心包炎以非特异性、结核性、化脓性、病毒性、风湿性等较为常见。

　　1.临床表现：心前区疼痛，呼吸困难，水肿及心脏压塞症状；面色苍白或发绀，乏力等；体征有心包摩擦音，心界扩大，心音遥远；颈静脉怒张，肝大和腹水等。

　　【影像学表现】

　　1.X线

　　干性心包炎、300ml以下少量心包积液，在X线平片可无明显改变。中等量到大量积液：心影向两侧增大呈球形或烧瓶状，心缘各段界线消失，上纵隔影增宽变短，心膈角锐利；心尖搏动减弱或消失，主动脉搏动正常；肺野清晰，肺纹理减少或正常，左心衰时出现肺瘀血。

2.超声、CT和MRI如第一节所述。

【诊断要点、鉴别诊断及检查方法的比较】

1.诊断要点①临床有心前区疼痛，心脏压塞症状；②X线平片示心影增大如球形或烧瓶状，心缘各弧段界线消失；③超声示心脏周围的液性暗区，CT和MRI示心脏周围的液性密度和信号。

2.鉴别诊断

大量心包积液须与扩张型心肌病、三尖瓣下移畸形等进行鉴别。

3.检查方法比较超声、CT和MRI均可很好地显示心包积液，超声简便易行是首选；CT和MRI同时有助于对纵隔的了解；MRI则更可对积液的性质进行观察。

二、缩窄性心包炎

【概述】

急性心包炎心包积液吸收不彻底，可遗留不同程度的心包肥厚、粘连。缩窄性心包炎心脏舒张受限，右心室受压，使腔静脉回流受阻；左心室受压，进入左心室血量减少，心排血量减少；二尖瓣口被纤维包绕时可引起肺循环淤滞、左心房增大等。

临床表现中多有急性心包炎病史；颈静脉怒张、腹水、下肢水肿伴心悸、气短、咳嗽、呼吸困难等。

【影像学表现】

1.X线①心影可正常或稍增大；心影多呈三角形，心缘变直，各弓分界不清，心脏边缘不规则；或呈怪异状；②心包增厚部位心脏搏动明显减弱或消失；③心包钙化：呈线状、小片状或带状，多见于右心房室前缘、膈面和房室沟区，广泛者大片包围心影如甲壳称盔甲心，为特征性表现；④上纵隔影增宽；可有胸膜增厚和胸腔积液；⑤累及左侧房室沟致左心舒张受限时，左心房可增大，有肺瘀血表现。

2.CT和MRI心包增厚或弥漫性或局限性，各部位增厚的程度可不均匀，可在5~20mm。CT平扫能很好地显示心包内钙化，特别是平片不能显示的钙化灶。MRI能较好地显示左、右心室腔缩小，心室缘及室间隔僵直并有轻度变形等。

3.超声

（1）M型及二维超声心动图：心包不均匀性增厚，回声增强，室壁在舒张中晚期活动受限，双心房增大，而心室腔正常或稍减少，下腔静脉扩张。

（2）多普勒超声心动图：各瓣膜中血流频谱随呼吸发生变化，吸气时主动脉瓣口和肺动脉瓣口收缩期血流速度减小；二尖瓣口舒张期血流频谱呼气时峰值流速低于吸气时峰值流速。

【诊断要点、鉴别诊断及检查方法的比较】

1.诊断要点

①临床心脏压塞（心包填塞）表现；②X线平片、CT见心包钙化影等；③超声心动图可以观察到心肌活动受限情况及血流变化情况。

2.鉴别诊断

诊断不难，有时要与心肌病进行鉴别，以MRI检查最有鉴别意义。

3.检查方法比较

超声检查可以观察到心肌活动受限情况及血流变化情况。CT能更好地显示心包增厚和平片不显示的钙化，及上、下腔静脉情况。MRI可显示心室壁及心室壁运动，对本病与限制性心肌病的鉴别最有价值。

第四节　大血管疾病

一、主动脉瘤

【概述】

主动脉某部病理性扩张称主动脉瘤。按病理与组织结构分真性动脉瘤、假性动脉瘤。真性动脉瘤由动脉壁的三层组织结构组成；假性动脉瘤是由动脉破裂后形成的血肿与周围包裹的结缔组织所构成。按动脉瘤形态可分为囊状、梭形和混合型。据病因分为粥样硬化、感染性、先天性、创伤性、大动脉炎、梅毒性等。

临床表现中常见有胸背痛，可持续性或阵发性；主动脉瘤的压迫症状：压迫气管、食管、喉返神经及上腔静脉等。

【影像学表现】

1.X线

（1）X线平片：纵隔阴影增宽或形成局限性肿块影，呈梭形或囊状影，从各种体位观察均不与主动脉分开；肿块有扩张性搏动；瘤壁钙化可呈线状、弧形、片状及斑片状；主动脉瘤压迫或侵蚀周围器官的征象。

（2）心血管造影：胸主动脉造影可使主动脉瘤直接显影，显示瘤体的形态、范围及主动脉与周围血管的关系；瘤囊内如有对比剂外渗，为动脉瘤外穿。

2.超声

超声心动图检查，如发现主动脉超过近端正常主动脉宽度的30%就应考虑主动脉瘤。假性动脉瘤表现为包块中心为囊性，周围为强回声或回声不均的血栓组织，瘤体与血管腔有交通，并有血流通过。

3.CT和MRI　CT和MRI可显示动脉瘤的大小、形态、部位及与瘤体周围结构的关系，及瘤壁钙化、附壁血栓、主动脉瘤渗漏或破入周围组织脏器等。

【诊断要点、鉴别诊断及检查方法的比较】

1.诊断要点

①X线平片显示不能与主动脉分开的局限性纵隔肿块影，有扩张性搏动；②胸主动脉造影、超声、CT及MRI均可直接显示动脉瘤。

2.鉴别诊断一般无须鉴别诊断。

3.检查方法比较

心血管造影、超声、CT及MRI均可直接显示动脉瘤的大小、形态、部位与瘤体周围结构的关系，但心血管造影是有创检查。

二、动脉夹层

【概述】

动脉夹层为主动脉壁中膜血肿或出血，病因尚不清楚，重要因素为高血压。主动脉腔内的高压血流灌入中膜形成血肿，并使血肿在动脉壁内扩展延伸，形成所谓"双腔"主动脉。多数在主动脉壁内可见二个破口，一为入口，一为出口；少数没有破口，为主动脉壁内出血。病理是按DeBaKey分型，Ⅰ型夹层广泛，破口在升主动脉；Ⅱ型局限于升主动脉，破口也在升主动脉；Ⅲ型局限或广泛，破口均在降部上端。

临床表现：急性者有突发的剧烈胸痛，严重者可发生休克，夹层血肿累及或压迫主动脉主支时肢体血压、脉搏不对称，如血肿外穿可有杂音和心脏压塞征。慢性者可无临床表现。

【影像学表现】

1.X线

（1）疑有动脉夹层者一般不选用平片检查。

（2）行胸主动脉造影可观察夹层范围和病变全貌，对比剂在真腔通过主动脉管壁内破口喷射、外溢或壁龛样突出等。当对比剂进入假腔后，在真假腔之间可见线条状负影，为内膜片。但为创伤性检查，现少用。

2.超声

超声心动图主要表现为主动脉壁内血肿产生的内膜片以及由此形成的真假腔。内膜片很薄，在心动周期有不同程度的摆动。内膜片将血管腔分为真、假两腔，一般真腔受压较小，假腔较大；多普勒超声心动图见真腔血流信号强，流速较快。

3.CT和MRI增强CT可显示主动脉夹层的各种征象，主要优点为显示内膜钙化灶内移，假腔内血栓，及血液外渗、纵隔血肿、心包和胸腔积血等。MRI通过自旋回波（SE）和梯度回波（GRE）电影显示，可分别用于观察夹层的解剖变化和血流动态，大视野、多体位直接成像，无须对比增强，即可明确显示内膜片、内破口，显示真假腔、腔内血栓及分支受累主要征象，能满足分型的诊断要求。

【诊断要点、鉴别诊断及检查方法比较】

①X线平片主动脉增宽，主动脉壁（内膜）钙化内移，心影增大；②心血管造影、超声、CT和MRI均能很好显示真假腔、内膜片及假腔内血栓等，但心血管造影为有创检查。一般无须鉴别诊断。

三、肺栓塞

【概述】

肺栓塞是肺动脉分支被栓子堵塞后引起的相应肺组织供血障碍。常见的栓子来源是下肢和盆腔的深静脉血栓，如血栓性静脉炎、手术后、创伤后、长期卧床不动及慢性心肺疾患等，少数来源于右心附壁血栓、骨折后的脂肪栓子和恶性肿瘤的瘤栓。

肺栓塞的病理改变取决于肺血液循环状态和栓子的大小、数目。当肺的某一分支栓塞后，肺组织因支气管动脉的侧支供血而不发生异常，栓子较小未能完全堵塞动脉分支时也不易发生供血障碍。

多数肺栓塞病人无明显临床症状，或仅有轻微的不适。部分病人可表现为突发的呼吸困难和胸痛。肺动脉大分支或主干栓塞或广泛的肺动脉小分支栓塞可出现严重的呼吸困难、发绀、休克或死亡。

【影像学表现】

1.X 线

（1）X 线平片：病变累及肺动脉主干及大分支，其所分布区域示有肺血减少，肺纹理缺如，或仅有少许杂乱的血管纹理，肺野透明度增高。病变累及外围分支少数可无异常征象；伴肺动脉压增高表现。

（2）肺动脉造影：①肺动脉分支内的充盈缺损或截断；②肺局限性血管减少或无血管区，相应区域的血灌流缓慢；③小分支多发性栓塞引起肺动脉外围分支纡曲，突然变细，呈剪枝样改变；④继发肺动脉高压和肺心病时，肺动脉主干和大分支扩张，周围分支变细。但对外围小分支的小血栓有时只能显示肺动脉高压，而不见直接征象。

2.超声、CT 和 MRI 超声对肺动脉栓塞作用不大。CT 检查肺动脉内栓子的显示是诊断肺栓塞最可靠的直接征象 。肺门区较大肺动脉栓塞平扫时左右肺动脉、肺动脉上干及下干内可见高密度或低密度病灶。高密度为新鲜血栓，低密度为陈旧血栓。增强扫描血栓部位表现为长条状及不规则形态充盈缺损区，其 CT 值明显低于其他部位。MRI 靠近肺门的较大肺动脉呙的栓子可被检出、确诊。

【诊断要点、鉴别诊断及检查方法的比较】

1.诊断要点

①临床有血栓性深静脉炎病史；②X 线平片局部肺血减少伴肺动脉高压表现；③增强 CT 见长条状及不规则充盈缺损；④部分病例须行肺血管造影，显示为充盈缺损、管腔狭窄或闭塞及肺动脉高压表现。

2.鉴别诊断据影像学表现，结合临床表现，多可确定诊断。

3.检查方法比较肺血管造影仍为诊断肺栓塞最可靠的检查方法，但为一创伤性检查。CT 和 MRI 对肺门区较大动脉栓塞的诊断有帮助。

（贾联防）

第二章　呼吸系统疾病的影像学诊断

第一节　慢性支气管炎

【概述】

慢性支气管炎为呼吸系统的一种常见病，多见于中、老年人。常继发于急性支气管炎之后，但慢性起病者也不少见。其病理改变为支气管壁黏膜下大量炎性细胞浸润，黏液腺肥大，分泌物增加，表皮细胞脱落、萎缩及鳞状细胞化生，黏膜充血水肿、糜烂、肉芽孢与瘢痕组织形成。反复慢性感染者又可使支气管壁内外结缔组织增生，管壁增厚，管腔狭窄。至晚期管壁弹性纤维组织破坏、软骨变性萎缩。随着这些基本病变的进展，可继发肺组织广泛纤维化，最后导致肺源性心脏病。

【临床表现】

临床表现早期主要是咳嗽、咳痰，痰为白色黏液泡沫状，黏稠不易咳出。并发感染，痰量增多且呈黄色脓性，有时可带血丝，多在冬季发病，咳嗽、咳痰反复发作而病情加重，易发生呼吸道感染。晚期因阻塞性肺气肿和（或）肺源性心脏病可出现气急、呼吸困难、心悸，甚至不能平卧等症状。

【影像学表现】

1.X 线表现　慢性支气管炎早期无异常 X 线征象。当病变发展到一定阶段，胸片可出现某些异常征象，主要表现为肺纹理增多、紊乱、扭曲及变形。由于支气管增厚，当其走行与 X 线垂直时，可表现平行的线状致密影，形如双轨，故称为"轨道征"（tramline sign）。肺组织的纤维化可表现为索条状或网状阴影，其内可伴有小点状阴影。弥漫性肺气肿表现为肺野透亮度增加，肋间隙增宽，心脏呈垂直型，膈低平。小叶中心性肺气肿表现为肺透明度不均匀，或形成肺大泡。肺血管纹理近肺门处增粗（右下肺动脉横径超过 15 mm），而外转分支细少，为肺动脉高压征象。合并肺实质性炎症时，表现为两肺多发斑片状阴影，以两肺中下野内带多见。

2.CT 表现　慢性支气管炎 CT 扫描征象（图 2-1）可有：①以两肺下野多见的支气管壁增厚。表现为支气管走行部有相互平行的线状影像，为炎性增厚的支气管壁。线状影像之间为支气管腔。此即为"双轨征"；②肺间质纤维化，表现为蜂窝状或网状影像及支气管扩张；③肺气肿征象，表现为胸廓前后径与左右径增大呈桶状，胸廓人口平面以下气管矢状径增大，左右径变小呈刀鞘状，肺透亮度增加，肺血管纹理稀疏变细，膈肌位置下降；④肺大泡，表现为薄壁、边缘清晰的局限性无肺纹理区域。大泡内可有纤细间隔，常位于胸膜下或肺表现；⑤肺动脉高压症，表现为右下肺动脉干增粗，常>15mm。肺内中带动脉增粗、扭曲变形；⑥并发肺内感染征象，表现为肺野内斑片或絮状模糊影，以两下肺多见。慢性炎症者还可见有较高密度的条索状影像。

【分析诊断】

（一）诊断要点

根据咳嗽、咳痰或伴喘息及发病时间，结合影像学表现可诊断。

（二）鉴别诊断

慢性支气管炎影像学表现虽然无特征性，但结合临床病史、症状，一般不难做出提示诊断。出现肺气肿者表现较典型，较易做出诊断。但是引起肺纹理改变及产生肺气肿的疾患者较多，在诊断时需与间质性肺炎、结缔组织疾病、尘肺、细支气管炎等鉴别。

第二节　支气管扩张症

【概述】

支气管扩张（bronch iectasis）是指支气管内径的异常增宽，为较常见的一种慢性支气管疾患，可为先天性，但多为后天性。发病年龄以儿童及青年为多，多见于左下叶、右中叶及右下叶。支气管扩张按其形态可分为柱状扩张、囊状扩张及混合性扩张三型。柱状扩张的支气管壁破坏较轻，囊状扩张的支气管壁破坏严重且较广泛，常有痰液潴留并继发感染。感染蔓延至肺实质，可引起肺内炎症、小的脓肿或小叶性肺不张。

【临床表现】

咳嗽、咳痰、咯血为支气管扩张的三个主要症状。尤其是反复感染后，常咳大量腥腻臭味的脓痰。约半数患者咯血，多为成人，小儿咯血少见。咯血可自少量痰中带血到大咯血，少数患者甚至以大咯血为首发症状或只有反复大咯血，而无咳嗽或咳痰。并发感染时可有发热、胸痛。如病变广泛，可有呼吸困难、发绀及杵状指（趾）等。

【影像学表现】

1.X线表现　轻度支气管扩张于X线片上可无异常发现。较明显的支气管扩张可有以下X线征象：

（1）肺纹理增多、紊乱或呈网格状。扩张含气的支气管可表现为粗细不等的柱状或条状透亮影，此为柱状支气管扩张的直接征象，这种代表增厚支气管壁的两条平行的线状影称为"双轨征"。囊样支气管扩张表现为多发大小不等的圆形或卵圆形囊状透亮区，似蜂窝状。继发感染时，囊腔内常出现较小液平面。

（2）增多紊乱的肺纹理中可见有小斑片状模糊阴影，为肺继发感染的表现，重者可致肺段或肺内较为广泛的炎性实变。

（3）常发生于一肺叶或肺段的不张，以左侧多见。肺纹理聚拢表现为密度不均匀的三角形阴影。

（4）慢性、广泛的支气管扩张病例晚期可有慢性肺源性心脏表现。

2.CT 表现

（1）囊状支气管扩张：表现为后壁的囊腔聚集成堆或簇状或成串排列，合并感染时可见液平面或渗出物充满囊腔或多个圆形或类圆形致密影。

（2）柱状扩张：表现为较伴行动脉管径明显增大，管壁增厚，可见特征性的"印戒征"。当扩大支气管内充满黏液时可呈柱状或结节状高密度影。

（3）混合型：兼有上述两种 CT 表现。

3.MRI 表现 病变区主要表现为肺野结构紊乱，可见索条状或蜂窝状高信号影，尤其是心电门控 T1WI 上显示最清晰。扩张的支气管管壁增厚而不规则，在横断面上表现为大小不等的戒指状，在水平切面上则呈粗细不均的长柱状或串珠状影。囊状支气管扩张可呈环状高信号影，其中可见气液平面。

4.支气管造影 支气管造影可主要表现为三种类型：

（1）柱状扩张：其扩张的支气管不随逐渐分支而变细，相反其管径较其近端支气管增粗。

（2）囊状支气管扩张：表现支气管末端多发囊状扩张样改变，造影剂常充盈其囊腔，在囊内形成液面。

（3）混合型：表现为柱状和囊状扩张的混合存在，病变一般多较广泛。

【分析诊断】

（一）诊断要点

根据反复咳嗽、咯血的病史，结合影像学检查一般可确诊。

（二）鉴别诊断

囊状支气管扩张有时需与多发性肺囊肿及肺气囊肿等病变鉴别。多发性肺囊肿相对较大，囊壁相对较薄，较少有液平面，可资鉴别。肺气囊肿多见于金黄色葡萄球菌肺炎，呈多个类圆形的薄壁空腔，其变化快，常伴有肺内浸润病灶或脓肿，且常随炎症吸收而消退，一般不难鉴别。

第三节　气管、支气管异物

【概述】

气管、支气管异物患者常见于儿童，偶见于成人。因吸入异物的大小、形状和异物吸入时的体位不同，异物可停留于不同部位。较大的异物可停留于喉或气管内，小的异物多进入支气管。由于右侧主支气管分叉角度小，其管径较左侧大，所以支气管异物多发生于右下支气管内。支气管异物所致的胸部改变，主要取决于支气管阻塞的部位、程度及其有无并发症。根据支气管异物大小、停留部位与阻塞程度不同，可发生支气管部分性阻塞或完全性阻塞。部分性支气管阻塞又可分为吸性活瓣性阻塞与呼气性活瓣性阻塞。支气管异物所致的完全性支气管阻塞，见于异物较大或存留时间较长时。支气管被异物及周围肿胀黏膜、肉芽组织和分泌物等完全阻塞，气体不能进入相应肺内，可单独或同时存在，也可相继发生。支气管异物可致相应肺部发生阻塞性肺炎或脓肿。

【临床表现】

气管内异物的症状多较显著，较大异物嵌于喉腔或声门下区，可发生剧烈呛咳、哮鸣，甚至窒息。气管内异物常随呼吸气流上下移动，产生阵发性刺激性咳嗽及呼吸困难。较小、光滑的异物可进入支气管，支气管异物在吸入当时都有呛咳，异物进入支气管后则常有或短或长的无症状期，可被忽视而拖延诊治。有的虽有咳嗽、咳痰、发热等症状，如未获明确异物吸入史，也常易误诊断为气管炎或肺炎。

【影像学表现】

1.X 线表现对于支气管异物患者应例行 X 线透视或摄片检查。摄片时，应分别摄取深吸气相与深呼气相胸部正位片，以便对比观察。支气管异物可分为透 X 线与不透 X 线异物两种，不透 X 线异物于透视或平片上可直接显示，透 X 线异物可根据气道阻塞引起的间接征象进行推断。其常见 X 线改变如下：

(1) 纵隔摆动：当一侧支气管异物致患部支气管不完全性阻塞时，两侧胸腔压力失去平衡。深呼吸时纵隔向压力低的一侧移位，吸气性活瓣性阻塞患者，深吸气时纵隔向患侧移位；呼气性活瓣性阻塞患者，深呼气时纵隔向健侧移位。

(2) 局限性肺气肿：常与纵隔摆动并存，为支气管异物存留的早期征象，表现为患部肺野透亮度增加。肺气肿严重者于呼气相及吸气相均可见到，轻者仅在深呼气时见到。

(3) 肺不张：支气管异物致患部支气管完全性阻塞时，相应肺出现不张。一侧主支气管阻塞，患侧全肺不张，肋间隙变窄，膈肌升高，纵隔向患侧移位，健侧出现代偿性肺气肿。肺叶或肺段支气管阻塞时，则产生相应肺叶或肺段的不张征象。

(4) 多发性肺改变：气管隆嵴部异物，可引起一侧肺叶阻塞性不张及同侧或对侧肺出现肺气肿。多发性异物存在于不同的支气管内，可以出现多种阻塞征象。如有的支气管完全阻塞，则出现肺不张，而另一部分支气管不完全性阻塞则呈现肺气肿。异物可因体位变化或手术、麻醉等影响发生位置变化，可在不同时间的胸片上出现不同的定位征象。

(5) 并发症征象：异物存留于支气管内较久，可导致支气管炎、肺炎。感染进一步发展可形成肺脓肿、脓胸及支气管扩张等并发症。

2.CT 表现

（1）支气管腔内长条形、类圆形影像，伴有阻塞性肺出血、肺不张等。

（2）支气管内血栓常伴有肺内出血。

（3）异物咳出或取出后，肺部病变好转。

【分析诊断】

（一）诊断要点

患者大多有较明确的气管、支气管异物吸入史及相应的临床症状，临床就可确立诊断。影像学检查的目的在于进一步明确诊断、了解异物的部位及断发性改变或是通过间接征象推测其存在及位置。

（二）鉴别诊断

气管内不透 X 线异物有时需与食管异物鉴别。在侧位胸片上，气管异物位于气道的透明影内，而食管异物则在其后。气管内异物若为片状或扁形时，最大径位于气管矢状面，最小径位于冠状面，而食管异物则与其相反。食管吞钡检查有助于两者鉴别，CT 检查则可确诊。

第四节　先天性支气管囊肿

先天性支气管囊肿又称先天性肺囊肿是一种由胚胎发育障碍引起的先天性疾病。本病多发生在肺部，少数发生在纵隔。

【临床、病理、实验室】

青少年多见，男性好发。临床症状与囊肿部位、大小、是否与支气管相通、是否恶变有关。部分病人无症状，少部分有咯血，继发感染则有发热、咳嗽、胸痛等症状，症状可反复发作。囊肿位于肺门周围或两下肺，可单发或多发，呈单房或多房。无单独血供。继发感染者白细胞总数和中性白细胞升高。

【影像学表现】

X 线

①单发性支气管囊肿：含液囊肿呈圆形、椭圆形高密度影，深呼吸相囊肿形态大小可改变；含气囊肿呈薄壁环形透亮影（壁薄约 1mm）；含液气囊肿有液平，大小为 3~5cm。

②多发性肺囊肿：多见于一侧肺，好发于肺野中、内带。含气囊肿多见，一般 0.5~1.0cm 大小，有蜂窝肺或囊性肺之称。

③小的含气囊肿 X 线平片难以发现，支气管造影可显示。造影剂一般不进入囊内，病变区支气管有扩张表现。

CT

①含液囊肿在肺窗上呈圆形高密度影，边界清楚锐利，纵隔窗上囊肿密度均

匀，CT 值为 0~20HU。

②若囊内合并出血或蛋白含量较高，CT 值相应增高。

③含气囊肿在肺窗上呈圆形低密度无肺纹理区，纵隔窗上仅能显示其薄壁。

④液气囊肿在肺窗和纵隔窗上均可显示液气平面征象。

（b）CT 平扫右肺中叶见圆形含气低密度影，边缘光滑，壁光滑规则

MRI

含液囊肿因囊内液体成分的不同，其信号强度亦不同，含血液或高蛋白成分为主时 T1WI 和 T2WI 上均为高信号，其他含液囊肿 T1WI 上为低信号，T2WI 上呈高信号。

【诊断与鉴别诊断】

1.肺隔离症发病部位恒定，主动脉供血。

2.肺结核空洞好发于上叶尖后段及下叶背段，有卫星灶及粘连带。

3.肺包虫囊肿囊壁钙化及内囊分离。

4.急性肺脓肿起病急，抗感染治疗有效。

含液囊肿还需与肺内错构瘤和炎性假瘤等良性病变鉴别。

第五节　支气管肺炎

【概述】

支气管肺炎（bronchopneumonia）又称小叶性肺炎。病原体可为细菌性，亦可为病毒性，以细菌性比较常见。常见的病菌为链球菌等。多见于婴幼儿、老年人及极度衰弱的患者或为手术后以及长期卧床患者，使两肺下部血液瘀滞诱发感染。小叶性肺炎多散布于两肺，以两肺下叶多见。小叶性肺炎可由支气管炎或细支气管炎蔓延而来。细菌侵入肺内后，致患部肺泡及细支气管中产生炎性渗出物，内有中性粒细胞、吞噬细胞及纤维素。小支气管壁内也有炎性反应。如细支气管有程度不同阻塞，可引起小叶性肺不张或肺气肿。

【临床表现】

支气管肺炎临床表现较重，多有高热、咳嗽、咳泡沫样黏痰或脓痰，并伴有呼吸困难、发绀及胸痛等；胸部听诊有中、小水泡音。发生于极度衰竭的老年人时，因机体反应性低，体温可不升高，血白细胞计数也可不增多。

【影像学表现】

1.X 线表现　两肺野内特别是两肺下部内中带，可见大小不等的斑片状或点状模糊影。病灶多密度不均匀，中间密度高，边缘模糊。病灶常呈散在分布，也可融合成较大片状阴影。肺纹理多增粗、紊乱。长期卧床的患者其病灶多见于脊柱两旁及

两下肺，为坠积性肺炎。另外由于小支气管的阻塞，患部可见局限性肺气肿或肺不张开（图2-6）。婴幼儿严重的支气管肺炎可有小脓肿形成，病区内可见不规则小的透亮区，立体检查可见液平面。

2.CT表现　两肺内散在多发斑片状密度增高影，病灶密度不均匀，多沿支气管分支分布，灶内有时可见含支气管征象。病变处肺叶、支气管通畅，肺门及纵隔内一般无淋巴结肿大。

【分析诊断】

（一）诊断要点

1.临床上患者主要表现为发热、咳嗽、咳泡沫黏痰或脓性痰。
重者可有不同程度的呼吸困难、发绀等。

2.听诊两肺可有广泛的干、湿性啰音。

3.细菌性肺炎时白细胞总数增高，病毒性肺炎白细胞大多数正常或降低。

4.根据以上表现，结合影像学表现较易做出诊断。

（二）鉴别诊断

支气管肺炎好发于两中下肺的内、中带，病灶沿支气管分布，呈多发散在小的斑片状形态，常合并阻塞性肺气肿或小叶肺不张，是本病典型表现。结合临床多见于婴幼儿及年老体弱者，有相应的f临床症状和体征，多可做出诊断。但细菌、病毒及真菌等均可引起支气管肺炎，仅根据影像表现，难于鉴别支气管肺炎的病原性质。

第六节　肺肿瘤

肺部恶性肿瘤多见，常见肿瘤为支气管肺癌、转移性肿瘤，良性肿瘤如错构瘤、腺瘤等较少见。

一、（原发性支气管）肺癌

【临床、病理、实验室】

支气管肺癌是最常见的恶性肿瘤之一，与吸烟和环境空气污染的关系密切，起源于支气管内膜及细支气管、肺泡上皮。

本病的主要症状是间断性痰中带血丝、刺激性咳嗽、胸痛，病变进展后可出现胸腔积液、骨骼转移、腔静脉压迫、神经受侵、心包转移、淋巴结转移等引起的症状。

【影像学表现】

（一）中央型肺癌

X线

①早期可能没有任何表现，最早期的表现是局限性肺气肿。

②常见表现是固定部位反复发作、吸收缓慢的节段性炎症。

③阻塞性肺不张表现为肺门侧增宽、密度较高而远端模糊。右侧中央型肺癌合并右上叶肺不张时，不张上叶下缘及肺门区肿块下缘呈反 S 征

④肺门影增大、肺门区肿块，可为突破支气管壁的肿瘤和肺门区淋巴结增大所致。

⑤纵隔增宽、膈肌矛盾运动、肺内结节、胸腔积液、肋骨破坏和心包积液等转移表现。

DSA

①支气管动脉扩张、增粗、迂曲。

②肿块内可见增粗、迂曲、不规则的新生血管。

③周围血管分支包绕、移位。

④毛细血管期肿瘤区域不规则浓染。⑤支气管动脉与肺动脉分支沟通，形成侧支循环。

CT

①支气管腔内结节。

②局部管腔狭窄阻塞。

③远端肺组织可出现阻塞性肺炎和肺不张等表现。

④局部肿块，支气管壁局限性不规则增厚。

⑤增强扫描可见肿块较肺炎和肺不张增强的密度为低，亦可显示肺不张内低密度的黏液支气管征。

⑥肺门、纵隔淋巴结增大，增强扫描时强化低于血管。

⑦CTA 显示纵隔血管侵犯。

MRI

①支气管壁增厚、管腔狭窄及腔内结节。

②T2WI 肺不张信号强度高于肿块，T1WI 增强时肺不张增强比肿块明显。

③容易显示纵隔淋巴结增大和胸壁、血管受侵状态。

（二）周围型肺癌

X 线

①肺内孤立性结节或肿块。

②病变进行性增大。

③肿块边缘清晰、有细小毛刺。

④肿块轮廓呈分叶状或有切迹。

⑤较大肿块密度均匀或有厚壁空洞。

⑥邻近胸膜及胸壁可被侵犯。

⑦肺门、纵隔淋巴结增大。

CT

①早期表现为实性、磨玻璃或混合型结节，进展期肿块呈软组织密度或有癌性空洞。

②小结节分叶状或边缘模糊、毛糙，结节内显示空泡征（结节内 2mm 左右的透

光区）和细小含支气管征（结节内条状透光带）。

③肿瘤周围胸膜凹陷征（肿块与相邻胸膜间线状或三角形影）。

④肿块轮廓呈分叶状、凹陷切迹。

⑤肿块边缘清晰有短毛刺。

⑥胸膜侧可见阻塞性肺炎和肺不张阴影。

⑦增强扫描时肿瘤组织强化程度较平扫上升 20HU 以上。

⑧转移导致的纵隔淋巴结增大、胸膜结节、胸腔积液、肋骨和胸椎骨质破坏、软组织肿块。

MRI

①肺内孤立性肿块。

②肿块呈等 T1 长 T2 信号。

③肿瘤增强检查与 CT 增强表现相似，信号均匀。

④肺门、纵隔淋巴结增大和血管侵犯。

（三）弥漫型肺癌

X 线

①弥漫性的肺叶、肺段实变。

②双肺弥漫性分布大小不一结节或斑片影。

③中、下肺较多或有融合。

CT

①肺内弥漫性结节或斑片影，多位于胸膜下。

②局灶性或弥漫性磨玻璃影。

③实变病灶内空泡征或含支气管不规则狭窄、扭曲、僵硬。

④小支气管分支截断或空气支气管征。

⑤增强扫描时在实变病变中出现血管强化，为 CT 血管造影征。

⑥部分结节聚集成团，尤其是右中叶。

⑦肺叶实变，伴体积缩小。

肺癌转移的特殊表现：

①纵隔转移可造成纵隔固定。

②腺癌胸膜转移可以胸腔积液为主要表现。

③容易发生远处转移如脑、肾上腺和骨转移。

【诊断与鉴别诊断】

刺激性咳嗽、咯血患者出现肺门区肿块、支气管局限性狭窄、壁增厚或堵塞，肺门纵隔淋巴结增大可明确中央型肺癌的诊断。鉴别诊断须考虑以下疾病。

1.炎症支气管正常，病灶吸收快。

2.结核性肺不张支气管气象、支气管扩张、钙化、卫星灶等多种性质病灶。3.支气管结核支气管狭窄范围较长。

肺癌、结核与慢性肺炎的鉴别

项目	肺癌	结核	肺炎
部位	任何部位	尖后段、背段	前段、中叶
支气管	狭窄阻塞	正常	正常
密度	均匀、空洞	钙化	蜂窝条片
淋巴结	可增大	正常	正常
病程	3~6个月	1年以上	3~6个月

周围型肺癌：40岁以上患者出现肺内孤立肿块或结节，边缘清晰小毛刺、分叶、切迹、胸膜凹陷，密切观察进行性增大应考虑周围型肺癌，必须及时穿刺活检。应与下列疾病进行鉴别：

①结核瘤。边界光滑无分叶、钙化明显、卫星灶。

②错构瘤。边界光滑、明显钙化、脂肪成分。

弥漫型肺癌：中老年患者肺内出现弥漫结节、抗感染无效者和合并淋巴结增大应考虑肺泡癌。

二、肺转移瘤

【临床、病理、实验室】

肺转移瘤占转移性肿瘤的20%~54%，肺部常见转移肿瘤的原发病是头颈部、乳腺、消化系统、泌尿生殖器官、骨骼等部位恶性肿瘤。

肺转移瘤的转移途径以血行转移最常见，肿瘤侵犯途径是血管腔静脉—右心~肺动脉—毛细血管肺组织；淋巴转移途径是血液—小血管—淋巴管；而胸壁、胸膜、纵隔恶性肿瘤可直接侵犯肺组织。

肺转移瘤一般先有原发病症状，而肺部症状较轻微，或有咳嗽、呼吸困难、胸闷、咯血、胸痛。

【影像学表现】

X线

①血行转移表现为双肺多发大小不一结节状、粟粒状或肿块影，中下肺野多见，密度均匀、边界较清晰，个别表现为单发肿块或多发空洞。

②淋巴道转移表现为网状及多发细小结节影。③直接侵犯表现为原发病灶邻近的肺内肿块。

CT

①血行转移表现为多发结节，大小不一、边缘清楚、中下肺多见，结节主要位于小叶中心、小叶间隔、支气管血管束及胸膜。

②淋巴道转移表现为沿淋巴管分布的结节，支气管血管束和小叶间隔增粗，呈不规则串珠状，两肺弥漫性分布或局限于某一部位。半数病人合并纵隔、肺门淋巴结增大。

肺转移瘤的来源判断如下。

①多发小结节：甲状腺、肝、胰腺、绒癌等。

②单发大结节：肾、结肠、骨肉瘤、精原细胞瘤等。

③结节内钙化：骨肉瘤、软骨肉瘤等。结节内空洞：鳞癌、肉瘤等。

④快速生长结节：绒癌、骨肉瘤等。

⑤生长缓慢结节：甲状腺癌等。

⑥可消失的结节：绒癌治疗后。

【诊断与鉴别诊断】

具有原发性肿瘤的病人出现肺内结节或间质性病变时，应考虑肺部转移瘤。但应与下列疾病鉴别。

1.粟粒型肺结核肺内结节的大小、密度、分布均匀一致。

2.结核瘤多有卫星病灶。

3.间质性肺水肿

血管束增粗模糊，但缺乏结节。

4.结节病血管束或小叶间隔扭曲明显。

三、肺良性肿瘤

(一) 肺错构瘤

【临床、病理、实验室】

肺错构瘤属于肿瘤样病变，为内胚层及间胚层发育异常所致。错构瘤可分为周围型和中央型，病理上主要为软骨组织，混杂纤维结缔组织、平滑肌、脂肪等成分。本病可无症状或出现一般性呼吸道症状、感染症状。

【影像学表现】

X 线

①肺内孤立结节。

②边界清晰无明显分叶。

③结节内较多钙化，呈爆米花状。

CT

①直径多在 2.5cm 以下的结节。

②结节内出现斑点状或爆米花状钙化。

③部分病变内出现脂肪密度。

④增强检查时肿块多不强化。

⑤中央型表现为支气管内结节和阻塞性改变，但支气管壁不增厚。

【诊断与鉴别诊断】

肺内出现边缘清楚光滑、有钙化和脂肪密度的结节性病变，可明确周围型错构瘤的诊断。缺乏典型钙化和脂肪密度的肿块难以与肺癌鉴别，需要穿刺活检确诊。

中央型错构瘤缺乏支气管壁增厚、肺门肿块和淋巴结增大等肺癌征象，可以借此确诊和鉴别。

（二）支气管腺瘤

【临床、病理、实验室】
支气管腺瘤是发生于主支气管、肺叶和肺段支气管内的黏液表皮样瘤、囊腺瘤等。以 30~50 岁多见。临床表现与较早期肺癌相似，但发展缓慢，诊断依赖支气管镜或穿刺活检。

【影像学表现】
X 线可见支气管阻塞性肺炎和肺不张。
CT
①支气管内结节或息肉状影，边缘光滑整齐。
②阻塞性炎症和肺不张。

【诊断与鉴别诊断】
影像学表现难以与肺癌区分，诊断有赖于活检。

（贾联防 刘建玲）

第三章 神经系统疾病的影像学诊断

第一节 颅内肿瘤

一、神经上皮肿瘤

（一）星形细胞瘤

【临床、病理、实验室】

星形细胞瘤为主要成分是肿瘤性星形细胞的肿瘤，占颅内肿瘤的17%，是最常见的神经上皮肿瘤，多位于幕上。病理上将星形细胞瘤分为I~Ⅳ级，Ⅰ、Ⅱ级分化良好，恶性度低；Ⅲ、Ⅳ级分化不良，恶性度高。分化良好者多位于大脑半球白质，肿瘤血管近乎成熟；分化不良的呈浸润性生长，与脑实质分界不清，肿瘤血管形成不良，血脑屏障结构不完整。小脑星形细胞瘤多位于小脑半球，常为囊性，少数为实性。局灶性或全身性癫痫发作是星形细胞瘤最重要的表现，病变后期出现神经功能障碍和颅内压增高的表现。

【影像学表现】

X线①平片：正常或有颅内压增高、颅内钙化移位。②脑DSA：可见肿瘤血管，周围血管推压移位，部分可见肿瘤染色。

CT

（1）幕上Ⅰ、Ⅱ级星形细胞瘤。①脑内均匀低密度病灶，类似水肿，CT值为18~24HU。约1/4病变有钙化。②边界常不清楚。③一般无瘤周水肿，占位效应轻。④增强扫描：Ⅰ级一般无强化，少数有囊壁轻微强化。Ⅱ级常为轻度环形强化，有时可有结节状甚至花环状强化。

（2）幕上Ⅲ、Ⅳ级星形细胞瘤。

①密度不均匀，由于肿瘤易坏死、出血或钙化，故常为两至三种密度并存。

②与正常脑组织常分界不清。

③有不同程度的瘤周水肿，占位效应显著。

④增强扫描呈不规则环状或花环状强化，环壁上可有大小不一的壁结节。

（3）小脑星形细胞瘤。

①多位于小脑半球，少数位于蚓部。

① 囊性星形细胞瘤：均匀低密度，密度高于脑脊液，边界清楚，增强扫描囊壁

可有不规则强化。

② 实性星形细胞瘤：以低密度为主的混杂密度，多有囊变坏死区，实性部分可明显强化。

③ 多有瘤周水肿。

⑤占位效应：第四脑室受压移位、脑干受压前移等。

MRI

（1）幕上星形细胞瘤。

①T1WI 略低信号，T2WI 高信号，信号可均匀或不均匀。信号不均匀与肿瘤内出血、坏死、囊变、钙化有关。

②增强扫描：恶性度低者多无增强，恶性度高者可明显强化，强化形式多样，常为明显不均匀增强。

③瘤周水肿：T1WI 为低信号，T2WI 为高信号，呈指套状。④良恶性肿瘤鉴别：恶性度低者边界清楚，信号较均匀，占位效应及瘤周水肿轻，无出血，增强不明显。恶性度高者边界模糊，信号不均，有中重度水肿，占位效应明显，肿瘤出血多见，可有含铁血黄素沉着，增强扫描强化明显。

⑤MRS：NAA、Cr 峰下降，Cho 峰明显升高。

（2）小脑星形细胞瘤。

①囊变率高，水肿较轻，边界相对清楚。

②肿瘤呈长 T1 长、T2 信号，信号可不均匀。

③增强扫描实性部分强化明显 。

【诊断与鉴别诊断】

（1）少突胶质细胞瘤多位于额叶，钙化多见。

（2）急性、亚急性脑梗死常有急性发病的病史，病灶多与特定血管分布范围一致。

（3）单发脑转移瘤有原发肿瘤病史，小肿瘤大水肿。

（4）多发性硬化常见于侧脑室周围脑白质区，多无占位表现。

（二）少突胶质细胞瘤

【临床、病理、实验室】

少突胶质细胞瘤起源于少突胶质细胞，占颅内肿瘤的 1.3%~4.4%，为颅内最易发生钙化的肿瘤之一。好发于成人，绝大多数位于幕上。临床表现与部位有关，常有癫痫发作。

【影像学表现】

X 线①肿瘤钙化呈条带状或团絮状。②DSA 偶可见肿瘤血管。

CT

① 多位于大脑周边，以额、顶、颞叶多见。

②常呈类圆形，边界不清。

③平扫多为混杂密度或低密度。

④钙化（70%）是其特点，可呈点片状、弯曲条索状、皮层脑回状。

⑤可有瘤周水肿，多为轻度。

⑥增强扫描：低级别者多无增强，而间变性肿瘤的实质部分常为明显均匀增强，少数为环形强化。

MRI

① 起源于脑白质，向灰质生长明显，可引起邻近骨质受压变薄。

②T1WI 为低信号，T2WI 呈高信号，信号常不均匀。

③钙化于 T1WI 和 T2WI 均呈低信。

④低级别者边界清楚，无或轻度水肿。恶性者水肿明显，占位效应重。

⑤增强后不均匀轻中度强化。

【诊断与鉴别诊断】

1.星形细胞瘤钙化相对少见，部位相对深，信号相对均匀。

2.脑膜瘤有脑外肿瘤的占位征象，常为等密度或等信号，明显均匀强化。

(三) 室管膜瘤

【临床、病理、实验室】

室管膜瘤起源于室管膜细胞，脑室或脑实质内均可发生，但以第四脑室最多见，位于幕上者近1/3位于脑实质。肿瘤生长缓慢，呈结节状或分叶状，可呈膨胀性或浸润性生长，内常有钙化、囊变，出血相对少见。发病高峰年龄为1~5岁。临床症状取决于肿瘤所在位置，常出现癫痫和颅内高压征象。

【影像学表现】

X 线

① 平片：颅内高压征象，如颅缝分离、脑回压迹加深、鞍背吸收等，有时可见肿瘤钙化。

② ②DSA：有时可见肿瘤血管。

CT

① 多位于脑室内，第四脑室最多见，其次为侧脑室、第三脑室。

②平扫为等密度或稍高密度，内可有低密度囊变区和高密度钙化灶；

③多无瘤周水肿，位于脑实质内者可有轻度水肿。

④占位效应：可压迫周围结构使之移位，或阻塞性脑积水。⑤增强扫描肿瘤实性部分明显强化，囊变区不强化

⑥脑实质室管膜瘤常位于顶颞枕叶交界区及额叶，可有很大的囊性变和钙化。

MRI

① 部位：多位于后颅窝，其中90%位于第四脑室，且位于第四脑室者常沿脑室塑型生长，可长入桥小脑角池，或通过枕大池进入颈延交界区。

②平扫 T1WI 常为低信号或等信号，T2WI 为高信号；信号多不均匀。

③肿块形态多不规则，分叶状。

④增强扫描：肿瘤中度不均匀强化，少数呈环状强化。

⑤常合并脑积水。

【诊断与鉴别诊断】

1.髓母细胞瘤好发于小脑蚓部，常无钙化，增强后较室管膜瘤强化更明显。

2.侧脑室脑膜瘤

多位于三角区，常呈圆形，表面光滑，明显强化。

3.室管膜下巨细胞星形细胞瘤

常位于室间孔附近，多发生于结节性硬化患者。

（四）髓母细胞瘤

【临床、病理、实验室】

髓母细胞瘤是一种神经上皮胚胎性恶性肿瘤。好发于儿童，儿童后颅窝肿瘤中最常见。主要发生于小脑蚓部，并常突向第四脑室，成人者亦可位于小脑半球。本瘤常发生脑脊液播散，并广泛种植于脑室、蛛网膜下腔及椎管。发病年龄多在 20 岁以内，常见症状有头痛、呕吐、躯体平衡障碍、共济失调等。

【影像学表现】

X 线①平片：早期无明显改变，晚期可有颅内压增高征象。②DSA：可见肿瘤血管和肿瘤染色。

CT

① 常位于小脑蚓部，并突入第四脑室，边界清楚。

② 平扫多为略高密度或等密度，儿童肿瘤密度多数均匀。

③肿瘤形态多为圆形或类圆形。

③ 近半数肿瘤周围有轻中度低密度水肿带。

④ 增强扫描呈明显均匀性强化 。

⑥常阻塞第四脑室致第三脑室及侧脑室扩张积水。

MRI

① 正中矢状面显示肿瘤及与周围关系清楚。

②T1WI 为稍低或等信号，T2WI 为等或高信号，内可有囊变信号。

③肿瘤边缘清楚，可有瘤周水肿。

④增强扫描呈明显均匀强化。

⑤可有脑脊液播散病灶。

【诊断与鉴别诊断】

1.室管膜瘤常位于第四脑室内，钙化机会相对较多，T1WI 常为等信号，增强呈不均匀强化。

2.小脑星形细胞瘤

多位于小脑半球，常表现为囊性病灶，可见壁结节，增强后壁结节强化。

3.血管网状细胞瘤好发于 50~60 岁，常表现为大囊小结节，增强扫描结节明显强化，病灶处可见数根粗大血管引入。

二、脑膜瘤

【临床、病理、实验室】

脑膜瘤占颅内肿瘤的 15%~20%，仅次于神经上皮肿瘤。起源于蛛网膜粒细胞，与硬脑膜相连。肿瘤位于颅内脑外，其好发部位与蛛网膜粒的分布部位一致，如矢状窦旁、大脑镰、脑凸面等。可单发或多发，有包膜，生长缓慢，供血动脉来自脑膜中动脉或颈内动脉的脑膜支。肿瘤易引起邻近颅骨增生变厚，少数可致颅骨变薄、破坏。脑膜瘤约 90% 为良性，10% 为恶性，恶性者可浸润至脑实质内。临床上多见于 40~60 岁，女性多见，起病慢，病程长，早期常无明显症状，晚期出现颅内高压表现及局部定位症状和体征。

【影像学表现】

X 线①颅内压增高征象和松果体钙斑移位。②局部骨质改变（骨质增生或破坏）、肿瘤钙化、血管压迹增粗。③DSA：动脉期可见增粗的供血动脉及放射状的肿瘤血管，毛细血管期及静脉期可见肿瘤染色。

CT

①脑外肿瘤的定位征象：宽基底与颅骨或硬脑膜相贴；邻近蛛网膜下腔增宽；白质挤压征；邻近颅骨增厚、变薄或破坏。②多为均匀性略高密度或等密度，部分可有高密度钙化。③大部分肿瘤有瘤周水肿。④增强扫描：常为均匀性明显强化。

MRI

①脑外肿瘤的定位征象。

②肿瘤包膜：T1WI 上肿瘤周边的低信号环。

③60% 肿瘤 T1WI 及 T2WI 与脑皮层近似呈等信号，多数信号较均匀。部分肿瘤呈长 T1 长 T2 信号。

④瘤周水肿可有可无，可大可小。水肿 T1WI 为低信号，T2WI 为高信号。

⑤增强扫描：明显均匀或不均匀强化。邻近脑膜呈鼠尾状强化，称脑膜尾征，为较特异的征象。

⑥MRS：缺乏 NAA 峰，cho 峰升高，cr 峰下降，可出现丙氨酸（Ala）峰。

【诊断与鉴别诊断】

1.脑表面星形细胞瘤

不与硬脑膜相连，不出现颅骨骨质改变，T1WI 呈低信号，T2WI 为高信号。

2.听神经瘤位于桥小脑角区，以内听道为中心生长，常有内听道扩大，与岩骨呈锐角相交。

3.脉络丛乳头状瘤

位于脑室内，主要发生于小儿和少年，易引起交通性脑积水。

三、垂体瘤

【临床、病理、实验室】

垂体瘤约占颅内肿瘤的 10%，多为垂体腺瘤。按是否分泌激素分为功能性和非功能性腺瘤，按肿瘤大小分为微腺瘤（直径<10mm）和大腺瘤（直径>10mm）。临床上主要表现为垂体功能异常和视野缺损。

【影像学表现】

X 线肿瘤大者可见蝶鞍扩大，可有颅内高压征象及颅骨增厚等。

CT

（1）垂体微腺瘤。需行冠状面薄层动态增强扫描，主要表现有：①密度改变：动态增强早期肿瘤呈低密度，晚期呈等密度或高密度。

②垂体高度超过正常（正常男<7mm，女<9mm）。

③垂体上缘局部膨隆。

④垂体柄偏移。

⑤鞍底骨质变薄或下陷。

⑥垂体丛征（垂体内毛细血管床受压、移位）。

（2）垂体大腺瘤。

①冠状面肿瘤呈哑铃状，通过鞍隔处较细，称束腰征。

② 多为等密度或稍高密度，内可有坏死、囊变的低密度或出血的高密度。

③增强扫描：实性部分明显强化，坏死、囊变区不强化。

MRI

（1）垂体微腺瘤。

①T1WI 呈稍低信号，T2WI 为高信号或等信号。

②垂体高度增加、上缘膨隆、垂体柄偏移 。

③动态增强早期为低信号，晚期呈高信号。

（2）垂体大腺瘤。

①T1WI 和 T2WI 其信号强度均与脑灰质相似或略低。

③ 冠状面呈葫芦状，通过鞍隔处可见束腰征。

④ 占位效应。

⑤ 肿瘤出血或囊变表现。

⑥ 增强扫描肿瘤实性部分强化明显。

【诊断与鉴别诊断】

1.鞍区脑膜瘤

常以钝角与鞍隔相交，CT 平扫呈均匀略高密度，多为明显均匀强化，出现脑膜尾征的概率较高。

2.颅咽管瘤常发生于鞍上，多有明显囊变和钙化，发病年龄较小。

3.视交叉或下丘脑的星形细胞瘤起源于鞍上，发病年龄较小，钙化和出血机会较多，强化一般不明显。

四、颅咽管瘤

【临床、病理、实验室】

颅咽管瘤起源于胚胎时期 Rathke 囊的残余鳞状上皮，为颅内常见的良性肿瘤。可见于任何年龄，但一半左右见于 5~10 岁小儿，其第二个发病高峰在 40~60 岁。最常见于鞍区，多位于鞍上，亦可鞍上鞍内同时累及。可分为囊性与实性，囊性多见，常有钙化。临床主要表现为发育障碍、视力及视野异常和垂体功能低下。

【影像学表现】

X 线

平片有时可见鞍区钙化、蝶鞍扩大及颅内压增高征象。

CT

① 多位于鞍上，亦可鞍上和鞍内同时累及。

② 平扫肿瘤呈囊性或囊实性，圆形或类圆形。

③ 钙化多见，可呈沿囊壁的壳状钙化，或肿瘤实体内点状、不规则形钙化

④ 增强扫描：实性部分强化明显，囊壁亦可明显强化。

MRI

① 信号复杂多样。T1WI 可为高信号、等信号、低信号或混杂信号，T2WI 多为高信号。

②增强扫描实性部分明显强化，囊性者呈壳状强化。

【诊断与鉴别诊断】

1.鞍区脑膜瘤以实性成分为主，CT 上为稍高密度，MRI 常为等信号，与脑膜呈广泛基底相连。

2.垂体瘤起源于鞍内，可向鞍上突出，突破鞍隔处可见"束腰征"。

五、松果体细胞肿瘤

【临床、病理、实验室】

松果体细胞肿瘤来源于松果体实质，约占松果体肿瘤的 15%，包括松果体细胞瘤和松果体母细胞瘤两种。松果体细胞瘤为良性肿瘤，可发生于任何年龄，早期无明显症状，晚期出现颅内压增高表现。松果体母细胞瘤罕见，为恶性肿瘤，好发于年轻人，常侵犯邻近脑组织，可沿脑脊液播散。

【影像学表现】

X 线平片主要有颅内压增高征象和松果体区钙斑增大或移位。

CT

（1）松果体细胞瘤

①平扫为等密度或略高密度，密度较均匀。

②形态呈圆形或类圆形，边界清楚，肿瘤一般较小。

③瘤周水肿不明显，无明显占位效应。

④增强扫描：轻至中度均匀强化。

（2）松果体母细胞瘤。

①平扫为等密度或低等混合密度。

② 形态不规则，呈浸润性生长，与周围脑组织分界不清，肿瘤常较大。

③瘤周水肿较轻，占位效应较明显。

④增强扫描：明显不均匀强化。

MRI

（1）松果体细胞瘤。

①肿瘤较小时类似松果体囊肿，T1WI 低信号，T2WI 高信号。②肿瘤较大时，T1WI 为低或等信号，T2WI 为高信号。

③增强扫描：有强化 。

（2）松果体母细胞瘤。肿瘤常较大，分叶状，T1WI 低信号，T2WI 高信号，增强扫描明显不均匀强化。

【诊断与鉴别诊断】

生殖细胞瘤在各种序列中均多呈等信号，易沿脑脊液播散，对放疗敏感。

六、听神经瘤

【临床、病理、实验室】

听神经瘤好发于中年人，是颅神经肿瘤中最常见的一种，多起源于内听道内前庭神经的神经鞘膜，以后发展长入桥小脑角，约占桥小脑角区肿瘤的80%。多发生在 50~60 岁，主要表现为桥小脑角综合征，即患侧听神经、面神经或三叉神经受损以及小脑症状。

【影像学表现】

X 线

平片常见表现为内听道扩大和邻近骨质破坏。

CT

① 肿瘤位于桥小脑角区，以内听道为中心生长。

②平扫多为等密度，亦可为低密度、高密度或混杂密度。③无或轻度瘤周水肿。

④脑外肿瘤占位征象：桥小脑角池闭塞，相邻脑池扩大。⑤内听道呈漏斗状扩大，可有骨质破坏。

⑥占位效应：邻近小脑、脑干及第四脑室受压变形、移位。⑦增强扫描：肿瘤

强化明显，呈均匀或不均匀强化。

MRI

①肿瘤位于桥小脑角区，与硬脑膜呈锐角相

侧桥小脑角区听神经瘤，周边强化，第四脑室变小右移交，向内延伸至内听道内。

② T1WI 为低信号，T2WI 为高信号，信号往往不均匀，内常有囊变。

③内听道扩大。

④脑外肿瘤占位征象。

⑤增强扫描：肿瘤实性部分明显强化。

【诊断与鉴别诊断】

1.脑膜瘤不累及内听道，与岩骨呈广基相连，CT 呈等密度或稍高密度，T1WI 和 T2WI 均近似等信号，增强后较明显均匀强化。

2.三叉神经瘤呈哑铃状，跨颅中、后窝生长。

3.脑干外生型星形细胞瘤

可向侧前方突入桥小脑角，但肿瘤大部位于脑干，脑干增粗明显，增强后常呈轻度或中度不均匀强化。

七、脑转移瘤

【临床、病理、实验室】

脑转移瘤较常见，发病高峰年龄在 40~60 岁，多来自肺癌、乳腺癌、胃癌等。脑转移瘤常为多发，好发于皮髓质交界区。临床常有头痛、恶心、呕吐等。

【影像学表现】

X 线

①累及颅骨时，平片可见颅骨溶骨性骨质破坏。

②可见颅内密度均匀小肿瘤染色区。

CT

①脑内多发团块，大者中间多有坏死。

②密度不等，高、低、等或混杂密度均可。

③瘤周水肿明显，常表现为小肿瘤大水肿，为转移瘤的特征。

④增强扫描多为环状强化，亦可呈结节状增强。

⑤癌性脑膜炎平扫仅见脑沟、池增宽，脑室扩大，增强扫描可见脑膜或室管膜增强。

MRI

①多位于脑灰白质交界区。

②肿瘤信号变化较多，一般 T1WI 为低信号，T2WI 为高信号。

③瘤周水肿广泛，占位效应显著。

④增强扫描：强化形态多种多样，可呈结节状或花环状。

【诊断与鉴别诊断】

1.脑脓肿多呈环状均匀的薄壁强化，常有感染史。

2.恶性度高的星形细胞瘤病灶常较大，边界不清，坏死多见。

3.脑膜瘤位于脑外，与硬脑膜相连。

4.脑梗死

占位效应相对较轻，强化不明显。

第二节　颅脑损伤

一、脑挫裂伤

【临床、病理、实验室】

脑挫裂伤分为脑挫伤和脑裂伤。脑挫伤是外伤所致的皮层和深部的散在小出血灶、脑水肿和脑肿胀。脑裂伤是指脑及软脑膜血管的断裂。两者常同时发生，统称为脑挫裂伤。临床主要表现为伤后头痛、恶心、呕吐和意识障碍。病情轻重与损伤的部位、范围和程度有关。

【影像学表现】

CT

①局部低密度改变：大小不等，形态不一，边缘模糊，脑白质区明显。

②散在点片状出血：位于低密度内，形态不规则，呈多发点片状高密度。

③蛛网膜下腔出血：表现为大脑纵裂、脑沟、裂内密度增高。

④占位及萎缩表现：占位表现为同侧脑室受压，中线结构向对侧移位，甚至可出现脑疝。后期出现脑萎缩改变。

⑤合并其他征象：如脑内外血肿、颅骨骨折、颅内积气等。

MRI

①脑水肿：T1WI 低信号，T2WI 高信号。

②出血的信号变化较多，与出血时期有关。

③晚期可形成软化灶，T1WI 低信号，T2WI 高信号。

二、弥漫性脑损伤

【临床、病理、实验室】

弥漫性脑损伤包括弥漫性脑水肿、弥漫性脑肿胀和弥漫性脑白质损伤。脑水肿与脑肿胀临床上无法区分，常统称为脑水肿，轻者无明显症状和体征，重者可有头痛、呕吐等颅内高压征象，严重者可发生脑疝而致死。弥漫性脑白质损伤为旋转力作用致脑白质、灰白质交界处和中线结构等部位的撕裂，临床表现为伤后即刻意识丧失，多数立即死亡，存活者常有严重神经系统后遗症。

【影像学表现】

CT

（1）弥漫性脑水肿

①片状低密度，大小范围不等。

②双侧弥漫发生时占位效应明显。

（2）弥漫性脑白质损伤

①伤后 24h 内 CT 表现与病情不成比例。

②脑室、脑池变小。

③脑白质或灰白质交界区散在不对称小灶性高密度出血灶。④蛛网膜下腔出血。

（1）弥漫性脑水肿 T1WI 低信号，T2WI 高信号。

（2）弥漫性脑白质损伤

①非出血性者：脑白质、灰白质交界区及胼胝体区圆形或椭圆形异常信号，T1WI 为低或等信号，T2WI 为高信号。

②小灶性出血：急性期 T1WI 等信号，T1WI 低信号，周围可见高信号水肿。亚急性期出血 T1WI 和 T2WI 均呈高信号。③后期可见脑萎缩及含铁血黄素所致的 T2WI 低信号。

三、颅内血肿

（一）硬膜外血肿

【临床、病理、实验室】

硬膜外血肿指出血积聚于颅骨与硬脑膜之间，多发生于头颅直接损伤部位，常不伴有脑实质损伤。因硬膜与颅骨粘连紧密，故血肿常较局限，形成双凸透镜形。临床表现依血肿部位不同而异，可出现意识障碍、颅内压增高或局部症状。

【影像学表现】

X 线

①平片：可显示颅骨骨折，或骨缝分离。

②DSA：可显示造影剂外溢，脑膜中动脉或上矢状窦受压移位，形成局限性梭形或半月形无血管区。

CT

①颅骨下方梭形高密度影，边界清楚锐利。晚期血肿可为低密度

②范围较局限，不跨过颅缝。

③可见占位效应。

④常有颅骨骨折。

⑤可有邻近脑组织水肿或梗死。

MRI

①颅骨下方边界锐利的梭形异常信号影。

②信号强度与血肿的期龄有关，亚急性期呈明显高信号。

【诊断与鉴别诊断】

硬膜下血肿有时亦可呈梭形，但往往范围较大，不会跨越天幕上、下，也不会跨过中线，常合并脑挫裂伤。

（二）硬膜下血肿

【临床、病理、实验室】

硬膜下血肿指出血积聚于硬脑膜与蛛网膜之间，多见于冲击伤，着力点对侧暴力冲击引起皮质桥静脉撕裂、出血，形成血肿，占全部颅内血肿的50%~60%。根据血肿形成时间分为急性、亚急性和慢性硬膜下血肿。多无颅骨骨折，常与脑挫裂伤同时存在。由于蛛网膜与硬脑膜结合不紧密，故血肿范围较广泛，呈新月形或半月形。临床上症状重，常为持续性昏迷，进行性加重。

【影像学表现】

X线

①时可见颅骨骨折，多数位于血肿对侧。

②DSA可发现颅骨内板下方的无血管区。

CT

①急性者表现为颅骨下方新月形或半月形高密度影。亚急性和慢性期可表现为高密度、等密度、低密度或混杂密度

②血肿范围广泛，不受颅缝限制。

③位征象显著。

④合并脑挫裂伤。

⑤强扫描：仅用于亚急性期血肿呈等密度时。血肿周围脑皮层、静脉或血肿包膜强化，可显示出血肿轮廓。

MRI

①骨下方新月形异常信号，范围广，可跨越颅缝。

②号与血肿的期龄有关。急性期T1WI呈等信号，T2WI呈低信号。亚急性期呈明显高信号。慢性期呈长T1长T2信号，有时可有液—液平面。

【诊断与鉴别诊断】

1.硬膜下积液可表现为颅骨下方新月形影，但其密度及信号均与脑脊液一致，无或仅有轻微占位效应。

2.硬膜外血肿常呈梭形，范围较局限，不跨越颅缝，可跨越天幕，同侧常合并骨折。

（三）脑内血肿

【临床、病理、实验室】

脑内血肿是指脑实质内出血形成的血肿，多由对冲伤、脑挫裂伤出血所致，血肿常较表浅。临床上表现为不同程度的意识障碍和神经系统体征。

【影像学表现】
X 线 DSA 可有占位表现。
CT
①平扫为形态不规则的团状高密度影，CT 值 50~90HU，周围可有水肿及占位效应。随时间推移，血肿密度逐渐减低。②增强扫描：慢性期可有环形强化。
MRI 血肿信号强度与其时期有关，信号变化与高血压性脑内出血表现相同。急性期 T1WI 呈等信号，T2WI 呈低信号。亚急性期呈明显高信号。

四、硬膜下积液

【临床、病理、实验室】
硬膜下积液也称为硬膜下水瘤，多见于婴幼儿或少年，是由于外伤引起硬膜下腔活瓣样阻塞所致，亦可由硬膜下血肿吸收后形成。临床上常有神经功能损害、颅内压增高和头颅增大表现。

【影像学表现】

X 线
大的水瘤可致头颅增大和颅内高压症，较局限时可致局部颅壁变薄、外膨。
CT
①颅骨下方新月形低密度区，密度与脑脊液相似，可双侧发生。
②邻近脑组织轻度受压。
MRI
颅骨下方新月形病灶，信号与脑脊液一致。

【诊断与鉴别诊断】
慢性硬膜下血肿密度一般高于脑脊液，T1WI 常为高信号，且增强后可有包膜强化。

五、脑外伤后遗症

【临床、病理、实验室】
为脑外伤后晚期改变，包括脑软化、脑萎缩、脑穿通畸形等。

【影像学表现】
（一）脑软化
CT
脑内低密度影，密度与脑脊液相近，周围伴脑萎缩，患侧脑室、脑池扩大，中线向患侧移位。

MRI

T1WI 低信号，T2WI 高信号。邻近脑室、脑沟扩大增宽。

（二）脑萎缩

CT 与 MRI

①脑室、脑沟扩大。

②单侧脑萎缩时中线结构向病侧移位。

（三）脑穿通畸形

CT

境界清楚的囊性低密度区，密度近似脑脊液，与邻近增大的脑室相通。

MRI

病灶信号与脑脊液一致，其他同 CT。

第三节　脑血管疾病

一、脑梗死

脑梗死是一种缺血性脑血管疾病，发病率在脑血管病中占首位，分脑动脉闭塞性脑梗死和腔隙性脑梗死。

（一）脑动脉闭塞性脑梗死

【临床、病理、实验室】

脑动脉闭塞性脑梗死是由于脑的大或中等管径动脉狭窄、闭塞所致的脑缺血性疾病，最多见于大脑中动脉。多见于 50~60 岁有动脉硬化、糖尿病或高脂血症者。早期脑血流灌注量下降，神经细胞水肿，细胞生理功能消失，为细胞毒性水肿阶段。进一步发展则发生细胞坏死，1~2 周后液化，8~10 周后形成软化灶。若在发病后 24~48h 因再灌注而发生梗死区出血，称出血性脑梗死。临床上起病急，表现因梗死部位不同而异，常出现偏瘫和偏身感觉障碍等。

【影像学表现】

X 线（DSA）早期可见血管闭塞、动脉血流缓慢、循环时间延长、出现逆行血流或无灌注区以及占位征象等。

CT

（1）早期征象：动脉致密征、岛带征。

（2）脑组织内低密度区：

①脑梗死 24h 后 CT 才可见，低密度区的范围与闭塞血管供血区一致，同时累及皮髓质。

②2~3 周后出现模糊效应（即 CT 平扫病灶呈等密度）。

③梗死后期形成囊腔，CT 密度更低。

（3）占位效应：脑梗死后 2~15 天显著，表现为同侧脑室受压、中线结构向对侧移位等。

（4）脑萎缩：梗死后 1 月出现，表现为相邻脑室、脑沟扩大，患侧半球变小，中线向患侧移位。

（5）增强扫描：可出现不均匀强化，以脑回状强化多见

MRI

（1）超急性期（6h 内）：

①为细胞毒性水肿阶段，DwI 呈明显高信号。

②常规 T1WI 和 T2WI 有时可见脑回稍肿胀，脑沟稍变窄，灰白质交界模糊。

③DWI 和 PWI 联合应用在一定程度上可判断缺血半暗带。

（2）急性期（6~24h）：

①T1WI 呈低信号，T2WI 为高信号，DwI 呈高信号，出现占位效应。

②增强扫描可见血管内及脑膜强化。

③MRA 可显示大血管中断或狭窄。

（3）亚急性期（1 天至 2 周）：

①1~3 天，T1WI 为低信号，T2WI 为高信号，开始出现脑实质强化。

②4~7 天，仍呈长 T1 长 T2 信号，脑回样强化最显著，水肿和占位效应减轻。

③1~2 周，呈明显长 T1 长 T2 信号，仍可见脑回样强化。

（4）慢性期（2 周后）：表现为脑软化灶，T1WI 及 T2WI 均与脑脊液信号相似，无强化，可并发局限性脑萎缩。

【诊断与鉴别诊断】

1.脑炎多位于皮层或皮髓质交界区，呈片状强化。

2.脑脓肿范围不按血管供血区分布，增强扫描呈边缘光滑的环状强化。

3.脑肿瘤坏死 DwI 常呈低信号，增强扫描呈花环状强化。

4.脱髓鞘病变主要累及白质，活动期有强化，激素治疗效果明显。

（二）腔隙性脑梗死

【临床、病理、实验室】

腔隙性脑梗死是脑穿支小动脉闭塞引起的深部脑组织较小面积的缺血坏死，好发于基底节区、半卵圆中心、丘脑和小脑等，腔隙灶直径为 5~15mm，大于 10mm 称巨腔隙。临床症状较轻且局限，如轻偏瘫、偏身感觉异常等，预后较好。

【影像学表现】

CT

①基底节或丘脑区类圆形低密度灶，边界清楚，直径 10~15mim 。②4 周左右

出现低密度软化灶，同时可有局部脑萎缩性改变。③增强扫描：可有均匀或不规则斑片状强化，2~3周时明显。

MRI病灶呈长T1长T2信号，无占位效应，比CT敏感。

【诊断与鉴别诊断】

（1）血管周围间隙为可呈圆形或长圆形长T1长T2信号，于FLAIR为低信号。

（2）多发性硬化为稍长T1长T2信号，形态为斑片状，常有反复发作与缓解的病史。

二、颅内出血

颅内出血主要包括高血压性脑出血、动脉瘤破裂出血、脑血管畸形出血和脑梗死后再灌注所致的出血性脑梗死。

（一）高血压性脑出血

【临床、病理、实验室】

高血压性脑出血是指高血压伴发小动脉破裂出血，为脑内出血最常见的原因，死亡率占脑血管病的首位。出血常位于基底节及丘脑区，临床上起病急，常有剧烈头痛、频繁呕吐等，可在短时间内出现意识障碍甚至昏迷。

【影像学表现】

X线血肿较大时DSA可出现血管移位、拉直等占位征象。

CT

①急性期（<1周）：血肿呈均匀高密度，CT值60~80HU，可有灶周水肿及占位效应。②吸收期（2周至2个月）：血肿减小，密度减低为等密度或低密度，边缘变模糊。增强扫描可有环形强化。③囊变期（>2月）：较大血肿可残留囊腔，呈脑脊液样密度。

MRI

①超急性期（出血即刻）：T1WI略低信号，T2WI高信号。

②急性期（<3天）：T1WI略低或等信号，T2WI为低信号。

③亚急性早期（3~5天）：T1WI血肿周边出现环状高信号，T2WI仍为低信号。

④亚急性中期（6~10天）：T1WI和T2WI周边均出现环状高信号，随时间推移，高信号自周边向中央扩展。

⑤亚急性后期（10天至3周）：T1WI和T2WI均为团状高信号，T2WI周边出现低信号环。

⑥慢性期（>3周）：血肿演变为液化灶，T1WI为低信号，T2WI为高信号，且周边有低信号含铁血黄素环。

（二）蛛网膜下腔出血

【临床、病理、实验室】

蛛网膜下腔出血是由于颅内血管破裂，血液进入蛛网膜下腔所致，可为外伤性或自发性，自发性者以颅内动脉瘤最多见，好发于 30~40 岁。临床表现为三联征：剧烈头痛、脑膜刺激征、血性脑脊液征。

【影像学表现】

X 线血肿较大时 DSA 可出现血管移位、拉直等占位征象。

CT

① 直接征象：脑沟、脑池内密度增高，出血量大时可呈铸型。

②间接征象：脑积水、脑水肿、脑梗死等。

MRI

①24h 内者 MRI 不敏感。

②亚急性期 T1WI 蛛网膜下腔出现局灶性高信号。

③慢性期 T2WI 出现含铁血黄素沉积形成的低信号。

三、脑血管畸形

（一）动静脉畸形

【临床、病理、实验室】

动静脉畸形为颅内最常见的先天性脑血管畸形，由供血动脉、动脉的分支、畸形血管团以及粗大的引流静脉组成。多在 40 岁前发病，可发生于颅内任何部位，85%发生于幕上，以大脑中动脉分布区的脑皮质最多见，常为单发。临床症状取决于其大小、部位及是否有出血，主要症状有头痛、癫痫等。

【影像学表现】

X 线

①平片：有时可见弯曲管状、条状或不规则小片状钙化影。②DSA 是最可靠、最准确的方法。畸形血管表现为紧密聚集在一起的粗细不等扭曲的血管团，供血动脉粗大，引流静脉扩张、迂曲

CT

① 边界不清的混杂密度灶，内可有高密度点、线状血管影及钙化灶和低密度软化灶。

②无出血时无灶周水肿，无占位表现。

③可有邻近局限性脑萎缩表现。

④伴出血时，可出现脑内、脑室内或蛛网膜下腔出血表现。⑤增强扫描：呈团块状强化，有时可见畸形血管强化及粗大引流静脉。

MRI

① SE 序列上，表现为一团迂曲的血管流空信号。有血栓形成时，可表现为高信号。

②病变区可见不同时期的出血信号。

③周围脑组织萎缩。

④MRA 可直接显示其供血动脉、异常血管团以及引流静脉。

【诊断与鉴别诊断】

星形细胞瘤占位效应和水肿均较明显，增强扫描时多为不规则环状强化。

（二）海绵状血管瘤

【临床、病理、实验室】

海绵状血管瘤是一种较常见的血管畸形。病理上由扩张的窦样间隙构成，切面如海绵状，内无脑组织间隔，瘤内均有出血。可见于任何年龄，以 20~40 岁多见。约 80% 发生于幕上，最常见于额、颞叶深部，可多发。临床上可无任何症状，或表现为癫痫、头痛等。

【影像学表现】

CT

①边缘清楚的类圆形高密度灶，密度可均匀或不均。

② 常无灶周水肿，无占位表现。

③合并出血时，病灶增大，占位征象变明显。

④常伴有钙化。

⑤增强扫描：可轻度或明显强化，强化程度与其内血栓形成和钙化有关。

MRI

① 边界清楚的混杂信号，其内信号变化与不同阶段的出血有关。

②周边有低信号的含铁血黄素环，称"铁环征"。

③整个病灶如"爆米花"状，具有特征性。

④增强扫描：部分病灶可强化。

⑤磁敏感序列成像出现低信号的磁敏感伪影，对本病敏感。

【诊断与鉴别诊断】

1.脑膜瘤

（a）CT 平扫密度一般高于海绵状血管瘤，MRI 常接近等信号，多有占位效应和瘤周水肿。

（b）T1WI 右额叶病灶中心高密度，周围见低信号环。

（c）T2WI 右额叶两个异常信号，病灶中心为高信号，周边为低信号"铁环征"。

（d）磁敏感序列同上一病例，右侧额叶两个低信号区。

2.脑肿瘤

出血常有瘤周水肿，占位效应明显，多无含铁血黄素形成的低信号环，增强呈不规则团块状或环状强化。

四、颅内动脉瘤

【临床、病理、实验室】

颅内动脉瘤为颅内动脉的局灶性异常扩大，90% 左右起源于颈内动脉系统，且多位于' Willis 环附近。多于 40 岁以后发病，半数以上的自发性蛛网膜下腔出血是由于动脉瘤的破裂所致。影像学上根据动脉瘤的形态分五种类型：

① 粟粒状动脉瘤。

② 囊状动脉瘤。

③ 假性动脉瘤。

④ 梭形动脉瘤。

⑤ 壁间动脉瘤。临床上，动脉瘤未破裂时常无症状，破裂后出现蛛网膜下腔出血、脑内血肿的相应表现。

【影像学表现】

X 线

① 平片：有时可见动脉瘤邻近骨质吸收与骨质破坏、动脉瘤钙化等。

② DSA：动脉瘤多呈圆形或卵圆形，常起源于动脉壁的一侧，呈囊状突出。

CT

① 无血栓动脉瘤：呈圆形稍高密度，明显均匀强化，时间—密度强化曲线与血管一致。

② 部分血栓动脉瘤：平扫血栓部分为等密度，血流部分为稍高密度。增强扫描血流部分明显强化。瘤腔内血栓情况不同，影像表现有些差异。

③ 完全血栓性动脉瘤：平扫为等密度，内可有弧形或点状钙化。增强扫描仅囊壁呈环状强化。

MRI

① 无血栓动脉瘤：T1WI 与 T2WI 均呈流空信号，较大者其内信号可不均。

② 瘤内血栓：可呈等、低、高或混杂信号，与血栓形成的时间有关。

③ 多无瘤周水肿。④ MRA 可直接显示动脉瘤与载瘤动脉，表现为与载瘤动脉相连的囊状物。

五、皮层下动脉硬化性脑病

【临床、病理、实验室】

皮层下动脉硬化性脑病是一种发生于脑动脉硬化基础上，临床上以进行性痴呆为特征的脑血管病，在老年人中发病率为 1%~5%。病理上为室管膜下白质变性、脑梗死、脑萎缩。2/3 为慢性发病，常以精神症状为首发，主要为缓慢进行性痴呆、性格改变等。

【影像学表现】

CT

① 脑室周围及半卵圆中心区对称性低密度。

② 腔隙性脑梗死、脑萎缩。

MRI

①双侧半卵圆中心及侧脑室旁白质区多发大小不等异常信号，T1WI 为低信号，T2WI 为高信号，无占位效应。

②脑梗死、脑萎缩。

第四节　颅内感染性病变

一、颅内化脓性感染

（一）脑脓肿

【临床、病理、实验室】

脑脓肿为化脓性细菌进入脑组织引起炎性改变，并进一步形成脓肿。常见的致病菌有金黄色葡萄球菌、链球菌和肺炎球菌。病理上分为急性脑炎期、化脓期和包膜形成期。最常见的感染途径为邻近感染向颅内蔓延，其次为血源性感染。多发生于颞叶和小脑，临床上一般都有局部及急性全身感染症状，包膜形成后可有颅内压增高表现。

【影像学表现】

CT

（1）急性脑炎期：

①边界不清的低密度区，有占位效应。

②增强扫描一般无强化，或有斑点状强化。

（2）化脓期和包膜形成期：

①平扫脓肿壁为等密度，脓腔为略低或等密度。

②增强扫描：化脓期包膜轻度强化，环壁略厚且不均匀，外缘模糊；包膜形成期时包膜呈环状强化明显，且壁厚薄均匀、光滑、完整。

（3）非典型脓肿表现：

①平扫呈低密度，未见脓肿壁。

②脓肿壁强化不连续。

③部分呈环状强化，部分呈片状强化。

④房状或多环状强化。

⑤内有分隔。

MRI

（1）急性脑炎期：脑皮层或皮髓质交界区片状异常信号，T1WI 为稍低信号，T2WI 为高信号，增强扫描呈结节状或片状强化。

（2）脓肿形成期：病灶中央 T1WI 信号低，T2WI 呈明显高信号。脓肿壁 T1WI 为等或稍高信号。

（3）包膜形成期：

①T1WI 信号分三层，脓肿壁为环状等信号，其内的脓腔和周围的水肿均为低信号。T2WI 脓肿壁为等或低信号，脓腔和水肿为高信号。

②增强扫描脓肿壁呈环状显著强化，一般壁光滑、无结节。

（4）常见卫星病灶，呈结节状强化。

【诊断与鉴别诊断】

1.形细胞瘤

环状强化厚薄不均匀，形态不规则。

2.脑梗死可出现环状强化及占位效应，但有明确突发病史，多见于老年人。

3.转移瘤有原发肿瘤病史，可同时出现实质性肿瘤，水肿明显。

（二）化脓性脑膜炎

【临床、病理、实验室】

化脓性脑膜炎为软脑膜和蛛网膜受化脓菌感染所致的化脓性炎症，常合并蛛网膜下腔积脓，且可并发室管膜炎。主要感染途径为经血行播散。病理上早期软脑膜及脑表面充血，脓性渗出物覆盖脑表面；后期脑膜增厚、粘连，可形成脑积水。临床上主要有头痛、精神异常、发热和脑膜刺激征。腰穿脑脊液压力增高，常可查到致病菌。

【影像学表现】

CT

（1）平扫

①早期可无异常。

②病变进展时，脑沟、脑裂、脑池密度增高。

③脑回界限模糊。

④并发脑炎时，脑内出现低密度区。

（2）增强扫描：脑表面细条状或脑回状强化。

（3）其他表现：脑积水、硬膜下脓肿、硬膜外脓肿、室管膜或脑表面钙化。

MRI

①蛛网膜下腔变形，T1WI 信号增高。

②增强扫描：蛛网膜下腔不规则强化。

③并发脑梗死、脑积水。

二、颅内结核

【临床、病理、实验室】

颅内结核是结核杆菌引起的非化脓性炎症，常由肺结核或体内其他部位结核经血行播散所致，多见于儿童和青年。结核性脑膜炎常和结核性脑炎并存，统称为结核性脑膜脑炎，病变主要累及基底池部位的脑膜，累及血管时可致血管腔狭窄，引起相应部位的脑缺血和脑梗死，晚期常遗留脑萎缩和脑积水。小的结核性肉芽肿可存在于脑膜或脑实质内，后期可钙化。临床上，结核性脑膜炎常有全身中毒表现、脑膜刺激征及颅内高压症等；脑结核球与一般颅内占位表现相似；结核性脑脓肿主要为头痛、呕吐、发热等。

【影像学表现】

X 线

① 平片：结核性脑膜炎有时可见颅内压增高，结核球有时可见钙化。

② ②DSA：结核性脑膜炎可见颅底动脉狭窄，静脉亦可变细。

CT

（1）结核性脑膜炎。

①蛛网膜下腔密度增高，以鞍上池、外侧裂显著，可有钙化。②增强扫描：上述区域明显不规则强化，类似铸型。

③可合并脑水肿、脑积水、脑梗死。

（2）脑实质粟粒型结核：脑实质内多发小的等密度或稍低密度结节，弥漫分布，增强扫描呈结节状强化。

（3）脑结核球：

①脑内等、高或混杂密度结节，可有钙化，80%为单发。

②度灶周水肿，有占位效应。

③增强扫描多呈环状强化，亦可为结节状或不均匀强化。环形强化包绕着中心结节状钙化或增强的病灶，称靶样征，为结核球的典型表现。

MRI

（1）结核性脑膜炎。

①早期平扫可无异常，有时可见蛛网膜下腔扩大，以基底池为重。

②病变进展时，T1WI 信号增高，T2WI 信号更高。

③增强扫描基底池强化和弥漫性脑膜增强，结核结节常呈环状强化。

（2）局灶性结核性脑炎：T1WI 呈等或略低信号，T2WI 上从略低到明显高信号均可。

（3）结核球。

①T1WI 信号稍低或与脑灰质呈等信号；T2WI 信号不均，常呈稍低信号。

②结核球包膜 T1WI 呈稍高信号或等信号，T2WI 呈低信号。

（4）脑实质内可出现弥漫粟粒状病灶，增强明显。

（5）继发脑梗死和脑积水表现。

【诊断与鉴别诊断】

1.化脓性脑膜炎临床症状重，常无明显钙化。

2.转移瘤

为大小不等圆形低密度影，增强明显，壁厚，瘤周水肿明显。

3.脑脓肿呈均匀光滑的环状强化。

三、颅内寄生虫病

（一）脑囊虫病

【临床、病理、实验室】

脑囊虫病是猪肉绦虫幼虫寄生于脑部所致，为最常见的脑寄生虫病。脑囊虫病的发病率占囊虫病的80%。病理上，囊尾蚴在脑内形成囊泡，内含液体和头节。虫体死亡后形成肉芽肿。后期形成瘢痕，虫体可发生钙化。根据病变部位不同，可分为脑内囊虫病、脑室内囊虫病和蛛网膜下腔内囊虫病。临床上可有癫痫、颅内高压表现、精神异常和脑膜刺激征等。

【影像学表现】

X 线

① 可有颅内压增高表现。

②有时可见颅内多发小圆形钙斑。

CT

（1）脑实质型：

①急性脑炎型：幕上广泛低密度，多位于白质。脑组织肿胀，脑室小，脑沟窄。增强扫描无强化。

②多发小囊型：脑实质内多发小圆形低密度灶，内有小结节状囊虫头节。病灶以灰白质交界区多见。可有轻度灶周水肿。增强扫描一般无强化。

③单发大囊型：脑内圆形或椭圆形低密度灶，密度同脑脊液，增强扫描周边可有轻度环状强化。

④多发结节或环状强化型：平扫为散在不规则低密度影，增强扫描呈多结节或环状强化，直径 3~5mm。

⑤多发钙化型：脑内多发性钙化，周围无水肿，增强无强化。

（2）脑室型：

①以第四脑室多见，其次为第三脑室。

②CT 平扫难以直接显示囊泡（囊泡密度与脑脊液相似），仅显示脑室形态异常或脑室局限性不对称扩大、阻塞性脑积水。③增强扫描有时囊壁可呈环形强化。

④脑室造影 CT 表现为脑室内低密度区。

（3）脑膜型：

①外侧裂、鞍上池囊性扩大。

②蛛网膜下腔扩大、变形。

③脑室对称性增大。

④增强扫描有时可见囊壁强化或结节状强化。

⑤脑池造影可见局限性充盈缺损。

（4）混合型：上述两种或以上类型表现同时存在。

MRI

（1）脑实质型。

①囊性病变：脑实质内多发小圆形囊性病灶，大小 2~8㎜。②囊虫头节：囊性病灶内小点状影附着于囊壁，此时病变周围水肿轻；囊虫死亡时，头节显示不清，周围水肿加重。

③白靶征、黑靶征。

④增强扫描：早期强化不明显。变性坏死时增强明显，呈不规则环状强化。

（2）脑室、脑池和脑沟内囊虫：

①小圆形长 T1 长 T2 信号，大小不一，可呈簇状，常见不到头节。

② 第四脑室内囊虫可引起梗阻性脑积水。

③ 邻近脑实质受压。

④增强扫描多无明显强化。

【诊断与鉴别诊断】

1.脱髓鞘病变

多位于侧脑室旁脑白质，活动期可有斑片状强化，临床症状反复。

2.蛛网膜囊肿

多位于颅中窝，边界清晰，增强后无强化。

3.转移瘤

为大小不等圆形低密度影，增强明显，壁厚，瘤周水肿重。

第五节　先天畸形及发育异常

一、头颅先天性畸形

（一）狭颅症

【临床、病理、实验室】

狭颅症又称窄颅畸形，是因先天性颅缝提早封合而形成，有家族性，可伴并指畸形等其他先天畸形。其类型及程度与提早封合的颅缝数目及程度有关。矢状缝与顶颞缝提早封合，表现为舟状头畸形，多数无症状。冠状缝或伴人字缝提早闭合，表现为短头畸形，临床上可有眼睑下垂、斜视及视盘水肿等。冠状缝和矢状缝提早闭合，则表现为尖头畸形，临床上有眼球运动障碍等。一侧颅缝提早闭合则产生偏头畸形，临床上可有智力障碍。所有颅缝均提早闭合则产生小头畸形，临床表现脑发育受阻、智力低下。狭颅症可并有面骨发育不良，称先天性颅面骨发育不良。

【影像学表现】

X 线

① 舟状头畸形：头长而窄，矢状缝前部与后部升高。

②短头畸形：颅底下陷，以中颅窝显著。

③尖头畸形：头颅前后径及横径短，垂直径增大，颅底低下，脑回压迹明显，蝶鞍增大等。

④偏头畸形：一侧颅骨显著增大而另一侧小，两侧不对称。⑤小头畸形：头颅小，颅缝封合，脑回压迹增多，有颅内压增高表现。

⑥先天性颅面骨发育不良：头颅畸形，颅缝闭合，脑回压迹增多，颅底深而短，眼眶、视神经孔及鼻骨小，鼻窦发育不良。

CT 和 MRI

可清楚显示因颅骨畸形所致颅内结构的改变。

(二) 颅底陷入

【临床、病理、实验室】

颅底陷入是指枕骨大孔周围骨质上升向颅腔内陷入的畸形，多属枕骨及寰枢椎先天性发育异常，常并发环枕融合、寰椎枕化、枕骨椎化、齿状突发育不全、颈椎融合、小脑扁桃体下疝和脊髓空洞症等。临床上出现颈短、后发际低、头颈痛、活动受限等表现。

【影像学表现】

X 线

(1) 枕大孔变形、前后径窄、枕骨斜坡上升、寰枢椎抬高、正常解剖关系消失。

(2) X 线测量。

①Chamberlain 线：侧位上硬腭后缘与枕大孔后缘连线。齿状突高于此线 3mm 以上时有诊断意义。

② MeGregor 线：侧位上硬腭后缘与枕骨鳞部外板最低点连线。齿状突在此线上方 6mm 以上有诊断意义。

③ Klaus 高度指数：侧位上鞍结节至枕内粗隆连线。齿状突到此线垂直距离小于 30mm 有诊断意义。

④外耳孔高度指数：侧位上外耳孔中心至枕大孔前后缘连线延长线的垂直距离小于 12mm 有意义。

CT 和 MRI

可清楚枕大孔变窄和轻度脑积水，并可见并发的小脑、延髓的畸形和脊髓空洞症。

二、脑先天性发育异常

(一) 先天性脑积水

【临床、病理、实验室】

先天性脑积水又称婴儿性脑积水或积水性无脑畸形，可能是由于颈内动脉发育不良，使其供血区脑组织发育异常，形成一个大囊。病理上幕上脑室明显扩张，脑实质变薄如纸，中脑导水管或第四脑室出口可狭窄或闭塞。临床上出生后不久逐渐出现头颅增大，呈球状；眼球运动失调，两眼下视（落日征）；颅骨透光试验阳性；智力低下；多数于1岁内死亡。

【影像学表现】

X 线

① 头颅呈球形增大，囟门大，颅缝宽，颅壁薄。

②枕大孔大且边缘薄。

③蝶鞍浅而长。④颅穹隆骨与面骨失去正常比例。

CT

① 幕上脑组织区为脑脊液样低密度

② 幕上脑实质几乎完全消失，小脑及脑干一般发育正常。

③大脑镰结构正常。

MRI

①幕上大范围脑脊液样长 T1 长 T2 信号。②大脑镰、基底节、小脑及脑干结构基本正常。

（二）第四脑室正、侧孔先天性闭塞

【临床、病理、实验室】

又称 Dandy Walker 综合征，为先天性菱脑发育畸形。是由于小脑发育畸形和第四脑室正、侧孔闭锁，引起第四脑室囊性扩大和继发性梗阻性脑积水，常见于婴儿和儿童，有家族史。病理上主要为小脑蚓部缺如或发育不全、第四脑室及后颅窝囊状扩张、小脑幕上移。可并发胼胝体发育不全等其他畸形。临床上可见头颅明显增大，前后径增宽，以枕部膨隆为著，眼睛向下倾斜、发育迟缓等。

【影像学表现】

X 线头颅前后径增大，颅缝宽，前囟膨隆，后颅窝膨大，横窦压迹位置高。

CT 和 MRI

①后颅窝扩大呈囊肿样，枕骨变薄。

②直窦与窦汇位置高，位于人字缝以上。

③小脑半球体积小，蚓部缺如或较小。

④第四脑室扩大与后颅窝囊肿相通。

⑤脑干前移，桥前池、桥小脑角池消失。

⑥常合并幕上畸形，如脑积水、胼胝体发育不全等。

（三）脑裂、脑沟和脑回发育畸形

【临床、病理、实验室】

属脑发育不全畸形，包括前脑无裂畸形、无脑回畸形、多小脑回畸形、脑裂畸形及脑沟回异位等。

前脑无裂畸形是指大脑不分裂或分裂不全，伴侧脑室不分裂，无大脑镰、胼胝体和透明隔，又可分为无脑叶型和有脑叶型两种类型。无脑回畸形表现为大脑半球表面光滑，脑沟缺如。多小脑回畸形表现为脑回多而微小。脑裂畸形为异常的裂隙跨越大脑半球，裂隙表面均衬以异位的脑灰质。脑沟回异位亦常伴有灰质异位。临床上可出现癫痫、运动障碍、智力低下及发育迟缓等。

【影像学表现】

CT 和 MRI

1.前脑无裂畸形

①无脑叶型：无正常大脑半球，仅一层薄的脑皮质围绕单一扩大的脑室，中线的透明隔、胼胝体、大脑镰和纵裂均缺如。②有脑叶型：大脑半球分裂清楚，侧脑室扩大，前角融合成单腔，第三脑室可分辨，透明隔缺如或部分存在，大脑镰和胼胝体缺如。

2.无脑回畸形

①大脑半球表面光滑，脑沟缺如。

②大脑侧裂增宽，脑岛顶盖缺如

③蛛网膜下腔增宽，脑室增大。

3.脑裂畸形

①出现横跨大脑半球的裂隙为本病的特征。裂隙宽窄不一，内为脑脊液信号，向内达侧脑室，向外与脑表面相通，可为单侧或双侧。

②裂隙表面为异位的灰质。

③侧脑室与裂隙相对应处常局限性扩大、突起。

4.脑沟、脑回异位 CT 可无异常，MRI 可显示灰质伴随脑沟、脑回异位。

（四）脑膜膨出和脑膜脑膨出

【临床、病理、实验室】

脑膜膨出和脑膜脑膨出是颅内结构经过颅骨缺损疝出于颅外的一种先天性发育异常疾病，发生率约占新生儿的 1/1000，原因不明，可伴有颅脑其他发育异常。脑膜膨出时，膨出的囊由软脑膜和蛛网膜组成，内为脑脊液。脑膜脑膨出时，膨出囊内含有脑组织、软脑膜和蛛网膜，有时还有扩张的脑室，好发于中线部位。临床上表现为囊性肿物与头部相连，哭闹时增大，压迫肿物则前囟突出。局部可扪及骨质缺损。

【影像学表现】

X 线

① 与头颅相连的软组织肿物。

②骨质缺损：与软组织肿物相连的局部骨质缺损，多位于颅骨中线。

CT 和 MRI

①局部颅骨缺损。

②自骨质缺损处向外膨出脑脊液密度或信号的囊性肿物，内可有脑组织。

③脑室受牵拉、变形、向患侧移位。

（五）胼胝体发育不全

【临床、病理、实验室】

胼胝体发育不全包括胼胝体缺如和部分缺如，常伴有第三脑室上移、侧脑室分离，也可伴发其他畸形。临床上多无明显症状，严重时可有精神发育迟缓和癫痫等症状。

【影像学表现】

X 线

① 平片无异常。

②DSA 显示胼周动脉下陷，大脑内静脉和静脉角上抬。

CT

① 两侧侧脑室分离，后角扩张，形成典型的"蝙蝠翼状"外形

② 第三脑室扩大上移，插入两侧侧脑室体部之间。

③常合并脂肪瘤，可见脂肪瘤钙化

MRI

①正中矢状面图像可清楚显示胼胝体发育不全及残留的胼胝体，并可见大脑半球内侧面脑沟随上移的第三脑室顶部呈放射状排列。

②横断面及冠状面图像显示双侧侧脑室分离，后角大而前角小，第三脑室上抬。

③伴发的其他异常，如胼胝体脂肪瘤、纵裂囊肿等。

（六）蛛网膜囊肿

【临床、病理、实验室】

蛛网膜囊肿是脑脊液于脑外异常的局限性积聚，分原发性和继发性。原发性者为先天发育异常，囊肿与蛛网膜下腔不相通；继发性者继发于外伤或感染等，多数情况下与蛛网膜下腔有狭窄的通道。病理上囊内为清亮的脑脊液。临床上可无症状，有些可出现颅内占位样的表现。

【影像学表现】

X 线平片有时可见局部骨压迫性变薄、外突表现。

CT

① 局部脑裂或脑池扩大呈囊状，与脑脊液密度一致。

②有时可见局部颅骨受压变薄、膨隆，局部脑组织受压移位。③增强扫描无强化。

MRI

①信号：T1WI 及 T2WI 均与脑脊液完全一致，DwI 为低信号。②增强扫描无强化。

（七）脑灰质异位

【临床、病理、实验室】

脑灰质异位是在胚胎时期神经元移行过程中，由于各种原因使移行中断，导致神经元在异常部位聚集和停留，包括室管膜下、白质内或皮层下，可为单侧或双侧、局限或弥漫，可合并其他畸形。根据异位灰质的分布形态和位置，分为结节型、局灶型和带状型。临床上最常见的症状是癫痫，其次为智力发育障碍。

【影像学表现】

CT

① 脑白质内可见异位的灰质灶。

②平扫及增强扫描 CT 值均与正常灰质相同。

MRI

①脑白质内出现灰质团块，信号与正常灰质一致

②结节型和局灶型中，异位灰质常位于侧脑室旁或白质内，呈小结节状或不规则形，可单发或多发。

③带状型呈带状对称分布于脑白质内或皮层下，形成"双层皮层"。

三、神经皮肤综合征

神经皮肤综合征是一组神经和皮肤同时患病的先天异常，为常染色体显性遗传性疾病。

（一）神经纤维瘤病

【临床、病理、实验室】

分 I 型和 II 型，其中 I 型占 90%。病理特征为多发性神经纤维瘤和皮肤棕色色素斑。神经纤维瘤以周围性多见，亦可为中枢性。可合并其他脑肿瘤，如脑膜瘤、胶质瘤等。约 1/2 病例有骨骼改变，少数神经纤维瘤可恶变。

【影像学表现】

X 线

① 骨质缺损：多发生于眶骨上后壁，眶窝可增大。颅穹隆骨及蝶鞍亦可出现骨缺损。

②脊柱侧弯，一个或多个椎间孔增大。

CT 和 MRI

①颅神经多发性神经纤维瘤：最常见的为听神经瘤，且多为双侧；其次为三叉神经、颈静脉孔神经纤维瘤。

②并发其他脑肿瘤：可有脑膜瘤、胶质瘤。

③脑发育畸形：脑大畸形、胼胝体发育不全、Chiari 畸形等。④脑血管畸形：动脉瘤、动静脉畸形等。

⑤脊髓肿瘤：马尾神经纤维瘤、脊膜瘤、室管膜瘤。

（二）结节性硬化

【临床、病理、实验室】

结节性硬化以不同器官形成错构瘤为特点，男性多见，可为家族性发病。病理特征为皮层结节、白质内异位细胞团和脑室内结节。结节内可有钙盐沉积，以室管膜下结节钙化最常见。易伴发室管膜下巨细胞型星形细胞瘤，亦可伴视网膜错构瘤及其他内脏肿瘤。临床上主要有癫痫、智力障碍和面部皮脂腺瘤。

【影像学表现】

X 线颅内散在钙化点和颅骨内板局限性骨质增生。

CT

①小结节或钙化：位于室管膜下和脑室周围，双侧多发。增强扫描结节可强化。脑实质内亦可有小结节状钙化灶

②可并有阻塞性脑积水。

③可合并室管膜下巨细胞型星形细胞瘤，多位于室间孔区。

MRI

①早期脑皮质形态不正常，皮髓质交界不清。

②小结节：多发，T1WI 为等信号或稍低信号，T2WI 为高信号。

③其他：脑积水、脑萎缩、室管膜下巨细胞型星形细胞瘤等。

（三）脑颜面血管瘤病

【临床、病理、实验室】

即脑颜面三叉神经区血管瘤病或 Sturge-Weber 综合征，是先天性神经皮肤血管发育异常。病理上，一侧颜面三叉神经分布区有紫红色血管瘤，并同侧大脑半球枕顶区软脑膜血管瘤，病侧大脑半球发育不良或萎缩。临床上有面部血管瘤、对侧痉挛性偏瘫、智力发育障碍等，30%的病人可有青光眼与脉络膜血管瘤。

【影像学表现】

X 线

① 顶后、枕区弧形钙化，常顺脑回轮廓分布。

②同侧颅腔偏小，颅板增厚。

CT

① 软脑膜钙化：病侧大脑半球顶枕区脑表面有弧形带状或锯齿状钙化。其周脑组织可有梗死、出血、萎缩性改变

②增强扫描：脑回状或扭曲状强化，并有向深部引流的扭曲静脉。

MRI

①钙化：病侧大脑半球顶枕区沿脑回、脑沟有弧线状低信号。②软脑膜异常血管：亦呈扭曲的低信号，有血栓时可为团簇状高信号。

③脑梗死、萎缩改变。

（贾联防）

第四章 泌尿系统与肾腺疾病的影像学诊断

第一节 肾、输尿管、膀胱结石

【概述】

肾和输尿管结石多见，易发年龄 20~50 岁，男多于女；临床上典型症状为向下腹和会阴部的放射性疼痛及血尿。膀胱结石多见于 10 岁以下儿童和老年人，多原发于膀胱内，少数可由肾或输尿管结石下行而成。临床上表现为排尿疼痛和排尿困难、尿流中断、尿频、尿急和血尿等。

【影像学表现】

1.肾结石

X 线表现为肾影内高密度影，密度可均匀一致、分层状或浓淡相间；形态可为圆形、椭圆形、桑葚状或鹿角状。CT 平扫可显示肾盏和（或）肾盂内的高密度结石的大小、形态、数目。MRU 可发现结石所导致的梗阻上方肾盏、肾盂扩张、积水。超声表现为肾窦区单发或多发点状或团状强回声，通常后伴声影。

2.输尿管结石

X 线表现为长圆形或梭形致密影，边缘多不光滑，其长轴与输尿管走行一致，常位于输尿管三个生理性狭窄处。CT 平扫可发现输尿管走行区内的高密度影，横断面呈点状或结节状，上方的输尿管常有不同程度的扩张。MRU 可发现结石所导致的梗阻上方的输尿管扩张、积水。

3.膀胱结石

多为阳性结石，X 线表现为耻骨联合上方圆形、横置椭圆形、桑葚状致密影，单发或多发，大小不等；结石可随体位改变而移动，有的结石密度均匀，体积很大占据整个膀胱，在平片上类似膀胱造影。CT 平扫时结石表现为膀胱腔内致密影，即使阴性结石，密度也明显高于其他病变。

【诊断要点、鉴别诊断及检查方法的比较】

1.诊断要点

①典型临床表现为腹痛及镜下或肉眼血尿；②X 线和 CT 可显示肾脏内高密度影，可单发或多发；尿路造影表现为肾盂、肾盏内的充盈缺损；③超声表现为肾窦区单发或多发点状或团状强回声，通常后伴声影。

2.鉴别诊断

肾结石主要应与髓质海绵和肾钙化沉着症鉴别；输尿管结石应与腹腔内淋巴结钙化、盆腔内静脉石鉴别；膀胱阴性结石应注意与膀胱内肿瘤、血块相鉴别，阳性结石需要与其他盆腔钙化相鉴别。

3.检查方法的比较平片可显示泌尿系统阳性结石，尿路造影可发现阴性结石，并可观察输尿管和肾盂有无扩张、积水，了解肾功能情况；CT和超声可确定结石的大小、形态和数目；MRI对结石不敏感，故少用。

第二节　肾癌

【概述】

即肾细胞癌，是最常见的肾恶性肿瘤，约占肾脏恶性肿瘤的85%，主要发生在老年人，男性多于女性。肿瘤好发于肾上极或肾下极，多为单发，常为实质性不规则肿块。肾癌典型的临床表现是无痛性血尿和腹部肿块。

【影像学表现】

1.X线表现较大肾癌可致肾影局部增大。尿路造影检查时，肿瘤压迫使肾盏拉长、移位、变形，肾盏颈部狭窄，远端扩张积水，肾盏边缘毛糙不规则，这是肾癌的常见X线征象；肿瘤较大累及多个肾盏，可使受累肾盏互相分离和移位，形成"握球状"或"蜘蛛足"样表现。肾动脉造影动脉期显示肾动脉主干增粗，肿瘤周围肾动脉分支受推移、分开、拉直；肾实质期肿瘤内造影剂聚集，肿瘤区不均匀或不规则密度增高的肿瘤染色；静脉期还可显示肾静脉主干及其属支内癌栓或继发血栓形成的充盈缺损影。

2.CT及MRI表现

平扫可见肾实质呈类圆形或分叶状肿块，与正常组织分界不清，密度均一，相当或略低于邻近的肾实质，偶为略高密度或混杂密度。T1WI肿块信号多为低信号，T2WI则多呈混杂信号。增强时肿块有不同形式和程度强化。MRI检查的重要价值还在于确定肾静脉和下腔静脉内有无瘤栓及其范围，发生瘤栓时，血管内的流空信号消失。

3.超声表现肾表面常有隆起，并可见边缘不光整的肿块，呈强弱不等回声或混合性回声，可有坏死、囊变所致的局灶性无回声区。血管内瘤栓致腔内有散在或稀疏回声；淋巴转移呈低回声，位于肾动脉和主动脉周围。

【诊断要点、鉴别诊断及检查方法的比较】

1.诊断要点

①临床表现是无痛性血尿和腹部肿块；②影像学表现为肾实质呈类圆形或分叶状肿块，并使肾盏拉长、移位、变形，有时可见血管内瘤栓；③可并发肾积水。

2.鉴别诊断少数囊性肾癌须与有感染、出血的肾囊肿鉴别。

3.检查方法比较

肾癌的影像学诊断主要依赖 CT 和超声检查，MRI 的优点是可确定血管内有无瘤栓。

第三节　肾盂癌

【概述】

肾盂癌占肾恶性肿瘤的 8%~12%，好发于 40 岁以上男性。临床上主要症状是间歇性无痛性血尿和胁腹部痛，肿瘤较大时或并发肾积水严重时，可触及肿块，晚期可有贫血和体重减轻等症状。

【影像学表现】

1.X 线表现尿路造影显示肾盂、肾盏内有固定不变的充盈缺损，形态不规则，肾盂、肾盏有不同程度扩张，当肿瘤侵犯肾实质可致肾盏移位、变形。

2.CT 表现平扫检查，表现为肾窦部肿块，其密度高于尿液而低于肾实质；肿块周围肾窦脂肪受压，并可侵入邻近肾实质。增强检查，肿块仅有轻度强化，当肾盂、肾盏明显强化时，能清楚显示肿瘤导致的充盈缺损。

3.MRI 表现平扫检查表现类似于 CT 检查的表现。肿瘤较小仅局限于肾盂内，表现为腔内肿块，在 T1WI 和 T2WI 上显示其信号均匀，与肾实质信号相似；肿瘤较大并伴有肾盂、肾盏积水时，T1WI 上肿块信号高于周围尿液，而在 T2WI 则低于尿液。

4.超声表现

表现强回声的肾窦发生变形，内有低回声团块；肾积水明显时，于团块周围排列着扩张的肾盏，颇具特征。

【诊断要点、鉴别诊断及检查方法的比较】

1.诊断要点

①临床以间歇性、无痛性血尿和胁腹部痛为主要表现；②影像学表现为肾盂、肾盏内实性肿块；③可并发肾积水。

2.鉴别诊断

肾盂癌应与肾盂内血块、阴性结石鉴别。

3.检查方法的比较尿路造影有利于较小肾盂癌的发现，而超声、CT 和 MRI 检查则能发现较大的肿瘤，并可确定其范围及有否输尿管和（或）膀胱的种植性转移。

第四节　膀胱癌

【概述】

膀胱癌多为移行细胞癌，少数为鳞癌和腺癌。移行细胞癌常呈乳头状生长，也可侵犯肌层；部分移行细胞癌和鳞癌、腺癌呈浸润性生长，可造成膀胱壁局限性增厚、腔缩小。主要临床症状为无痛性肉眼血尿，伴有尿频、尿急、尿痛等膀胱刺激症状；晚期可有膀胱区疼痛，若血块阻塞膀胱出口，则出现排尿困难。

【影像学表现】

1.X 线

膀胱造影时，乳头状癌表现为突向腔内的结节状或菜花状充盈缺损，表面凹凸不平；非乳头状癌时充盈缺损不明显，仅显示局部膀胱壁僵硬。选择性髂内动脉造影可显示迂曲扩张的肿瘤血管粗细不均，毛细血管期可见不同程度的肿瘤染色。

2.CT、MRI 和超声

肿瘤的密度、信号强度和回声不同于尿液和膀胱周围脂肪组织，表现为向腔内生长的肿块，并可显示肿瘤侵犯肌层所造成的膀胱壁增厚和对周围组织和邻近器官的侵犯，以及盆腔淋巴结转移。

【诊断要点、鉴别诊断及检查方法的比较】

1.诊断要点

①临床上出现无痛性肉眼血尿及膀胱刺激症状；②影像学检查发现向腔内生长的肿块并有膀胱壁受侵及转移征象；③膀胱镜活检可明确诊断。

2.鉴别诊断

膀胱肿瘤应与膀胱阴性结石、血块、前列腺肥大及其他造成膀胱内充盈缺损的肿瘤鉴别。

3.检查方法比较

平片诊断价值不大，尿路造影可以发现膀胱内肿块，而超声、CT 和 MRI 检查既有利于与其他肿块的鉴别诊断，又能准确显示肿瘤侵犯的范围和程度及确定有无对周围组织的侵犯和淋巴转移。

（贾联防）

第五章　食管与胃肠道疾病的影像学诊断

第一节　食管癌

【概述】

食管癌好发于 40~70 岁的男性，男女之比为 2~3:1。病因尚不明确，饮食引起的慢性刺激、感染及营养缺乏等均可能为本病的发病因素。

食管黏膜为鳞状上皮，故食管癌大多数为鳞状上皮癌，少数为腺癌。腺癌来自食管下端贲门部之胃黏膜、食管其他部位的异位胃黏膜、食管腺体及 Barrett 型柱状上皮。食管癌的好发部位为食管的中下段，约占 80%。食管癌的病理形态分三型：①浸润型：管壁呈环状增厚，管腔狭窄；②增生型：肿瘤向腔内生长，形成肿块；③溃疡型：肿块形成一个局限性大溃疡，深达肌层。以上各型可混合出现。

进行性吞咽困难、胸骨后疼痛或咽下痛是食管癌患者的主要临床表现。

【影像学表现】

1.X 线钡剂造影表现

（1）早期食管癌表现：根据 1975 年全国食管癌防治会议制定的病理分期标准，早期食管癌只侵犯黏膜和黏膜下层，其大小在 3cm 以下。X 线表现为：食管局部黏膜皱襞增粗、迂曲、紊乱，其中常见有 1 条或 2 条以上黏膜中断，边缘毛糙；局部可见有 0.2~0.4cm 的小龛影；局限性的小充盈缺损直径一般在 0.5cm 左右，最大不超过 3cm。当上述征象仍不够确切而有怀疑时，必须短期随访，并结合临床进行脱落细胞学及食管镜检查。

（2）中、晚期食管癌表现：此时肿瘤已侵犯肌层或浆膜层，可有淋巴结转移或经血行转移至肝、肺、脑等脏器。常见的 X 线征象是：①黏膜皱襞消失、中断、破坏；②管腔狭窄，管壁僵硬，蠕动不对称或消失，狭窄呈不对称性或呈环形，多为局限性，与正常区分界清楚，钡剂通过受阻，近端食管扩张，管壁有蠕动；③大小不等、形态不规则的充盈缺损；④不规则的较大龛影，其长径与食管的纵轴一致。

2.CT 表现 CT 检查对食管癌的分期、可切除性及预后的评估更为精确。分四期：一期：腔内有块，壁不增厚，无纵隔内蔓延或转移，食管周围脂肪层清晰；二期：壁增厚超过 5mm，但无纵隔蔓延或转移，脂肪层仍正常；三期：壁增厚并直接侵犯周围组织，可以有局部纵隔淋巴结转移但无远处转移；四期：有远处转移。

【诊断要点、鉴别诊断及检查方法的比较】

1.诊断要点①黏膜皱襞破坏、消失；②管腔狭窄，管壁僵硬；③不规则的充盈缺损；④不规则的龛影。

2.鉴别诊断

食管癌应与食管炎鉴别，食管炎表现为黏膜的增粗、迂曲或有小溃疡，管壁有蠕动。还应与食管良性狭窄、贲门失弛缓症、食管静脉曲张鉴别。

3.检查方法比较早期食管癌的诊断依赖于钡剂透视及内镜检查，CT、MRI检查能评价食管壁浸润程度、和周围组织器官的关系及有无淋巴结转移等，有助于分期。

第二节　食管静脉曲张

【概述】

食管任何部位的静脉回流障碍均可引起食管静脉曲张。根据曲张起始部位可分为两种：①上行性食管静脉曲张；②下行性食管静脉曲张。前者占绝大部分，主要由门静脉高压引起。

【临床表现】

正常情况下，食管下半段的静脉网与门静脉系统的胃冠状静脉、胃短静脉之间存在吻合，当门静脉血流受阻时，来自消化器官的静脉血不能进入肝内，大量血液通过胃冠状静脉胃短静脉进入食管黏膜下静脉和食管周围静脉丛，再经奇静脉进入上腔静脉，于是形成食管和胃底静脉曲张。临床上患者食管黏膜由于静脉曲张而变薄，易被粗糙的食物损伤或黏膜面发生溃疡或糜烂而破裂导致呕血或柏油样大便。大多门静脉高压所致者可伴脾肿大，脾功能亢进，肝功能异常及腹腔积液等表现。严重出血者致休克甚至死亡。

【影像学表现】

1.X线造影表现　食管静脉曲张早期可见食管下段局限性黏膜增粗或稍迂曲，管腔边缘略呈锯齿状。随着病变加重典型表现可见管腔内呈串珠样或蚯蚓样充盈缺损，管壁边缘明显不规则，管腔扩张，管壁蠕动减弱、排空延迟。严重者可见管腔明显扩张不易收缩。胃底部静脉曲张可见胃底及贲门附近黏膜皱襞呈多发息肉样，呈圆形、椭圆形或弧形充盈缺损。偶有呈分叶状团块影。

2.CT表现　胃底后内侧壁团块状或结节状软组织肿块影，突向胃腔，可单发或多发，表面光滑。增强后明显强化，与同一层血管密度相当。食管、胃壁局限性或广泛性增厚，增强后可见由多数扭曲条状或圆形高密度影组成。腹部侧支循环形成，肝门及脾门可见增粗扭曲血管影。并可见肝硬化表现。

3.MRI表现　不仅可显示CT所见，还可显示门脉系统血流变化。MRI对显示腹部静脉曲张是一种无创伤的技术，能使侧支静脉及其他邻近结构同时显示。

【分析诊断】

（一）诊断要点

1.临床表现为消化道出血，常见症状为呕血和柏油样大便，患者常有肝硬化，脾脏肿大，脾功能亢进，肝功能异常和腹水等。

2.下行性食管静脉曲张可由上腔静脉或甲状腺下静脉阻塞引起，临床症状除呕血外，还可有颈部、胸部和纵隔等原发疾病的症状。

3.X线可见较广泛的食管黏膜增粗或呈串珠状、蚯蚓状，食管边缘凹凸不半，收缩欠佳。

（二）鉴别诊断

本病常需与食管癌、食管裂孔疝相鉴别，食管癌X线钡餐检查一般显示病变较局限，病变处食管壁僵硬，局部黏膜破坏；而食管静脉曲张食管黏膜无明显破坏中断，食管壁蠕动尚可。食管裂孔疝常可见膈上疝囊，其内可见粗大的胃黏膜，X线钡餐检查可显示"三环征"较易将两者鉴别。

第三节　食管裂孔疝

【概述】

食管裂孔疝是指腹内脏器通过膈的食管裂进入胸腔的疾病，主要由于食管裂孔周围韧带及结缔组织弱性减退及长期腹内压增高引起，是膈疝中最常见的一种，疝入的腹腔脏器又以胃多见。食管裂孔疝按形态可分为：短食管型、食管旁型、滑动型、混合型，最常见的为滑动型裂孔疝。

【临床表现】

临床症状主要有胸骨后或上腹部不适感、烧灼感和疼痛，疼痛可向肩背部或季肋部放射，且常出现在饱食及卧位时，有时可有呃气、食管反流及呕吐等。并发食管炎或溃疡时疼痛较剧，且可有呕吐和黑便。较大的疝囊压迫胸内脏器可出现心悸、气促等症状。

【影像学表现】

1.X线表现

（1）膈上疝囊：疝囊是诊断食管裂孔疝的直接依据。短食管型的食管裂孔疝疝囊的上端可见一较宽的环形收缩。其下界由食管裂孔所形成的环形缩窄区，老年食管裂孔疝时该裂孔的宽度一般>2.0 cm。有时在A环上方的食管尚可出现一短段的无钡充盈带。当疝囊内充钡较少时则可显示较粗大或扭曲的胃黏膜。

（2）食管旁型食管裂孔疝：其疝囊在食管旁，而食管贲门口则仍位于膈下，钡剂由食管入胃后，再经较窄的食管裂孔进入位于膈上的呈盲袋样的疝囊，疝囊上不会出现"A"环。

（3）食管胃环（B 环）：短食管型的食管裂孔疝时，胃及食管前庭段上升至膈上，当其处在舒张状态时，由于原食管胃环处相对舒张较差，于是在疝囊上可出现一深浅不一、单侧或双侧的切迹，通常它位于"A"环下方 2 cm 处。

2.CT 表现　扫描前口服阳性对比剂。CT 轴位图像可显示膈上气或气液平面的囊腔，其内见高密度阳性对比剂。

【分析诊断】

（一）诊断要点

临床上可出现胸骨后疼痛，平卧时可能有气短。严重时可有
呕血，并有吞咽困难。X 线见到膈上疝囊，疝囊内为胃黏膜。出现
"A"环和"B"环。

（二）鉴别诊断

食管裂孔疝通过胃的 X 线检查结合内镜大多可明确诊断，典型的特征为膈上疝囊、疝囊中可见胃黏膜。食管裂孔疝常需要鉴别的为食管膈壶腹，食管膈壶腹为正常的生理现象，表现为隔上 4~5 cm 一段食管，管腔扩大呈椭圆形，边缘光滑，随其上方食管蠕动到达而收缩变小，显示出纤细平行的黏膜皱襞，其上方直接与食管相连而无收缩环存在。而前者疝囊大小不一，边缘不光，囊壁收缩与食管蠕动无关及有胃黏膜的显示，加之"A"环与"B"环的出现，均不同于食管膈壶腹。此外，有时食管下段憩室也应注意与食管裂孔疝鉴别，其特点为憩室与胃之间常有一段正常食管相隔，且与食管有一狭颈形成。

第四节　结肠息肉

【概述】

消化道息肉多见于结肠。结肠息肉好发于直肠、乙状结肠，其次是降结肠、横结肠和升结肠，也可分布于整个结肠，以 2~7 岁儿童多见。息肉是指隆起于结肠黏膜上皮表面的局限性病变，组织学上息肉可分为腺瘤性息肉、炎性息肉、错构瘤性息肉。腺瘤性息肉是最常见的结肠肿瘤性病变，50% 为多发性。感染后息肉也称假性息肉或线性息肉，是一种良性炎性病变，属非肿瘤性病变。假性息肉常发生在 Crohn 病、溃疡性结肠炎及其他感染性结肠炎。

大体病理上，息肉呈圆形或类圆形肿块，轮廓光滑或有分叶，基底可宽可窄，甚至可有一长蒂。息肉大小不一，直径从数毫米到 2~3cm，但多在 2cm 以下。

临床上可以无症状，或以反复性血便为主，或有黏液便、腹痛、腹泻等。

【影像学表现】

结肠气钡双重造影：气钡双重造影是诊断结肠息肉最重要的检查手段，它可使整个结肠包括结肠弯曲部均可理想显示，尤其是对右半结肠的显示甚至优于结肠

镜，大大提高了息肉包括细小息肉的检出率和诊断正确率，而且节省时间，一般15min 左右即可完成检查。双对比下，息肉表现为边界锐利的软组织肿块影，周围常有一圈钡影环绕，如表面有糜烂或有溃疡可显示为不规则龛影，若瘤体及基底部同时显影可见"双环"现象。息肉如带蒂，可见蒂部钡影环绕，且息肉有一定活动度。带蒂息肉可自行脱落，再次检查时则消失。下列情况则提示息肉有恶变可能：①息肉较大且表面不规则，如直径大于 3cm，则有 70%~80%的恶变可能；②1 年内复查，息肉增大 1 倍；③带蒂息肉原来的蒂缩短或消失；④息肉附着处肠壁僵硬。

【诊断要点、鉴别诊断及检查方法的比较】

1.诊断要点

圆形、类圆形充盈缺损或钡环，界限清楚，可见基底，带蒂者可活动；附近肠壁蠕动好；可多发。

2.鉴别诊断

主要和增生型结肠癌、恶性息肉鉴别。增生型结肠癌表现为：黏膜破坏，不规则充盈缺损，无蒂，管壁僵硬，管腔狭窄；同恶性息肉鉴别见表 7—2，影像学上不易鉴别时，须结肠镜活检。同时注意肠道清洁不干净时，肠腔内存留的异物。

2.CT、检查可了解肌瘤的大小、有无坏死及生长方向。

【诊断要点、鉴别诊断及检查方法的比较】

1.诊断要点①边界锐利、表面光整的半圆形充盈缺损；②黏膜皱襞展平，无破坏、中断征象；③管壁柔软；④可见"涂抹征"或"环形征"。

2.鉴别诊断食管平滑肌瘤应与增生性食管癌鉴别，后者表现为不规则充盈缺损，表面黏膜破坏中断，常伴有龛影或糜烂，局部管腔扩张受限、狭窄及梗阻。还应与平滑肌肉瘤、食管外压迹鉴别。

3.检查方法比较食管平滑肌瘤的首选检查方法是钡剂检查，但对于以外生为主的平滑肌瘤须行 CT 检查，其作用在于明确病变的大小、形态、位置及其内有无钙化和坏死，并起鉴别作用。

第五节　胃癌

【概述】

胃癌是胃肠道最常见的恶性肿瘤，起源于胃黏膜的上皮细胞，多为腺癌，好发于胃窦，其次是贲门和胃底，发生于胃体者较少。发病年龄多为 40~60 岁，男性多于女性，其比例为 2：1~3：1。病理改变：早期胃癌是指癌组织仅限于黏膜层和黏膜下层的癌肿，可分以下三型：I 型（隆起型）：癌肿向胃腔内不规则隆起，高度在 5 mm 以上，表面毛糙不平，有分叶和表浅糜烂；II 型（表浅型）：癌肿沿黏膜和黏膜下层浸润，黏膜破坏消失，边界不清，形态不规则。按其凹凸不平的程度又分三种亚型：①Ⅱa型（表面隆起型）：表面隆起，高度不超过5mm；②Ⅱb型（表面平坦型）：表面平坦，无凹凸不平；③Ⅱc型（表面凹陷型）：表面糜烂和浅凹陷，深度不超过5mm；Ⅲ型（凹陷型）：癌肿坏死形成凹陷，深度在5mm以上，边缘不规则。中晚期胃癌按大体病理可分为四型：①增生型，癌肿呈蕈伞型向胃腔内生长，宽基底，表面如菜花状，易形成小溃疡；②浸润型，胃壁增厚僵硬，胃腔变窄，黏膜平坦而粗糙。可分局限性和弥漫性；③溃疡型，溃疡较大而边缘不规则，周围有隆起的环堤；④混合型，具有以上任何两型的形态特征。胃癌发展至一定阶段可发生转移，主要转移途径有淋巴转移、血行转移和直接侵犯转移。胃溃疡癌变，病变始于溃疡边缘的黏膜，然后向黏膜下层和肌层浸润。

【临床表现】

早期胃癌常无明显临床症状缺乏特征性，可有食欲不振、消化不良、上腹部不适、饱胀、疼痛和类似溃疡病症状。中晚期胃癌主要为上腹部疼痛，消化道出血和腹部肿块等。上腹部疼痛常不易缓解，消化道出血多为呕血和黑便，腹部肿块扪及甚硬。贲门与幽门处癌肿常致梗阻。胃癌晚期可有消瘦、贫血等恶病质表现。癌肿转移可出现腹水、黄疸、多发腹部肿块、左锁骨上淋巴结肿大等。

【影像学表现】

1.X线表现

（1）胃癌的基本X线表现：①黏膜皱襞的改变，早期黏膜皱襞凌乱不规则，继而增生固定、隆起变形、破坏中断、消失；②局部胃壁僵硬；③充盈缺损；④龛影，见于肿瘤表面的小溃疡或溃疡型癌；⑤蠕动消失；⑥肿瘤可引起胃腔狭窄或梗阻；⑦扪诊可触到与病变相符的肿块；⑧癌瘤向邻近脏器侵犯，使胃发生粘连固定。

（2）早期胃癌的X线表现：目前国内多采用日本提出的早期胃癌的定义和分型。Ⅰ型（隆起型）肿瘤显示为小充盈缺损，直径在1.0~4.0cm内，边缘清楚，但形状可稍不规则。表面可光滑或颗粒样，也可有糜烂、溃疡形成而出现小钡斑。Ⅱ型（表浅型）因肿瘤隆起或凹陷均轻微，不超过5mm，X线诊断比较困难。可表现为肿瘤区黏膜表面失去正常的均匀影像，胃小区和胃小沟破坏消失，而显示为不均匀的颗粒状影像。有时胃轮廓显示为局部轻微的凹陷和僵直。Ⅲ型（凹陷型）可见形态不规则的较浅淡的存钡区，典型者可表现为不规则的小龛影。凹陷病变表面可呈现为高低不同、大小不等、形态不一、分布不规则的颗粒样改变。

（3）胃进展期癌的X线表现：①蕈伞型，X线特征为癌肿向腔内生长形成腔内较大隆起型肿块，肿块表面凹凸不平。充盈期可显示为分叶状的充盈缺损，如癌肿表面有溃疡则加压时能在充盈缺损中有钡影出现，双对比能较完整地显示一菜花样的软组织肿块影。不管蕈伞型的癌瘤向腔内突出有多大，其基底通常并不太大；②溃疡型，X线表现为以溃疡为特征的典型恶性溃疡征象。龛影较大而浅，呈不规则的扁盘状。切线位时龛影底的全部或部分位于胃轮廓之内成为"腔内龛影"，这是溃疡型胃癌的特征之一。由于龛影口部有隆起的癌结节存在，使溃疡形成内凹的边缘及结节之间的裂缝凹陷，即"裂隙征"。龛影周边围绕不规则的透亮区称"环堤征"，其周围黏膜皱襞常有断裂或呈不规则的杵状。龛影邻近胃壁僵硬，蠕动消失；③浸润型，弥漫浸润型：全胃或大部分的胃壁被浸润，充盈时见胃壁增厚、僵硬，胃腔缩小，轮廓毛糙，蠕动波消失。形如皮革囊样，称"皮革样胃"。胃黏膜呈现皱襞消失或颗粒样增生改变。胃内也无钡剂停留，胃排空增快。局限性浸润癌：癌肿局限于胃的某一部位，造成病变部位的胃壁增厚、僵硬、蠕动消失。黏膜的改变可表现为皱襞增粗、扭曲或局限性黏膜皱襞展平、破坏。晚期局限性浸润型胃癌可造成胃明显变形，容易被发现。

2.CT 表现 早期胃癌由于胃壁增厚不明显，难以被 CT 发现。中晚期胃癌显示局部黏膜增厚，大的肿瘤胃黏膜面呈凹凸不平或呈向腔内突出的肿块，表面伴或不伴溃疡。浸润型胃癌常呈局限性或弥漫性胃壁增厚。黏液腺癌可有肿瘤内钙化。胃癌的局部、远处和肝脏转移常见，可直接侵犯邻近器官。

3.超声表现 ①胃壁局部或弥漫性的不规则增厚（一般>1 cm）；②病变局部黏膜面高低不平，并向胃腔突起；③病灶区多。呈低回声，胃壁结构层次紊乱或破坏。可见肿块内供血血管回声信号，据此可判定癌肿的浸润深度；④病变区胃壁僵硬，蠕动减少或消失。

【分析诊断】

（一）诊断要点

1.上腹部疼痛不适、纳差、消瘦、乏力、呕吐、黑便等。

2.晚期可有上腹部肿块、腹水及左锁骨上淋巴结转移。

3.X 线见黏膜皱襞破坏、中断、消失。腔内不规则充盈缺损。管壁僵硬，蠕动消失。

（二）鉴别诊断

增生型胃癌的肿块肿瘤鉴别，溃疡型胃癌需与良性胃溃疡鉴别，浸润型胃癌需与慢性胃炎鉴别。

1.胃良性肿瘤 胃良性肿瘤如肌瘤、腺瘤，充盈缺损的边缘光滑，外形整齐，周围胃壁柔软，与增生型胃癌肿块表面凹凸不平、周围胃壁僵硬不同。

2.胃良性溃疡 胃良、恶性溃疡的鉴别见胃溃疡章节。

3.慢性胃炎 慢性胃炎与浸润型胃癌均可表现为胃腔狭窄，慢性胃炎所致者胃壁柔软，无浸润型胃癌的黏膜破坏中断和胃壁僵硬所呈现的肩胛征或袖口征。

第六节 食管平滑肌瘤

【概述】

平滑肌瘤是消化道常见的起源于平滑肌的良性肿瘤，可发生在消化道任何一部分，但食管较常见。食管平滑肌瘤起源于食管的肌层、黏膜肌层，故肿瘤位于黏膜下管壁内，好发于中下段。肿瘤一般呈膨胀性生长，质地坚实，外有完整的包膜，其边界光滑，可有轻度分叶或呈结节状。肿瘤大小不一，一般在 2~5cm，较小的肿瘤多呈卵圆形，较大者可呈肾形与蹄形，少数平滑肌瘤可多发，表面偶见有溃疡。

食管平滑肌瘤约占食管良性肿瘤的 2/3，病史一般较长，自数月至数年不等。症状多轻微，可有间歇性的吞咽阻塞感、异物感或疼痛。个别肿瘤明显凸入后纵隔而可出现背部疼痛。

【影像学表现】

1.X 线钡剂检查吞钡后，管壁仍较柔软，蠕动存在。钡剂通过肿瘤处可有停滞，一般无明显梗阻征象。肿瘤区黏膜皱襞展平消失，无破坏中断征象。钡剂均匀涂抹在肿瘤表面，而表现为均一的"涂抹征"。肿瘤常呈边界锐利、光整的充盈缺损。切线位呈宽基底半圆形，少数缺损呈分叶状或多结节状。缺损与正常食管分界清楚，其夹角常为钝角。当肿瘤被清楚地勾画出来呈"环形征"时，为本病的典型 X 线表现。

2.CT、检查可了解肌瘤的大小、有无坏死及生长方向。

【诊断要点、鉴别诊断及检查方法的比较】

1.诊断要点

①边界锐利、表面光整的半圆形充盈缺损；

②黏膜皱襞展平，无破坏、中断征象；

③管壁柔软；

④可见"涂抹征"或"环形征"。

2.鉴别诊断食管平滑肌瘤应与增生性食管癌鉴别，后者表现为不规则充盈缺损，表面黏膜破坏中断，常伴有龛影或糜烂，局部管腔扩张受限、狭窄及梗阻。还应与平滑肌肉瘤、食管外压迹鉴别。

3.检查方法比较食管平滑肌瘤的首选检查方法是钡剂检查，但对于以外生为主的平滑肌瘤须行 CT 检查，其作用在于明确病变的大小、形态、位置及其内有无钙化和坏死，并起鉴别作用。

（贾联防）

第六章 肝、胆、胰腺、脾的影像学诊断

第一节 原发性肝癌

【概述】

原发性肝癌指自肝细胞或肝内胆管细胞发生的癌肿，是我国常见恶性肿瘤之一。

病因病理：原发性肝癌的病因和发病机制尚未完全肯定，目前认为与肝硬化、病毒性肝炎、黄曲霉素等某些化学致癌物质和水土因素有关。

① 大体类型分为三型：结节型、巨块型和弥漫型。结节型肝癌表现为大小和数目不等的癌结节，一般直径在 5cm 左右，常伴肝硬化；巨块型肝癌表现为单发大块状，直径大于 10cm，也可为多个结节融合成块，较少伴肝硬化或硬化程度较轻；弥漫型肝癌少见，表现为全肝散布米粒至黄豆大小的癌结节，肉眼难以与肝硬化区别。

②细胞分型为肝细胞型、胆管细胞型和混合型。肝细胞型肝癌为癌细胞由肝细胞发展而来，此型约占肝癌的 90%；胆管细胞型肝癌为癌细胞由胆管细胞发展而来，此型少见；混合型肝癌为前两型同时存在。

肝细胞癌主要由肝动脉供血，绝大多数为血供丰富的肿瘤，易侵犯门静脉和肝静脉引起血管内癌栓或肝内外血行转移。

临床表现：原发性肝癌早期一般无症状，中晚期表现为肝区疼痛，消瘦乏力，腹部包块，大多数患者甲胎蛋白（AFP）阳性。

【影像学表现】

1.超声

肝实质内单发或多发的圆形或类圆形肿块，多数呈膨胀性生长，局部肝表面膨隆，瘤内表现为均匀或不均匀弱回声、强回声或混杂回声，肿瘤周围可见完整或不完整的低回声包膜，外周常有声晕。超声易发现静脉内癌栓、肝内管道推压移位、胆管阻塞扩张等征象，同时可显示肝门、腹主动脉旁肿大淋巴结。

2.CT 平扫常见肝硬化，肿瘤表现为肝实质内单发或多发低密度肿块，可造成肝局部膨隆，肝内管道和肝门推移，较大的肿瘤密度多不均匀，瘤体内可有坏死、钙化或出血，多数边界不清，少数有边界清楚的包膜。增强扫描绝大多数肝癌动脉期明显增强，密度高于正常肝实质，部分肝癌如见到瘤体内或邻近门静脉高密度显影提示有动静脉分流的存在，门静脉期和肝实质期病灶密度迅速下降，低于正常肝实

质，对比剂呈"快进快出"的特征表现。肝癌侵犯血管或癌栓形成，可见门静脉、肝静脉或下腔静脉扩张，血管内出现充盈缺损和管壁强化。侵犯胆道系统，引起胆管扩张。肝门、腹主动脉旁淋巴结增大提示淋巴结转移。

3.MRI 肝癌在 T1WI 像上呈边界不清的稍低信号，T2WI 呈略高于肝实质的高信号，如肿瘤内有脂肪变性、出血、坏死囊变等，可呈不均匀混杂信号。假包膜在 T1WI 像上表现为环绕肿瘤的低信号环。Gd—DTPA 对比增强扫描，肿块表现与 CT 相同。

【诊断要点、鉴别诊断及检查方法的比较】

1.诊断要点

①肝细胞癌常有肝硬化背景，AFP 检查阳性；

②瘤体周围可见假包膜，外周常有声晕；

③CT、MRI 增强扫描动脉期明显强化，门脉期及延迟扫描对比剂迅速下降，强化过程呈"快进快出"特征。

2.鉴别诊断

不典型肝细胞癌须与血管瘤、肝硬化再生结节、转移瘤等鉴别。CT 和 MRI 多期增强扫描，发现"快进快出"征象，肿瘤假包膜，血管受侵，临床检查有肝硬化、AFP 阳性等表现，有助于肝癌诊断。

3.检查方法比较超声和 CT 检查诊断肝癌具重要价值，超声更适合于肝癌的普查筛选和动态观察，当鉴别困难时，可考虑 MRI 和血管造影帮助诊断。

第二节　转移性肝癌

【概述】

转移性肝癌指人体其他部位的恶性肿瘤经门静脉、肝动脉及淋巴途径转移到肝脏所致。

病理表现：肝内多发结节，大小不一，可形成巨块。以胃、结肠、直肠、胰腺及乳腺、肺癌转移到肝脏多见。

临床表现：除原发肿瘤症状外，出现肝大、肝区疼痛、消瘦、黄疸及腹水，AFP 多为阴性。

【影像学表现】

1.超声

肝内多发强回声或低回声结节，大小不一，部分出现"牛眼症"或"靶症"，表现为肿瘤周围有较宽的低回声晕，内部呈高回声或等回声。部分肿瘤内出现坏死类似肝囊肿，但多数边界不清，壁厚且厚薄不均。

2.CT 平扫可见肝内多发、大小不等的圆形或类圆形低密度肿块，可有囊变、出血或钙化。增强扫描多数呈不均匀边缘强化，典型表现为病灶中心为低密度，边缘呈环形强化，外周有一稍低于肝密度的水肿带，构成所谓的"牛眼症"。3.MRI 表现为肝内多发肿块，T1WI 像上多数呈边界较清楚的均匀稍低信号，T2WI 上多呈高信号，部分肿瘤中央可见小圆形 T1 低信号，T2 高信号区，称为"靶症"，有的转移瘤周围 T2WI 可见高信号带，称为"晕症"。增强扫描可提高肿瘤的检出率，多数呈不均匀或环状强化。

【诊断要点、鉴别诊断及检查方法的比较】
1.诊断要点
①原发肿瘤病史；
②肝内多发病灶，典型的呈"牛眼症"或"靶症"；
③AFP 检查阴性。
2.鉴别诊断
原发肿瘤不明或单发转移瘤须与肝脓肿、原发性肝癌鉴别。根据多期增强扫描特点，结合 AFF' 检查、有无感染、短期内变化明显等病史，多数可明确诊断。
3.检查方法比较转移瘤在超声和 CT 检查多可明确诊断，一般无须 MRI。

第三节　肝硬化

【概述】
肝硬化是以广泛结缔组织增生为特征的慢性、进行性、弥漫性肝病。
病因病理：病因很多，如肝炎、酒精和药物中毒、胆汁淤积等，国内以乙型肝炎为主要病因。病理组织学上有广泛肝细胞变性、坏死，肝细胞结节性再生，结缔组织增生及纤维化，导致正常肝小叶结构破坏和假小叶形成，肝逐渐变形、变硬而发展为肝硬化。
临床表现：早期可无症状，以后逐渐出现恶心、呕吐、消化不良、乏力等，中晚期可出现不同程度的门静脉高压、低蛋白血症和黄疸。

【影像学表现】
1.超声表现肝表面不光滑，呈波浪状或锯齿状改变，肝内回声弥漫性增粗、增强，深部回声衰减，可见低回声再生结节，肝静脉变细，走向显示不清，肝动脉可扩张和再生，肝缘变钝，肝叶比例失调，门静脉流速减慢，开放的侧支循环血管显影。脾体积增大。
2.CT 表现早期肝硬化肝脏呈正常表现或略增大，中晚期肝脏缩小，肝表面凹凸不平，肝叶比例失调，多表现为尾叶、左外侧叶增大，右叶萎缩，肝门、肝裂增宽，脾增大，可伴有腹水，增强扫描可显示条索状曲张的食管胃底静脉。
3.MRI 表现肝硬化表现与 CT 相同。肝再生结节 T1WI 像上一般呈等信号，T2WI

上呈低信号，当结节信号发生改变，应注意癌变可能。

【诊断要点、鉴别诊断及检查方法的比较】

1.诊断要点

①肝实质不均匀，表面凹凸不平，肝叶比例失调；

②脾大并有侧支循环形成。

2.鉴别诊断肝硬化再生结节须与早期原发性肝癌鉴别，再生结节为门静脉供血，肝癌主要为肝动脉供血，故增强扫描动脉期再生结节无强化，门脉期轻度强化呈低密度，边界较平扫更加模糊。

3.检查方法比较超声检查发现肝硬化较 CI、和 MRI 早，但 CT 和 MRI 有利于发现肝硬化合并的肝癌，并与肝硬化再生结节鉴别。

第四节　胆囊炎

【概述】

胆囊炎（cholecystitis）分为急性和慢性胆囊炎。胆系的胆汁瘀滞、胆结石、胆道蛔虫症等为诱发因素。细菌经血路、淋巴路到达胆囊或随蛔虫逆行胆道进入胆囊，在机体抵抗力降低的情况下，细菌在胆囊内停留、繁殖，发生急性胆囊炎。急性胆囊炎治疗不彻底，反复发作，可导致慢性胆囊炎。常见致病菌为大肠杆菌、副大肠杆菌和葡萄球菌。产气性细菌则引起气肿性急性胆囊炎，病情危急而凶险，死亡率高。

【临床表现】

急性胆囊炎的发病年龄常见于 45 岁以下，男女比例为 1∶2。临床表现为急性发作的右上腹痛，放射右肩胛部，为持续性疼痛并阵发性绞痛，伴有畏寒、高热、呕吐。检查右上腹压痛，墨菲（Murphy）征阳性，可扪及肿大的胆囊，严重者可出现黄疸。实验室检查白细胞计数增高，血清胆红素或碱性磷酸酶增高。慢性胆囊炎的临床症状不典型，常出现腹胀不适、上腹部隐痛、厌油腻、消化不良等。检查右上腹部局限性压痛，墨菲征阳性。十二指肠引流检查，胆汁可有脓细胞。

【影像学表现】

1.超声检查

（1）急性胆囊炎的声像图表现：单纯性急性胆囊炎不仅表现胆囊壁轻度增厚、胆囊稍有紧张、胀满感。典型急性胆囊炎胆囊多数增大，特别是横径的增大更明显，胆囊壁呈弥漫性增厚，多数厚度>5 mm，甚至呈现"双边影"。胆囊内的脓汁和碎屑使正常为无回声的胆汁呈密集点状或条状回声，随呼吸动作呈悬浮状运动，可使正常的后方回声增强效应减弱或消失。胆囊周围经常可看到与囊壁增厚并存的狭窄的无回声带，是局限性腹膜炎的征象。

（2）慢性胆囊炎的声像图表现：因慢性胆囊炎的病理改变程度不同，声像图表现差异颇大。轻症者可仅有不确切的囊壁增厚，或仅可见到结石回声，而外形和腔内回声无异常。炎症较重时，胆囊外形有不同程度增大，壁增厚，欠光整，有时出现类似急性胆囊炎的"双边影"。胆囊严重萎缩时，外形显著缩小，囊腔缩小，无胆汁回声或仅见结石强回声。

2.CT 表现　①胆囊增大；②胆囊壁均匀增厚；③胆囊周围有低密度环；④含气者可见气泡，脓肿形成可见液平面。

3.MRI 表现　①胆囊壁增厚；②胆囊内有黑色结石影；③胆囊内积液或胆囊壁内积液征，呈长 T1WI、长 T2WI 信号；④急性胆囊炎胆汁含水达 95%，呈长 T1WI、长 T2WI 信号。

【分析诊断】

（一）诊断要点

餐后右上腹痛，可有发热，右上腹压痛，Murphy 征阳性。B 超显示胆囊肿大、壁厚、不光滑。

（二）鉴别诊断

1.超声为急性胆囊炎最常用的检查手段。出现典型声像图征象，结合临床表现，多数能做出明确诊断。声像图发现胆囊壁增厚，要与肝硬化低蛋白血症和急性肝炎鉴别，但后两者胆囊不大，结合临床可以鉴别。CT 对显示胆囊窝液体潴留、胆囊穿孔或合并肝脓肿、气肿性胆囊炎的征象有较高价值。MRI 显示的诊断信息并没有 CT 多，临床比较少用。

2.慢性胆囊炎的影像学检查，主要采用超声检查。声像图比较容易显示具有诊断价值的胆囊增大或缩小，胆囊壁增厚，回声增强以及合并强回声的结石。CT 显示的胆囊壁增厚往往受到胆囊充盈状况的影响，所以实际应用不如声像图。MRI 显示的征象并没有优于 CT。慢性胆囊炎的胆囊壁增厚需与胆囊癌鉴别。后者增厚的胆囊壁很显著，一般超声 5 mm 以上，且不规则，胆囊变形，壁僵硬等。同时还需要排除胆囊周围炎、肝硬化低蛋白血症所致的胆囊壁增厚。

第五节　胆囊癌

【概述】

胆囊癌为胆系最常见的恶性肿瘤，可能与胆囊结石和慢性胆囊炎的长期刺激有关。多为腺癌，少数为鳞癌。恶性度高，易于扩散，常侵犯邻近器官组织。

【临床表现】　早期胆囊癌往往缺乏临床症状，中晚期患者有腹痛、纳差、胆囊区压痛，有的可发生黄疸，类似胆囊结石和胆囊炎。

【影像学表现】

1.超声表现

(1) 壁增厚型：胆囊壁呈局限性或弥漫性不均匀增厚，常以颈部或体部更为显著。回声可高可低，外壁不光滑，内壁粗糙，不规则。胆囊腔不均匀性狭窄或扩张，整个胆囊僵硬变形。

(2) 隆起型：癌瘤向胆囊腔内突出，直径多在 1 cm 以上。有的基底宽，呈边缘规则的结节状，有的基底狭窄，呈乳头状。可单发，也可多发或互相融合成不规则团块状。瘤体多为弱回声或中等回声，局部胆囊壁正常连续性回声线破坏。

(3) 混合型：同时具有壁增厚型和隆起型声像图表现，即壁增厚伴有向囊腔内突出的结节状或乳头状肿块，此型最多见。

(4) 实块型：整个胆囊表现为杂乱的低回声或中等回声实性肿块。边缘不规则，内部由闭塞的胆囊腔及内容物形成不均匀的点片状杂乱高回声，常可见伴有不典型声影的结石强回声。癌肿向周围浸润生长，使胆囊与肝的正常界面中断或消失，有时可见肝实质内浸润病灶。

2.CT 表现　CT 平扫表现为胆囊局部肿块，大小不一，形态欠规整，密度欠均匀，强化扫描病灶呈不均质强化，其内见无强化低密度坏死区，肿瘤常向胆囊外侵犯周围肝，表现为病变与周围界限欠清。

3.MRI　①胆囊壁不规则增厚，T1WI 显示较清晰；②胆囊内显示突出的肿块与增厚囊壁相连；③邻近有转移灶，呈长 T1WI、长 T2WI 信号；④伴有胆结石；⑤伴梗阻性黄疸与肝内胆管扩张征。

四、分析诊断

(一) 诊断要点

有黄疸、腹痛、消瘦症状。B 超、CT 示胆囊内肿块影。胆囊造影示胆囊阴影不光滑，腔内有充盈缺损。

(二) 鉴别诊断

本病常需与胆囊的良性肿瘤相鉴别，后者一般体积小，边缘较光滑，密度较均匀，多呈均质强化。已经累及周围肝实质的肿块型胆囊癌，易与肝癌混淆。胆囊壁增厚型的胆囊癌需与胆囊炎鉴别。

第六节　胆管癌

【概述】

胆管癌指发生左、右肝管至胆总管下端的肝外胆管癌，不包括肝内胆管细胞癌和壶腹部癌。

病因病理：胆管癌发病原因不明，原发性硬化性胆管炎和胆石症与本病的发病有一定关系。先天性胆管扩张症发生癌变的机会较高。胆管癌多为腺癌，少数为未分化癌、乳头状癌和鳞癌。大体标本有乳头状和扁平状之分。生长方式以局限型较多，也有弥漫性生长者。胆管癌生长较慢，主要转移方式是淋巴转移，个别可血行转移至肺。

1.临床表现：主要症状为进行性加重的梗阻性黄疸，伴上腹部胀痛、恶心、呕吐、体重减轻等。体检肝大，质硬，胆囊不易触及。晚期可出现腹水和门脉高压症状。

【影像学表现】

1.超声表现扩张的胆管突然狭窄或截断，远端显示边缘不整的软组织肿块影，呈低回声或稍强回声，无声影，与胆管壁分界不清。

2.CT 表现肝内外胆管向心性扩张，扩张的胆管突然变小或截断，末端可见局部胆管壁增厚或形成软组织肿块，增强扫描轻度强化。

A.超声表现为扩张的胆管突然截断，管内显示低回声软组织肿块；

B.CT 扫描示左、右肝管汇合部软组织影，远端肝内胆管向心性扩张

3.MRI 表现表现与 CT 相似，扩张胆管表现为 T1WI 低信号、T2WI 明显高信号，于胆管狭窄或截断部位可见 T1WI 低信号、T2WI 呈不均匀高信号的软组织肿块。

【诊断要点、鉴别诊断及检查方法的比较】

1.诊断要点

①扩张胆管突然狭窄或中断；

②胆管狭窄或截断处胆管壁增厚或出现软组织肿块。

2.鉴别诊断

主要排除扩张胆管末端的引起梗阻的结石。慢性胆管炎表现为长范围的胆管鼠尾状狭窄，末端无阳性结石，也不显示软组织肿块影。

3.检查方法比较超声检查可明确胆道有无扩张，胆道梗阻及梗阻原因，CT 和 MRI 可作为补充手段进一步明确梗阻的部位及病因。

第七节　胰腺炎

一、急性胰腺炎

【概述】

急性胰腺炎指胰腺及其周围组织被胰腺分泌的消化酶自身消化的化学性炎症。

病因病理：急性胰腺炎的病因复杂，一般认为，胆汁和胰液逆流和胰酶损害胰腺组织在发病中起着重要作用，常见发病原因有胰胆管梗阻、酒精中毒、暴饮暴食、感染及外伤和手术。出血和坏死是急性胰腺炎的基本病理改变，分为：

① 水肿性胰腺炎：胰腺呈局限性或弥漫性水肿，腺体增大变硬，被膜紧张充

血。显微镜下见腺泡和间质水肿，炎性细胞浸润，伴有轻度出血及局灶性坏死。

②出血性和坏死性胰腺炎：胰腺发生严重的自身消化，导致胰腺出血和坏死。胰腺除有水肿外，被膜下有出血斑或血肿，腺体可见大片出血、坏死灶，腹腔内有血性腹水或浑浊渗液。

临床表现：急性胰腺炎发病急，主要表现剧烈腹痛、恶心、呕吐、腹胀、体温升高及腹膜炎体征。腹痛位置与病变部位有关，腹痛为持续性并阵发性加重，严重的胰腺坏死伴有休克。

【影像学表现】

1.超声表现胰腺弥漫或局限性肿大，边缘模糊，内回声强度减低，呈均匀低回声或混杂回声，胰周积液或腹水则在相应部位出现液性暗区。

2.CT 表现平扫表现为胰腺弥漫或局限性肿大，密度不均匀减低，胰周常有炎性渗出致边缘模糊，与周围器官分界不清，邻近肾前筋膜增厚，胰腺内坏死出现更低密度区，出血呈高密度影，并可见胰周积液和腹水，液体可进入小网膜囊或肾周间隙等部位。增强扫描胰腺均匀强化，如有坏死，则坏死区无强化。

3.MRI 表现

胰腺肿大，形态不规则，边缘模糊不清，T1WI 像表现为胰腺信号减低，T2WI 呈高信号，腺体内如有出血，T1WI 上表现为高信号。Gd-DTPA 增强扫描呈不均匀强化，坏死组织区不强化。

【诊断要点、鉴别诊断及检查方法的比较】

1.诊断要点

①临床症状典型，血、尿淀粉酶显著升高；

②影像学表现为腺体弥漫或局部水肿增大，边缘模糊，回声或密度不均匀降低，多累及邻近结构；

③CT 或 MRI 增强扫描呈不均匀强化。

2.鉴别诊断急性胰腺炎若主要引起胰头局部肿大，须与胰头肿瘤鉴别，随访检查十分重要，抗感染治疗后，炎症消退，形态恢复正常，有助于胰腺炎诊断。

3.检查方法比较超声检查对急性胰腺炎多可明确诊断，可作为首选检查方法。急性胰腺炎常出现肠腔充气扩张，影响超声检查诊断效果，可选择 CT 检查，MRI 对急性胰腺炎诊断价值有限。

二、慢性胰腺炎

【概述】

慢性胰腺炎是由多种原因引起的胰腺持续的炎性病变，呈坏死与纤维化，伴有疼痛和内、外分泌功能减退、丧失的疾病。

病因病理：常见病因与急性胰腺炎相同，即由于诱发炎症的病因未能消除，使胰腺炎反复发作所致，如胆石症、胆道蛔虫症等。另一部分是由于邻近脏器炎症侵入胰腺，如胆总管炎。由于持续的炎症使胰腺缩小、变硬，呈结节状。表面腹膜增厚，与周围器官粘连。有的可形成囊肿。胰管有狭窄和扩张，胰石形成。当有急性炎症发作时，胰腺有水肿、脂肪坏死和出血。

临床表现：由于胰腺病理改变的差异，临床经过、症状、体征表现也不同。

腹痛是最常见的症状，呈反复发作，常因饮酒、劳累、饱食诱发。腹痛多位于剑突下、中上腹部，向肩背部放射；有时呈顽固性剧烈疼痛，仰卧时加重。上腹部有深压痛。复发性胰腺炎急性发作时，呈急性胰腺炎表现。

【影像学表现】

1.超声表现胰腺轻度增大或萎缩变小，轮廓不清，边缘多不规则，常呈锯齿状，胰腺实质内回声增强，分布不均，主胰管呈囊性或串珠样扩张，有时胰管内可见呈强回声光斑的结石影，部分慢性胰腺炎可伴假囊肿形成，表现为腺体内或周围局部出现无回声区。

2.CT 表现较轻的慢性胰腺炎 CT 表现可完全正常。异常表现为胰腺局部增大或萎缩，主胰管呈管状或串珠样扩张，常见胰腺内钙化或结石形成，表现为沿胰管分布的斑点状高密度影，合并假囊肿形成则表现为胰内或胰外边界清楚的囊性低密度影，呈水样密度。部分慢性胰腺炎可见肾前筋膜增厚。

3.MRI 表现表现为胰腺正常、增大或缩小，腺体内信号不均匀，主胰管扩张及胰腺周围筋膜增厚，钙化在 MRI 上难以识别。合并假囊肿形成表现为局部圆形 T1WI 低信号，T2WI 高信号区，Gd-DTPA 增强扫描囊肿边缘更清楚，囊内无强化。

【诊断要点、鉴别诊断及检查方法的比较】

1.诊断要点

①反复发作的病史；

②影像学表现为胰腺增大或萎缩，边缘呈锯齿状改变；

③主胰管扩张并伴钙化或假囊肿形成。

2.鉴别诊断

慢性胰腺炎表现为局部增大时，须与胰腺癌鉴别。

3.检查方法比较慢性胰腺炎首选超声检查，CT 和 MRI 检查并无优越之处。

第八节　胰腺癌

【概述】

病因病理：胰腺癌多发生于胰头部，其次是体尾部。全胰癌较少。组织学类型以胰管上皮细胞发生的胰管癌最多，其次是腺泡细胞癌、胰岛细胞癌，未分化癌少见。胰腺癌转移和扩散途径最多见为淋巴转移和癌浸润。淋巴转移多见于胰头部前后、幽门上下等处。在胰内转移可发生跳跃性、多发性癌灶。胰腺癌可直接浸润到邻近的门静脉、肠系膜上动静脉以及胃、十二指肠等处。少数病人血行转移至肝、肺、骨等。

临床表现：胰腺癌无特异症状，最常见的首发症状是上腹痛和饱胀不适，胰头癌多为黄疸，以及食欲不振、消化不良和消瘦、乏力等。

【影像学表现】

1.超声表现胰腺多呈局限性肿大，内见异常回声肿块，轮廓不规则，边缘模糊，可向周围组织呈蟹足样浸润，肿块回声多数为低回声，内有液化、坏死时出现无回声区。胰头癌可使十二指肠圈扩大，压迫胆总管致梗阻以上肝内、外胆管扩张，胆囊增大、饱满，胰管扩张，并可推压或侵犯邻近血管及器官。胰颈癌可推压门静脉、肠系膜上静脉变形、移位。胰尾癌易推压和侵犯胃、脾、脾静脉和左肾。

2.CT表现平扫时胰腺癌多呈低密度，少数呈高密度或等密度。肿瘤较大时表现为胰头、胰颈或胰尾相应部位局限性隆起，如有坏死液化，则出现更低密度区。肝内外胆管、胆囊、胰管不同程度扩张，胰管、胆管扩张形成的"双管征"为胰头癌的常见征象。胰腺癌为少血供肿瘤，增强扫描时动脉期肿块强化不明显，呈均匀或不均匀低密度灶，有时呈环状强化灶，静脉期仍为低密度灶，密度差较动脉期缩小。胰腺癌易侵犯、包埋邻近门静脉、肠系膜上静脉、脾静脉等血管，并出现肝门、腹膜后淋巴结及肝内转移。

3.MRI表现

表现为胰腺轮廓发生改变，局部不规则肿大，肿瘤T1WI上多数呈低信号，与正常胰腺组织分界不清，T2WI上呈不均匀高信号，Gd—DTPA增强扫描早期肿瘤强化不明显，与强化的正常胰腺组织形成明显对比。胰头癌压迫侵犯主胰管和胆总管下端造成梗阻，梗阻部位以上胰管、胆管和胆囊扩张。

【诊断要点、鉴别诊断及检查方法的比较】

1.诊断要点

①中晚期胰腺癌表现为胰腺实质性肿块，伴胰管扩张；

②进行性加重的黄疸。

2.鉴别诊断胰腺癌须与慢性胰腺炎鉴别。炎性病变胰管多呈串珠样扩张，无中断，并可见胰腺萎缩和钙化，肾前筋膜增厚，不侵犯、包埋邻近血管结构。

3.检查方法比较超声和CT检查为胰腺癌首选检查方法，MRCP对显示胰胆管改变有独特价值。

第九节　脾梗死

【概述】

脾是动脉终末循环部位，加之脾动脉常扭曲，在行程中又缺乏支持组织，易形成脾梗死。

病因病理：脾梗死最常见原因为心腔壁血栓脱落形成栓子阻塞脾动脉系统。

临床表现：多数脾梗死无症状，常在尸检时偶然发现，少数有左上腹疼痛、左膈升高或胸腔积液。

【影像学表现】

1.超声表现脾实质内单个或多个低回声区，呈楔形或不规则形，楔形底部朝向脾外缘，尖端指向脾门。梗死灶内部可呈蜂窝状回声或不均匀分布的斑片状强回声，发生液化坏死时，呈无回声区。陈旧性梗死灶纤维化、钙化时，回声明显增强，后方伴声影。

2.CT 表现

平扫表现为脾实质内尖端指向脾门的楔形低密度区，边界清楚，无占位征象。增强扫描，梗死区不强化，与明显强化脾实质形成明显对比（图7—13）。

3.MRI 表现

急性和亚急性脾梗死 T1WI 表现为均匀低信号，T2WI 呈均匀高信号，边界清楚。慢性期脾梗死病灶内有瘢痕组织和钙化形成，T1WI、T2WI 均呈低信号。Gd-DTPA 增强扫描梗死区不强化。

【诊断要点、鉴别诊断及检查方法的比较】

1.诊断要点

①脾梗死表现为无占位征象的楔形区，尖端指向脾门；

②增强扫描无强化。

2.鉴别诊断脾梗死影像学表现典型，不易与其他疾病混淆 3.检查方法比较超声检查即可明确诊断，一般无须 CT 和 MRI 检查。

第十节　脾脓肿

【概述】

脾脓肿（splenic abscess）常为败血症脓栓的结果。最常见的病因是亚急性细菌性心内膜炎。腹部脏器的严重感染也可侵犯脾脏。

【临床表现】

脾脓肿患者常存在败血症症状，出现寒战、高热、恶心、呕吐和白细胞计数升高。多数患者有腹痛，典型的可以局限于左上腹或左肩胛区。临床检查可有左上腹触痛和摩擦音、左侧胸腔积液和脾脏增大，血培养可以阳性。病理上早期以急性炎症反应为主，表现为脾脏的弥漫性增大。随着炎症局限化，形成脓肿。脓肿壁外有反应性的毛细血管扩张及水肿。脓肿可以单房或多房，也可以是孤立性或多发性。

脓肿大小不等，形态多为圆形或椭圆形。

【影像学表现】

1.超声表现

（1）脾肿大：半数以上患者有脾肿大，脾肿大的程度与脓肿发生的部位、大小及数量有关，单发或早期脓肿，脾肿大可不明显。

（2）脾内异常回声：小而散在的多发性脾脓肿，早期超声显像可无特征改变。较大的脓肿早期在脾实质内表现为单个或多个圆形、卵圆形回声增强或减低区，边缘不规则，其内回声不均匀。随着病情的进展，病灶内坏死液化，内部出现不规则无回声区，其间有散在的小点状及斑片状高回声，随体位改变而浮动。无回声区壁厚，后方回声增强。当病灶回声介于脾被膜与实质之间，并使脾表面局部隆起时，应考虑脾被膜下脓肿，超声引导下细针穿刺可抽出脓液。

2.CT表现 脾脓肿早期表现为脾脏弥漫性增大，密度稍低但均匀。当发生组织液化坏死后，CT平扫可见单个或多个低密度病灶，境界清或不清。形态呈圆形或椭圆形，大小不等。增强后见脾实质和脓肿壁有强化，而液化区无变化。在正常脾实质和脓肿壁之间有时可见低密度水肿带。少数病例脓肿区内可见小气泡或者小液气平面，这是脾脓肿的特征表现。

3.MRI表现 T1WI呈低信号，脓肿壁与其周围的肉芽组织一般较脓肿内部液化的组织信号为高，环外还可有低信号水肿带。T2WI为高信号，脓肿壁可呈厚环状低信号。

4.X线表现 腹部平片有时可见气液平，为其特征性表现。

【分析诊断】

（一）诊断要点

患者有寒战、高热、左上腹痛症状，B超示脾内感染性病灶，X线示左膈肌升高。

（二）鉴别诊断

败血症患者CT发现脾内低密度病变须高度警惕脾脓肿的存在。典型病例有脓肿壁增强及周围水肿带，若病灶内见到气液平面则可以确定诊断。多发性脾脓肿应与转移瘤、恶性淋巴瘤鉴别。

（贾联防）

第七章 骨、关节
与软组织疾病的影像学诊断

第一节 化脓性关节炎

【概述】

化脓性关节炎是一种由化脓性细菌直接感染，并引起关节破坏及功能丧失的关节炎，又称细菌性关节炎或败血症性关节炎。任何年龄均可发病，但好发于儿童、老年体弱和慢性关节疾患者，男性居多，男女之比 2：2~3：1。

致病菌进入关节内的途径有：①血行感染；②附近软组织炎症或骨髓炎的蔓延；③创伤或穿刺直接感染。病变可以累及任何关节，但以承重的大关节，如膝关节和髋关节较多见。多为单关节发病。

致病菌进入关节首先引起滑膜充血、水肿、白细胞浸润和关节浆液渗出。以后，滑膜坏死，关节腔内为脓性渗液。白细胞分解释放出大量蛋白酶，它能溶解软骨和软骨下骨质。愈合期，关节腔形成肉芽组织，最后发生纤维化或骨化，使关节形成纤维性强直或骨性强直。

【临床表现】

发病急，全身症状重，出现高热、寒战甚至脓毒败血症。局部表现为红、肿、热痛及关节功能障碍。白细胞升高，核左移，血沉加快，关节抽液可见脓细胞。

【影像学表现】

1.X 线表现

（1）早期关节肿胀，皮下脂肪层内出现粗大网状结构，软组织密度增高，层次模糊，部分病例发生半脱位或脱位。

（2）进展期表现为关节间隙变窄，关节面骨破坏，严重者可出现骨端缺损及干骺端骨髓炎，破坏区边缘模糊。

（3）恢复期出现纤维性和骨性强直，而以骨性强直为多见。骨髓炎或创伤引起的化脓性关节炎，可以看到骨折、异物存留、骨质增生及死骨。

2.CT 表现 早期关节周围软组织肿胀，密度轻度减低，关节囊内有不等量的低密度积液。增强扫描肿胀的软组织强化不明显，关节滑膜组织可呈线样强化。当病变破坏关节软骨后，关节间隙变窄，继而出现骨性关节面及相邻骨质侵蚀破坏和周围不规则硬化，以关节承重区明显。

3.MRI 表现 早期，关节呈浆液性渗出，MRI 显示关节内长 T1 和长 T2 信号。继而，关节内脓液形成，由于蛋白含量增多，T1WI 显示略高信号，T2WI 呈均匀高信号。关节软骨信号减低，厚薄不均或不连续，软骨下骨性关节面低信号线模糊、中断，代之以不均匀高信号。

【分析诊断】
（一）诊断要点
1.90%为单关节炎，成人多累及膝关节，儿童多累及髋关节，其次为踝、肘、腕和肩关节，手足小关节罕见。
2.多数患者起病急骤，有畏寒、发热、乏力、纳差等全身中毒症状。关节红、肿、热、痛，压痛明显，活动受限。深部关节如髋关节感染时，局部肿胀、疼痛，但红热不明显。
3.白细胞总数升高，中性粒细胞增多。血沉加快。血培养可阳性。
4.关节滑液检查 是诊断的关键，宜尽早进行。①滑液为浆液性或脓性，白细胞总数常>50×10⁹/L，甚至高达（100~200）×10⁹/L，中性粒细胞>80%；②革兰染色可找到细菌。细菌培养阳性，同时做药敏试验。
5.关节镜检查 可直接观察关节腔结构，采取滑液或组织检查。
6.结合影像学表现一般诊断不难。
（二）鉴别诊断
本病主要依靠临床表现、影像学表现进行诊断。关节内抽出脓性液体经镜检及细菌培养可确立诊断。应与关节结核鉴别，后者病程长，无急性症状及体征，关节边缘性侵蚀破坏和骨质疏松为其特征，晚期可出现纤维性强直，很少出现骨性强直。类风湿关节炎、血清阴性脊椎关节病等，因其多关节隐匿发病容易与本病鉴别。

第二节 关节结核

【概述】
关节结核多见于少年和儿童，大多累及一个持重的大关节，以髋关节和膝关节为常见，其次为肘、腕和踝。依据发病部位分为骨型和滑膜型关节结核。前者先为骺、干骺端结核，进而蔓延及关节，侵犯滑膜及关节软骨。后者是结核菌经血行先侵犯滑膜，病变往往持续数月至一年，再波及关节软骨及骨端。以骨型关节结核多见。在晚期，关节组织和骨质均有明显改变时，则无法分型，此时称为全关节结核。

【临床表现】
滑膜型关节结核早期滑膜病变以渗出性为主，滑膜明显肿胀充血，表面常覆盖纤维素性炎症渗出物或干酪样坏死物。晚期由于纤维组织增生而致滑膜增厚。关积液增多，由混浊而变黄，因渗出液中缺少蛋白质溶解酶，关节软骨破坏出现较晚。病变进一步发展，滑膜肉芽组织先破坏关节软骨，继而软骨下骨质；亦可从关节囊附着部位，即关节非承重面，侵入骨内。沿关节软骨下蔓延，关节软骨被剥离，发生变性、坏死，甚至形成碎片游离，但破坏一般比较缓慢，可存在较长时间，故关节间隙变窄出现较晚，而且多不对称。

多数患者发病缓慢，症状轻微。摔伤或扭伤常为发病诱因。在活动期可有全身症状，如盗汗、低热、食欲减退、逐渐消瘦。关节肿痛，疼痛多为酸痛或胀痛，活动受限。

【影像学表现】

1.X 线表现

（1）骨型关节结核：以髋、肘常见。表现为在骨骺与干骺结核的基础上，又出现关节周围软组织肿胀，关节骨质破坏及关节间隙不对称狭窄等，容易诊断。

（2）滑膜型关节结核：多发病于膝和踝关节，髋、肘、腕关节亦常见。病变早期，因关节囊增厚、滑膜充血水肿及关节内稀薄脓液，表现为关节囊和软组织肿胀膨隆，密度增高，软组织层次模糊，关节间隙正常或稍增宽，邻关节骨质疏松。可持续几个月到一年以上。因 X 线表现无特点，诊断比较困难。

病变发展，首先在关节非承重面，亦即骨端的边缘部分出现虫蚀状或鼠咬状骨质破坏，边缘模糊，且关节上下边缘多对称受累。破坏范围扩大可向内侵犯关节面，使骨性关节面模糊不整，一般见不到死骨。

关节软骨破坏出现较晚，有时可因关节面破坏消失，反而显关节间隙增宽。待关节软骨破坏较多时，则关节间隙变窄，且多为非匀称性狭窄，此时可发生关节半脱位。

骨端骨质疏松明显，周围肌肉萎缩变细。关节周围软组织常形成冷性脓肿。若穿破皮肤则形成瘘管，亦可继发化脓性感染，引起骨质增生硬化，则 X 线表现变得不典型。

晚期，肉芽组织增生，病变修复，关节面及破坏边缘变清楚并可出现硬化；骨质疏松但骨纹非常清晰；关节软组织虽仍膨隆，但层次清楚。严重病例，病变愈合后产生关节强直，多为纤维性强直，即关节间隙变窄，但无骨小梁通过关节间隙。

2.CT 表现　早期关节软组织肿胀，关节囊内积液成水样密度，关节囊破坏，韧带附着点轻微骨缺损，边缘不清，周围有少量新生骨形成。晚期关节面骨质呈虫蚀样或囊状破坏，破坏区内可见小死骨。关节间隙不规则狭窄，部分病例出现关节脱位和半脱位。

3.MRI 表现　关节囊肿胀和积液，T1WI 呈低信号，T2WI 呈高信号。骨质破坏呈半圆形、圆形，边界模糊，T1WI 呈低信号，T2WI 和梯度回波呈高信号。

四、分析诊断

（一）诊断要点

有起病缓慢的关节肿胀、疼痛、跛行、肌肉萎缩症状，X 线特点在关节的非持重部位呈鼠咬状骨破坏，不伴有感染，无骨质增生样改变，一般确诊不难。

（二）鉴别诊断

应与下列疾病相鉴别：

1.化脓性关节炎 起病急，症状体征明显且较严重。病变进展快，关节软骨较早破坏而出现关节间隙狭窄，常为匀称性狭窄。骨破坏发生在承重面，骨破坏发生在承重面，骨破坏同时多伴有增生硬化，骨质疏松不明显。最后多形成骨性强直。

2.类风湿关节炎 骨破坏亦从关节边缘开始，骨质疏松明显与结核相似，但类风湿常对称性侵及多个关节，关节间隙变窄出现较早，且匀称性狭窄，然后再侵及骨性关节面。

3.滑膜肉瘤 关节内软组织肿块，引起骨侵蚀和弥漫性破坏，CT 和 MRI 可清楚显示。

4.血友病及其他出血性关节病 早期关节囊密度增高，关节间隙增宽；关节软骨破坏后出现关节间隙变窄，骨性关节面见囊状透亮区，有特殊病史及临床表现。

第三节 骨瘤

【概述】

骨瘤为发生于膜内化骨部位的良性骨肿瘤，以头面部多见，少数发生于四肢称为骨旁骨瘤，偶尔发生于软组织称软组织骨瘤，多发性骨瘤合并肠道息肉者称为Crardner 综合征。

【临床表现】

致密型骨瘤主要由成熟的板层骨构成，疏松型骨瘤由成熟的板层骨和编织骨构成。髓内骨瘤周围不见骨质破坏，而由正常骨小梁包绕。

骨瘤可发生于各个年龄组，其中以 11~30 岁最多，男多于女。骨瘤可在观察期内长期稳定不增大或缓慢增大。较小的骨瘤可无症状，较大者随部位不同可引起相应的压迫症状。

【影像学表现】

1.X 线表现 骨瘤好发于颅骨，其次为颌骨，多见于颅骨外板和鼻旁窦壁。也可见于软骨内成骨的骨，如股骨、胫骨和手足骨等。

（1）颅面骨骨瘤（osteoma in the craniofaeial borle）：一般为单发，少数为多发，可分为二型：①致密型，大多突出于骨表面，表现为半球状、分叶状边缘光滑的高密度影，内部骨结构均匀实密，基底与颅外板或骨皮质相连；②疏松型，较少见，可长得较大。自颅板呈半球状或扁平状向外突出，边缘光滑，密度似板障或呈磨玻璃样改变。起于板障者可见内外板分离，外板向外突出较明显，内板多有增厚。骨瘤突起时其表面的软组织也随之凸起，但不受侵蚀、不增厚。

（2）鼻窦骨瘤（osteoma in the pararlasal sinus）：位于鼻窦的骨瘤多为致密型，有蒂，常呈分叶状突出于鼻窦腔内，并可由一窦向其他窦腔生长。

（3）四肢骨骨瘤：多为致密型，突出于骨表面，基底部与骨皮质外表面相连，肿瘤表面光滑，突出于骨表面，基底部与骨皮质外表面相连，肿瘤表面光滑，邻近软组织除可受推移外无其他改变。

2.CT 表现　CT 所见与 X 线所见相同，发生于颅内板者可观察向颅内生长的情况，发生于鼻窦腔者观察与周围关系优于 X 线。

3.MRI 表现　致密型骨瘤在 T1WI 和 T2WI 上均呈边缘光滑的低信号或无信号影，其信号强度与邻近骨皮质一致，与宿主骨皮质间无间隙。邻近软组织信号正常。

【分析诊断】

（一）诊断要点

儿童期发病，起于鼻窦者可引起头痛及鼻窦炎，发生在颅内板向颅内生长可出现颅内压增高症状。结合 X 线表现可确诊。

（二）鉴别诊断

骨瘤需与以下病变鉴别：

1.骨岛（bone island）　是正常骨松质内的局灶性致密骨块，它是软骨内成骨过程中次级骨小梁未被改建吸收的残留部分。X 线片上表现为位于骨内的致密影，密度类似于骨皮质。边缘清楚但不锐利，常可见有骨小梁与周围正常小梁相连。

2.骨软骨瘤　发生于软骨内成骨的骨骼，多白干骺端或相当于干骺端的部位背离关节面方向向外生长。其基底部由外围骨皮质和中央骨松质构成，二者均与母体骨相对应结构相连续。

3.骨旁骨肉瘤　好发于中年，多见股骨远端后侧。肿块多无软组织成分，一般较大，密度高呈象牙质样，也可呈发髻样致密影，肿块外形可不规则，边缘多不光滑锐利。骨性肿块有包绕骨干的倾向，与骨皮质相连或两者间可有一透亮间隙。有的病例骨皮质和髓腔可受侵犯。

第四节　骨巨细胞瘤

【概述】

骨巨细胞瘤是一种起源于骨松质的溶骨性肿瘤，临床比较常见，属潜在恶性。发病年龄多在 20~40 岁，发病部位可在任何骨骼，以股骨下端，胫骨上端、桡骨下端和肱骨上端最多见。病理特点是成纤维样梭形细胞和散在多核巨细胞为主的结构。多核巨细胞甚多，梭形细胞分化良好者属工级，为良性。多核巨细胞很少，梭形细胞分化较差，有丝分裂像多者属Ⅲ级，为恶性。介于两者之间者为Ⅱ级。

【临床表现】

好发于 20~40 岁的成人，主要症状有疼痛、肿胀和功能障碍。主要体征有压痛，固定肿块，部分肿瘤巨大者有皮肤微热，静脉始终。恶性者，症状出现早，疼痛为剧痛，关节活动明显受限。全身症状有贫血、消瘦、恶病质。

【影像学表现】

1.X 线表现　病变位于骨端，呈偏心性膨胀性溶骨破坏，破坏区内有皂泡样骨嵴。完整的皂泡和完整的骨壳表示肿瘤分化好，约半数的骨巨细胞瘤缺少皂泡样分隔，只表现为单房性溶骨破坏，膨胀，边缘一般无硬化。部分皮质中断，肿瘤轻度突入软组织，提示为生长活跃。肿瘤生长加快，原有皂泡破坏，骨皮质穿破，出现明显的软组织肿块，提示为恶性。

2.CT 表现　可清楚显示骨性包壳，甚至平片上显示不清的在 CT 上也可显示。骨壳内面凹凸不平，肿瘤内并无真正的骨性间隔，说明平片上的分房征象实际上是骨壳内面骨嵴的投影。肿瘤内密度不均，可见低密度的坏死区，有时可见液—液平面。肿瘤与骨松质的交界多清楚，但无骨质增生硬化。对解剖结构较复杂的部位，CT 能很好地显示上述特点；对侵袭性较强的肿瘤，CT 也能显示其相应的特征，对诊断有很大帮助。

3.MRI 表现　MRI 的优势在于显示肿瘤周围的软组织情况，与周围神经、血管的关系，关节软骨下骨质的穿破，关节腔受累，骨髓的侵犯和有无复发等。多数肿瘤在 MRI 图像上边界清楚，周围无低信号环。瘤体的 MRI 信号是非特异性的，在 T1WI 呈均匀的低或中等信号，高信号区则提示亚急性、慢性出血。在 T2WI 信号不均匀，呈混杂信号。增强扫描可不同程度的强化。

4.核医学表现　病变区呈反射状浓集，但它显示的范围较实际瘤体大，不能显示软组织肿块。

【分析诊断】

（一）诊断要点

好发于 20~40 岁的成人，男女比例相近，临床表现为疼痛、肿胀、功能障碍，恶性者易出现恶病质。影像学表现为病灶位于骨端，膨胀明显，病灶内呈皂泡样，恶性者有骨膜三角。

（二）鉴别诊断

1.骨囊肿　多在干骺愈合前发生，位于干骺端而不在骨端。骨囊肿膨胀不如骨巨细胞瘤明显且是沿骨干长轴发展。

2.成软骨细胞瘤　肿瘤多发生于干骺愈合前的骨骺，骨壳较厚且破坏区内可见钙化影。

3.动脉瘤样骨囊肿　发生于长骨者多位于干骺端，常有硬化边。发生于扁骨或不规则骨者与巨细胞瘤鉴别比较困难，前者为含液囊腔，液—液平面较多见，且 CT 可显示囊壁有钙化或骨化影。

第五节　骨折

【概述】

骨折（fracture）是指骨的连续性中断，包括骨小梁和（或）骨皮质的断裂。根据作用力的方式和骨本身的情况，骨折可分为创伤性骨折、疲劳骨折和病理骨折。儿童可以发生骺板骨折。根据骨折整复后是否再易发生移位分为稳定骨折和不稳定骨折。

【临床表现】

1.创伤性骨折　本病都有明确的创伤史。直接暴力或间接暴力作用于骨骼，前者是主要原因。骨折局部肿瘤、变形、患肢缩短、保护性姿势及功能障碍等。活动患肢可听到或触之骨的摩擦音（感）。本病常合并局部软组织撕裂，有时出现相邻脏器或神经损伤。

2.骨骺损伤　骨骺损伤一般采用Salter-Harris分型法，可分为5型。其中Ⅳ型损伤是指从干骺端至骨骺横跨骺板的断裂，其内血肿机化则形成纤维桥。纤维桥可进一步骨化形成骨桥。小的纤维桥或骨桥为一过性的，骺板生长将其逐渐推开，最后可完全恢复。较大的桥则影响发育，年龄越小影响越大，如其位于外侧则可形成外翻畸形，位于中央则干骺端呈杯口形，并伴肢体短缩。

3.疲劳骨折　长期、反复的外力作用于骨，如集中于骨的某一部位，可逐渐发生慢性骨折，到临床诊断时骨痂已形成，称为疲劳骨折（fatigue fracture）或应力骨折（stress fracture）。好发于跖骨和胫腓骨，也见于肋骨、股骨干和股骨颈等处。

长途行军、跑类运动员与舞蹈演员常发生疲劳骨折。骨折起病缓慢，最初仅感局部疼痛，以后逐渐加重，影响功能。体检，局部可摸到固定骨性包块，压痛明显，无异常活动，表面软组织可有轻度肿胀。

4.病理性骨折　由于先已存在骨的病变使其强度下降，即使轻微的外力也可引起骨折，称为病理性骨折（pathological fracture）。骨病变既可以是局限性病变，也可以是全身性病变。前者有肿瘤、肿瘤样病变、炎性病变；后者有骨质疏松、骨质软化和骨发育障碍（如成骨不全）等。

【影像学表现】

（一）创伤性骨折

1.X线表现

（1）骨折类型：平片诊断骨折主要根据骨折线和骨折断端移位或断端成角。骨折线为锐利而透明的骨裂缝。成人的骨折多为骨的完全性中断，称为完全骨折。根据骨折线的形态又可分为横形骨折、斜形骨折和螺旋形骨折等；骨折断裂三块以上者称为粉碎性骨折；椎体骨折常表现为压缩骨折；颅骨骨折表现为塌陷、线形或星芒状骨折；而仅有部分骨皮质、骨小梁断裂时，称为不完全骨折，仅表现为骨皮质的皱折、成角、凹折、裂痕或骨小梁中断；儿童青枝骨折也属于不完全骨折，常见于四肢长骨骨干，表现为骨皮质发生皱折、凹陷或隆起而不见骨折线，似嫩枝折曲后的表现。

（2）移位和成角：骨折断端移位有以下几种情况：①横向移位，为骨折远侧端向侧方向前后方移位；②断端嵌入，多半发生在长骨的干骺端或骨端，为较细的骨干断端嵌入较宽大的干骺端或骨端的骨松质内，应注意和断端重叠区别；③重叠移位，骨折断端发生完全性移位后，因肌肉收缩而导致断端重叠，肢体短缩；④分离移位，骨折断端间距离较大。多为软组织嵌入其间或牵引所致；⑤成角，远侧断端向某一方向倾斜，致使两断段中轴线交叉成角；⑥旋转移位，为远侧断段围绕骨纵轴向内或向外旋转。上述横向移位、纵向移位（分离和重叠）称为对位不良，成角称为对线不良。

（3）骨折的诊断和复查：平片诊断首先要判断有无骨折，熟知正常解剖和先天变异非常重要，骨的滋养血管沟和骺软骨板需与骨折鉴别。确定骨折后要观察骨折移位情况，以骨折近侧断为基准叙述远侧段向何方移位；还要观察骨折断段的成角，长骨两断段成角的尖端所指的方向即为成角的方向，如向前、后、左、右成角等。骨折远侧段中轴线偏离近侧段轴线延长线的角度，是应矫正的角度。

骨折复位后首次复查，应着重注意骨折对位对线情况是否符合要求。以完全复位最理想，若多次整复会影响愈合。所以，只要不影响功能及外观，允许轻度移位存在，在对线正常情况下，对位达 2/3 以上者，即基本符合要求。不同部位要求也不同，主要考虑是否影响功能和外观。

骨折愈合的观察：骨折 1 周内形成的纤维骨痂及骨样骨痂 X 线不显示；2~3 周后，形成骨性骨痂，表现为断端外侧与骨干平行的梭形高密度影，为外骨痂。同时可见骨折线模糊，主要为内骨痂、环形骨痂和腔内骨痂的密度增高所致。如骨折部位无外骨膜或骨膜受损而不能启动骨外膜成骨活动，则仅见骨折线变模糊。骨松质如椎体、骨盆骨等骨折，也仅表现为骨折线变模糊。网织骨被成熟的板层骨所代替，X 线表现为骨痂体积逐渐变小、致密，边缘清楚，骨折线消失和断端间有骨小梁通过。骨折愈合后有一个逐渐塑形的过程，儿童骨折愈合后可看不到骨折的痕迹。

一般在骨折整复后 2~3 周需要平片复查骨折固定的位置和骨痂形成的情况。摄片时多应暂时去除固定物，以免影响对骨折部位的观察。

（4）骨折的并发症和后遗症

1）延迟愈合或不愈合：骨折愈合时间与多种因素有关，所需时间相差较大，容易愈合的部位如锁骨，儿童在 1 周内就可以形成骨痂。骨折已半年以上，骨折断端仍有异常活动，X 线上无骨痂形成，骨折断端的髓腔已被浓密的硬化骨质封闭、变光滑，即为骨不愈合。延迟愈合或不愈合常见于股骨颈、胫骨下 1/3、舟骨、距骨和肱骨干骨折等。

2）创伤后骨质疏松：骨折整复后，因疼痛长期不活动，可引起伤肢失用性骨质疏松，而骨质疏松可以延缓骨折的愈合。

3）畸形愈合：由于整复固定不理想，骨折复位对位对线差，但骨折断端有骨痂形成。

4）骨缺血性坏死：骨折所致供血血管断裂，没有建立侧支循环，则可引起骨的缺血性坏死。常见于股骨颈、距骨、腕舟骨和月骨骨折。

5）创伤性骨关节病：由于骨折致使关节软骨和软骨下骨质受力发生了改变，并进一步破坏关节软骨和软骨下骨质，形成创伤性骨关节病。

6）骨化性肌炎：骨折后周围软组织内的血肿处理不当就可经机化而骨化，X线示软组织钙化影。

7）骨、关节感染：多因开放性骨折的伤口没有处理好，形成骨髓炎，已较少见。

8）神经、血管损伤：骨折常伴随相邻的神经和血管损伤。

2.CT表现　可发现平片上不能发现的隐匿骨折。

对于结构复杂和有骨性重叠部位的骨折，CT经平片能更精确显示骨折移位情况。但当骨折线与CT扫描平面平行时，则可能漏掉骨折，因此不能单凭CT就排除骨折，一定要结合平片。不易观察骨折的整体情况也是其缺点，但三维重建可以全面直观地了解骨折情况。

3.MRI表现　比CT更敏感地发现隐匿骨折、能清晰地显示骨挫伤、软组织及脊髓的损伤。显示有结构重叠部位骨折的关系不如CT。骨折在T1WI上表现为线样低信号影，与骨髓的高信号形成明显的对比，T2WI上为高信号影，代表水肿或肉芽组织；由于骨折断端间出血的时间及肉芽组织形成与演变的不同也可表现为多种信号。

（二）骨骺损伤

1.X线表现　根据骨骺的移位、骺板增宽及临床钙化带变模糊或消失等改变，大多数骨骺损伤可由X线平片做出诊断。但平片不能显示无移位的骨折及二次骨化中心骨化之前遗骺的损伤。

2.CT表现　可用于显示平片上有其他结构重叠的骨折移位情况；如扫描平面与骺板垂直，则CT可比平片更清晰地显示骺板的骨折。

3.MRI表现　显示损伤全貌更精确，主要用于临床高度怀疑而X线平片阴性的病例。而MRI显示骺板的纤维桥和骨桥最佳。它可直接显示骨骺软骨的损伤。T2WI显示骺板较好，骺板表现为高信号，与周围低信号的骨形成明显对比。骺板急性断裂表现为局灶线性低信号影。干骺端及二次骨化中心骨折则在T1WI上为线形低信号影，在T2WI上为高信号影。而骺板纤维桥和骨骺桥表现为横跨骺板连接干骺端和骨骺的低信号区。

（三）疲劳骨折

发病1~2周内X线检查可无所发现，有时仔细观察可见到压痛部位有一骨裂隙，横行而无移位。发病3~4周后，骨折线周围已有梭形骨痂包围。骨折线的特点是横形的，常见于一侧骨皮质，周围有明显不规则硬化，有时需要摄高电压片或CT扫描才能发现骨折线。一般根据病史和X线表现容易诊断，但有时需与恶性骨肿瘤鉴别。

（四）病理性骨折

X 线上除有骨折的征象外还有原有病变的特点。根据全身广泛的骨质病变和轻微创伤史，可以诊断为病理骨折。局部病变大多与单纯骨折容易鉴别，如肿瘤所致的可见骨质破坏征象，但有时仅凭 X 线鉴别困难。CT 发现骨质破坏比 X 线敏感。MRI 显示骨髓的病理改变及骨质破坏最敏感，有助于病理性骨折诊断。

【分析诊断】

1.损伤性骨折均有明显的创伤史，疲劳性骨折及病理性骨折创伤史不明显，但有导致骨折的因素，如过度劳累及轻微创伤。

2.局部疼痛、肿胀、畸形、功能障碍、异常活动及骨擦音。

3.结合上述影像学表现一般都能明确诊断，不需要与其他疾病鉴别。

第六节　退行性骨关节病

【概述】

退行性关节病是以关节软骨及其相关结构退行性病理改变为特点的进展性非炎症性疾病。脊柱的退行性关节病发生于小关节面、颈椎关节、肋椎关节及骶髂关节。

【临床表现】

本病分原发性和继发性两类。原发性者最多见，无明显原因，见于老年人，为随年龄增长关节软骨退行性变的结果。继发性者为任何原因引起的关节软骨破坏。当关节软骨受损后，表面不规则。使其下骨质受力不均匀而破坏及发生反应性硬化。关节软骨的边缘可形成骨赘（osteophyre），原因不清楚，组织学上为成熟骨质，活动期其远端有软骨。

软骨改变主要为水含量减少、表层侵蚀或磨损而引起软骨变薄，严重的可完全被破坏而剥脱。关节液通过关节软骨微小缺损，长久压迫其下方组织可引起关节软骨下囊变。囊变周围是致密纤维组织和反应性新生骨，其内可有黏液。囊变的关节面侧常有裂隙。晚期可见关节内游离体（loose body）。游离体多由软骨退行性变，碎片脱落而来，并可发生钙化及骨化。

临床上原发性者发病缓慢，好发于髋关节、膝关节、指间关节、脊椎等关节。以关节活动不灵便、疼痛为主要症状。

【影像学表现】

1.X 线表现　①显示关节间隙变窄，膝关节受累常首先出现内侧关节间隙变窄，软骨下骨质硬化，骨赘形成。逐步出现关节失稳、畸形、游离体和关节面下囊性变等。临床症状往往不与 X 线表现的严重程度相关；②关节间隙变窄是最常见的早期征象；骨赘开始可表现为关节面边缘变锐利，以后为关节面周缘的骨性突起，呈唇样或鸟嘴样；软骨下反应性硬化为关节软骨下广泛密度增高，在邻关节面区最显著，向骨干侧逐渐减轻；后期软骨下囊变很常见，可以单个或数个并存，表现为圆形、类圆形透光区，边缘清楚，常有窄硬化带；③若是骨赘脱落引起的游离体则保留原有形态。若为软骨钙化、骨化形成的则表现为类圆形高密度环，中央相对透亮区为骨髓组织，多为单个。

2.CT 表现　检查复杂关节时扫描面与关节面垂直显示病变较好，如脊柱、髌骨关节。后期引起滑膜炎关节积液时，CT 比平片敏感，表现为关节囊扩张，内为均匀液体性密度影。

3.MRI 表现　是唯一可以直接清晰显示关节软骨的影像学方法。早期软骨肿胀 T2WI 上为高信号；以后软骨内可出现小囊状缺损、表面糜烂或小溃疡；后期局部纤维化 T2WI 上表现为低信号，软骨变薄甚至剥脱。

【分析诊断】
（一）诊断要点
根据中老年发病，慢性进展，X 线主要表现为关节间隙变窄，关节面骨质增生、硬化并形成骨赘，可有关节游离体。诊断多可明确，但对继发性退行性关节病的病因推断，影像学较困难。

（二）鉴别诊断
本病应与神经营养性关节病、类风湿关节炎、强直眭脊柱炎鉴别。

第七节　痛风性关节炎

【概述】
痛风（gout）是嘌呤代谢紊乱性疾病，以体液、血液中尿酸增加及尿酸盐沉着于各种间叶组织内引起炎性反应为特征。人群患病率为 2‰~2.6‰，随年龄增长而增高。急性痛风性关节炎（acutegouty arthritis）的发病高峰为 40~60 岁，男女之比约为 6：1。

【临床表现】
痛风分原发性和继发性两类：原发性者男性多见，为先天性嘌呤代谢障碍，而致血中尿酸过多；继发性者占 5%~10%，血中尿酸浓度增高可由于细胞核酸大量分解而增多，如白血病、肿瘤化疗。也可因肾功能障碍、药物（如氢氯噻嗪）抑制。肾小管排泄尿酸等原因使其排泄减少。尿酸盐结晶沉积于关节软骨、软骨下骨质、关节周围结构和肾脏，结晶引起局灶坏死，而发生炎症反应，形成肉芽组织。尿酸盐沉积及其周围纤维化即为痛风结节（tophi）。关节病变主要为软骨变性、滑膜增生和边缘陛骨侵蚀，关节强直罕见。

临床上分为三期：①无症状期，仅有高尿酸血症，可持续很长时间，甚至十多年。部分患者可有尿路结石；②急性痛风性关节炎期，起病急骤，多数在睡眠中因关节剧痛而惊醒，早期多侵犯单关节，以第1跖趾关节最为多见（50%~90%），其次为踝、手、腕、膝和肘等关节。一般历时数日至2周症状缓解。间歇期可从数月到数年，以后每年可复发1~2次或数年复发1次，愈来发作愈频繁，受累关节逐渐增多；③慢性痛风性关节炎期，炎症不能完全消退，关节畸形僵硬。

【影像学表现】

1.X线表现 ①痛风发病5~10年内可无任何X表现；②早期表现为关节软组织肿胀，多始于第1跖趾关节。病情发展，骨皮质出现硬化或多处波浪状凹陷或小花边状骨膜反应；③关节周围软组织出现结节状钙化影（痛风结节钙化），并逐渐增多，邻近骨皮质不规则或分叶状侵蚀破坏；④骨性关节面不规则或穿凿状破坏，边缘锐利，周围无硬化，严重的多个破坏区相互融合，呈蜂窝状；⑤关节间隙不变窄为其特征，晚期严重病例才可变窄，甚至纤维性或骨性强直，少数可出现关节半脱位；⑥少数严重溶骨几天破坏伴巨大软组织肿块，类似恶性肿瘤。

2.MRI表现 痛风结节信号多种多样，取决于钙盐的含量，一般T1WI为低信号，T2WI呈均匀高信号到接近均匀的等信号。增强后几乎所有病灶均匀强化，肌膜、韧带、肌肉甚至骨髓也有强化。

3.核医学 急性期受累关节放射性增加，但特异性不强，痛风沉淀部位放射性浓集。

【分析诊断】

（一）诊断要点

1.急性痛风性关节炎的发病高峰为40~60岁，男女之比约为6:1。

2.关节反复突然发作的炎症症状，局部呈红、肿、热、疼痛和剧烈压痛。伴有体温升高。

3.白细胞增多和血沉加快。血清和体液中尿酸含量增高，而尿中尿酸排泄减少。

4.结合上述影像学表现，一般可明确诊断。

（二）鉴别诊断

本病应与类风湿关节炎相鉴别。类风湿关节炎以女性发病和累及手部多见，伴有关节周围骨质疏松，血清类风湿因子阳性，而血尿酸正常。

第八节 软骨发育不全

【概述】

软骨发育不全（achondroplasia）是最常见的非致死性骨软骨发育异常，为常染色体显性遗传，但有75%~80%为新的突变所致。已确定此病为成纤维细胞生长因子受体-3 基因突变，基因位于 4p16.3。本病特点为对称性四肢短小，尤以肱骨和股骨为著，属肢短型侏儒。

【临床表现】

本病的病理为软骨内化骨不能正常进行，生长板内软骨细胞增生受限，因而影响了骨长轴的增长，而膜内化骨正常，骨皮质、髓腔及骨的横径生长仍正常。颅底骨的生长也受阻。

本病发生后即见躯体不成比例，以长管状骨对称性变短为明显，尤以近侧节段（股骨和肱骨）为显著。各手指粗短，几乎等长，第 3 指和第 4 指自然分开，即"三叉手"畸形。头颅为短头型，颅大面小，塌鼻，下颌突出。腹膨隆、臀翘。智力和性发育正常。

【影像学表现】

X 线表现：颅底短，颅盖相对较大。肱骨和股骨对称性短粗且弯曲，骨皮质增厚，肌肉附着的结节部常明显增大。骺板光滑或轻度不规则，并有散在点状致密影。干骺端增宽，向两侧张开，而中央凹陷呈"杯口"状或"V"形，骨骺陷入其中，尤以膝关节为显著。骨骺二次骨化中心出现延迟、发育小，常提前与干骺愈合。尺骨较桡骨短，近侧端增宽，远端变细，其近端通常有一向上的突起。手足短管状骨粗短，诸手指近于等长。

椎体较小，后缘轻度凹陷，骨性终板不规则。椎弓根间距从第 1 腰椎到第 5 腰椎逐渐变小，与正常者不同。骨盆狭小，髂骨呈方形，坐骨大切迹小、深凹呈鱼口状。髋臼上缘变宽呈水平状。

【分析诊断】

（一）诊断要点

1.手指粗短，第 3 指和第四指自然分开，即"三叉手"畸形。

2.头颅为短头型，颅大面小，塌鼻，下颌突出。腹膨隆、臀翘。智力和性发育正常。

3.结合上述 X 线表现，一般可明确诊断。

（二）鉴别诊断

本病应与黏多糖病鉴别，后者下胸和上腰椎椎体前缘呈鸟嘴样变尖或弹头样突出。肋骨如飘带状或船桨样改变。椎弓根间距无倒置。

（贾联防）

第八章　头颈部疾病的影像学诊断

第一节　眼眶

一、炎性假瘤

【概述】

眼眶非特异性炎症又称炎性假瘤，其表现多种多样，可表现为眼肌肥厚，眼睑、眼球表面肿胀，泪腺炎，眼环和视神经炎性浸润等，其病理表现主要为眶内弥漫性淋巴细胞、浆细胞浸润，纤维结缔组织增生、血管增生常伴有管壁变性等改变，在眶内形成肉芽肿或纤维瘢痕。

【影像学表现】

X线正位片常可显示病变侧眼眶不同程度地扩大，骨性眶壁可显示轻度吸收变薄。CT扫描可显示病变累及的范围。具体表现为：①眼肌不规则增大、增粗，边缘模糊。②急性期还可清晰地显示眼睑皮下软组织肿胀；③眼球可有不同程度的突出；④CT强化扫描可显示病变的眼肌呈明显强化。

【诊断要点、鉴别诊断及检查方法的比较】

1.诊断要点

①眼球突出；②眶内肿块；③眼肌肿胀；④边缘模糊。

2.鉴别诊断

常与眶内海绵状血管瘤、脑膜瘤等相鉴别。根据其各自CT强化特点比较容易鉴别。

3.检查方法

比较CT是眶内炎性假瘤的一种较为可靠的检查方法。常规X线只能显示眼眶扩大等一些间接征象，不能直接诊断炎性假瘤。

二、血管瘤

【概述】

眶内血管瘤是眶内常见的良性肿瘤，其实际是一种先天性血管发育畸形，病理上分为多种类型，常见的有毛细血管瘤、海绵状血管瘤、淋巴管瘤等。眶内血管瘤和其他眶内肿瘤一样，临床上常表现突眼，在低头时突眼可加重。

【影像学表现】

1.X 线表现

可显示眼眶普遍性增大，当肿瘤伴有钙化时，平片可见眶内不规则的高密度钙化灶。

2.CT 表现

CT 轴位扫描不同类型其表现不尽相同，毛细血管型血管瘤常表现为眶内不规则的条带状软组织肿块，无明显包膜；海绵状血管瘤常表现为肌内梭形、边缘规则的软组织肿块。静脉型血管瘤常表现为肌内不规则的分叶型软组织肿块，其内常伴有高密度静脉石。不同类型的血管瘤常伴有不同程度的眼球突出。CT 强化扫描不同类型的血管瘤均呈明显强化，延迟扫描可见病灶密度较动脉期明显增高。

3.B 超表现

超声图（USG）眶内血管瘤常表现为眶内圆形或椭圆形实性回声区，边缘清楚，内部回声光点稀疏，内部透声较差，可见后界面。当用探头压迫眼球时表现为肿瘤的前后径减小且内回声光点更为密集。

【诊断要点、鉴别诊断及检查方法的比较】

1.诊断要点

①眼球突出；②眶内肿块；③常伴有高密度静脉石；④CT 强化，尤其是延迟扫描病灶明显强化。

2.鉴别诊断

常与眶内炎性假瘤、脑膜瘤等相鉴别。

3.检查方法

比较 CT 和 B 超为眶内血管瘤一种较为可靠的检查方法。常规 X 线只能显示眼眶扩大等一些间接征象，不能直接诊断。

三、视网膜母细胞瘤

【概述】

视网膜母细胞瘤是儿童常见的恶性肿瘤，常单侧发病，为常染色体显性遗传性疾病。其常发生于视网膜核心层，多中心性起源，迅速生长并向邻近组织浸润，因为肿瘤生长快于其血供，可以出现细胞坏死和 DNA 释放，有形成钙复合物的倾向。临床上常表现为瞳孔区有黄光或白光反射，斜视，眼球红痛，突眼等。肿瘤细胞常围绕血管生长，形成假菊花形，距离血管较远的肿瘤常因缺血坏死发生钙化，病理上肿瘤发生钙化率可高达 80%~90%。

【影像学表现】

1.X 线表现

X线平片常可见眼球的钙化，肿块较大时，可显示患侧眼眶不同程度地扩大及突出眶外的软组织肿块。

2.CT表现

CT平扫肿瘤表现为眼环不规则增厚，眼球内密度增高，其内可见不规则的高密度钙化。有时病变可累及整个眼球并向眶内外扩展，显示眶内外软组织肿块。CT强化扫描可显示病变呈不均质强化。

3.B超表现

B超表现为眼球后部玻璃体暗区内可见不规则实性非均质性回声区，表面凹凸不平，其内常见点片状强回声，其后方有时伴有声影。

【诊断要点、鉴别诊断及检查方法的比较】

1.诊断要点

①婴幼儿（常见于3岁以下）；

②一般单眼发病；

③CT扫描眼环不规则增厚，其内常见高密度钙化。

2.鉴别诊断

本病常与视网膜脱离（视网膜剥离）、视网膜发育不良相鉴别，根据其发病年龄和典型的CT表现一般不难鉴别。

3.检查方法

比较CT和B超为眶内血管瘤一种较为可靠的检查方法。常规X线只能显示眼环的钙化，不能直接诊断。

四、外伤

【概述】

眼部外伤是日常生活常见的外伤，常包括眼眶外伤及眼球外伤。眼眶外伤常表现骨性眶壁包括视神经管的骨折及眶周软组织的挫伤等，多数情况下可通过X线、CT等检查设备进行诊断。眼球外伤包括眼球内异物、眼球破裂等，一般可通过CT、MRI及B超对其进行诊断。

【影像学表现】

1.X线表现

可以显示眶壁的骨折线及眶内异物，尤其是高密度异物。

2.CT表现

CT扫描不但可以显示眼眶骨折，而且还可显示眶内有无异物、出血等并发症，同时还可以清晰地显示眼球的情况，为临床治疗提供可靠的依据。具体表现为：CT轴位图像可直接显示眶骨或视神经管的骨折线以及凹陷性骨折或游离骨片与周围组织结构的关系，螺旋CT能通过其高档的后处理软件进行二维或三维重建，立体直观地显示骨折及骨折与周围组织结构的关系。伴有并发症时CT常表现为：①因异物的密度不同其 CT 可分为高、低等不同表现，一般轴位图像可显示异物的位置，螺旋 CT 还可通过不同的重建图像立体、直观地显示异物；②眶内或球内出血常表现为眶内或球内略高密度灶，形态欠规整；③眶内或球内积气常表现为眶内或球内气体密度灶。

【诊断要点、鉴别诊断及检查方法的比较】

1.诊断要点

①头面部外伤病史，常伴有眼球形态或视力的改变；

②眶内或球内异常密度灶；

③CT 扫描可见不规则的骨折线。

2.鉴别诊断

眶内血肿常与眶内肿瘤相鉴别，根据其典型的临床病史，一般不难鉴别。

3.检查方法比较

CT 检查尤其是 CT 高分辨率扫描为眼外伤一种较为可靠的检查方法。常规 X 线只能显示眶骨的骨折和眶内或球内高密度异物，不能显示血肿等等、低密度灶。

五、视网膜脱离

【概述】

视网膜脱离分为原发性和继发性，其病理基础为视网膜的色素上皮层与神经上皮层分离。原发性视网膜脱离常因视网膜出现裂孔，变性液化的玻璃体液经裂孔进入视网膜层，导致视网膜上皮层与神经层分离。继发性视网膜脱离常因肿瘤、炎症或外伤等不同原因引起视网膜上皮层与神经层分离。

【影像学表现】

1.CT 表现

视网膜脱离 CT 常表现为局限性或广泛视网膜增厚，有时可见视网膜下积液。CT 增强扫描可见增厚的视网膜无强化。

2.B 超表现

B 超表现为在玻璃体暗区内可见膜状断面的强回声光带，光带与球壁平行，光带后方可见无回声区，为视网膜下积液。

【诊断要点、鉴别诊断及检查方法的比较】

1.诊断要点

①常有炎症或肿瘤病史；②CT 扫描眼环不规则增厚，不伴有钙化，CT 强化扫描增厚的眼环无强化。

2.鉴别诊断

常与视网膜母细胞瘤、视网膜发育不良等相鉴别，一般视网膜脱离为视网膜肿瘤的常见并发症。

3.检查方法

比较 CT 和 B 超为视网膜脱离一种较为可靠的检查方法。常规 X 线不能直接诊断。

第二节 耳

一、中耳炎

【概述】

中耳乳突炎分为急性中耳乳突炎和慢性中耳乳突炎，慢性中耳乳突炎常伴有胆脂瘤形成。急性化脓性中耳乳突炎为中耳黏膜的化脓性感染，多由上呼吸道感染引起，临床上常表现为发热、耳痛、外耳道流脓等。慢性中耳乳突炎常为中耳黏膜、骨膜的慢性感染，常为急性化脓性中耳乳突炎治疗不彻底引起。

【影像学表现】

1.X 线表现

常规 X 线在汤氏位或颅底位上常表现为骨室和乳突密度增高，气体消失，有时其内可见气液平。

2.CT 表现

急性化脓性中耳乳突炎 CT 扫描轴位图像 表现为：乳突气房内密度增高，较大的气房内有时可见气液平，鼓室黏膜增厚。部分患者鼓室可表现为小脓肿形成。慢性中耳乳突炎 CT 扫描 不但可以发现病变，还可观察中耳及内耳结构的情况。CT 扫描轴位图像常表现为：

①乳突气房内密度增高，乳突软组织肿块并大面积骨质破坏，外耳道和鼓室内可见软组织密度影，鼓室黏膜增厚；

②常伴有鼓窦、听小骨及周围骨质的破坏，部分患者伴有胆脂瘤形成。

胆脂瘤 CT 轴位扫描常表现为：

①乳突或鼓室、鼓窦内不规则的软组织肿块，周围骨质吸收破坏。

②CT 强化扫描可显示病变有不规则的强化。

【诊断要点、鉴别诊断及检查方法的比较】

1.诊断要点

①有耳部流脓病史；

②乳突小房消失；

③CT 扫描中耳及乳突小房内黏膜不规则增厚，常见肉芽肿形成，可伴有听小骨的破坏。

2.鉴别诊断

常与肿瘤相鉴别，肿瘤常表现为颞骨不规则的骨质破坏伴有软组织肿块形成。

3.检查方法比较

X 线和 CT 均能诊断中耳乳突炎，但 X 线不能显示细微结构的改变。

二、外伤

【概述】

耳部外伤常因头部外伤引起，常表现为颞骨骨折，临床表现为外耳道出血、脑脊液耳漏、面瘫、耳聋等。

【影像学表现】

1.X 线表现

常可显示颞骨的骨折线和中耳及乳突小房内积血。

2.CT 表现

①CT 轴位扫描可直接显示骨折线；

②螺旋 CT 可通过其 MPR 重建，从不同的层面和角度清晰地显示颞骨的横向骨折及各种复杂的颞骨骨折，包括听小骨的骨折及听骨链的错位

③CT 扫描还可显示外耳道及乳突的积血及积液，表现为乳突下房透亮度减低或出现气液平。

【诊断要点、鉴别诊断及检查方法的比较】

1.诊断要点

①有耳部外伤病史，常有外伤后外耳道流血史；

②乳突小房消失；

③CT 扫描可见颞骨骨折线和中耳及乳突小房内积血，可伴有听骨链的脱位等。

2.鉴别诊断

常与发育异常相鉴别。

3.检查方法

比较 CT 扫描尤其是高分辨率扫描能清晰地显示颞骨骨折及其并发症，并能显示细微结构的改变，如面神经管的骨折等。

第三节　鼻和鼻窦

一、鼻窦炎

【概述】

鼻窦炎为鼻旁窦（副鼻窦）常见的感染性疾病，可单鼻窦或多鼻窦发病。严重的鼻窦炎可通过 X 线平片诊断，但其常不能显示组织结构及病灶的密度及鼻窦周围组织结构的关系。

【影像学表现】

1.X 线表现

常规 X 线片可显示窦腔内密度增高影，有时可显示窦腔内气液平。

2.CT 表现

CT 扫描可观察鼻窦炎的直接征象，显示鼻窦内的病变。具体表现为：

①慢性鼻窦炎 CT 轴位图像可显示病变的鼻窦黏膜增厚或其内充满液性密度灶，急性鼻窦炎一般表现为病变的窦腔内出现气液平，少部分慢性鼻窦炎亦可出现此种表现；

②CT 强化扫描可显示增厚的黏膜明显强化，窦腔内的液性灶无明显强化；

③慢性鼻窦炎由于病程较长，可表现为窦腔扩大或骨性窦壁增厚，部分病例可并发鼻窦囊肿或炎性息肉等。

【诊断要点、鉴别诊断及检查方法的比较】

1.诊断要点

①鼻息肉史；

②鼻窦内密度增高；

③CT 扫描可见窦腔黏膜增厚，部分病例窦腔内可见气液平，一般不伴有骨壁的破坏。

2.鉴别诊断

常与鼻窦肿瘤相鉴别，后者窦腔内为软组织密度灶，一般伴有明显的骨性窦壁的破坏。

3.检查方法　比较常规 X 线和 CT 检查一般能显示窦腔内的病变，对该病做出正确的诊断。

二、鼻窦囊肿

【概述】

分为黏液性囊肿和黏膜下囊肿。黏液性囊肿一般是由于不同原因引起的鼻旁窦口堵塞，导致大量黏液潴留在窦腔内，黏液性囊肿66%发生在额窦，25%发生在筛窦，10%发生在上颌窦，累及蝶窦最少见。黏膜下囊肿是一种潴留性囊肿，一般是由于窦腔黏液腺分泌梗阻而形成的，上颌窦内多见。

【影像学表现】

1.X 线表现

黏液性囊肿 X 线常表现为额窦或筛窦窦腔扩大，窦腔内气体密度影消失，有时可见窦腔呈气球样变，骨性窦壁变薄。黏膜下囊肿常表现为窦腔内可见圆形或类圆形的实变区，边缘光滑。

2.CT 表现

黏液性囊肿 CT 表现为：

CT 平扫病变窦腔内充满低密度肿块，密度可为液性，亦可由于其内含蛋白较高而使其 CT 值略高；

CT 强化扫描可见窦腔内低密度灶无明显强化，部分病例囊壁可有强化；

由于囊性肿块张力较大，常导致窦腔骨壁吸收变薄。黏膜下囊肿好发于上颌窦底部，具体表现为：

窦腔内单个或多个边缘清晰的液性密度灶，密度一般均质②CT 强化扫描病变一般无强化；

③常伴有窦腔内炎症，表现为窦腔黏膜增厚。

【诊断要点、鉴别诊断及检查方法的比较】

1.诊断要点

①窦腔内圆形或椭圆形边缘光滑的密度增高影；

②一般不伴有骨壁的破坏。

2.鉴别诊断

常与鼻窦炎、鼻窦肿瘤等相鉴别，根据其典型的表现一般不难鉴别。

3.检查方法比较常规 X 线和 CT 检查一般能显示窦腔内的病变，对该病做出正确的诊断。

三、鼻旁窦恶性肿瘤

【概述】

鼻旁窦的恶性肿瘤以鼻旁窦癌（副鼻窦癌）常见，上颌窦癌最常见，其他恶性肿瘤如恶性纤维组织细胞瘤、软骨肉瘤等比较少见。上颌窦癌主要包括鳞状细胞癌和涎腺上皮癌，其中鳞状细胞癌多见。

【影像学表现】

1.X 线表现

X 线华特位上常表现为病变鼻旁窦的透光区消失、软组织肿块形成和骨性窦壁不规则吸收破坏。

2.CT 表现

CT 扫描可清晰地显示病变及其与周围组织结构的关系。CT 平扫表现为窦腔不规则扩大，窦腔内可见不规则的软组织肿块，形态欠规整，密度欠均质，骨性窦壁不规则的破坏。早期病变较小时应注意与上颌窦炎症的鉴别，前者一般肿块不规则，密度较均，后者形态较规则。CT 强化扫描表现为肿块明显不均质强化，其内有不规则的无强化坏死区。晚期病变常突破窦壁向周围组织侵犯，可伴有颈部淋巴结或远处组织脏器转移，表现为被转移脏器单发或多发大小不一的软组织密度灶。

【诊断要点、鉴别诊断及检查方法的比较】

1.诊断要点

①窦腔内密度增高影；

②软组织肿块和不规则的窦壁骨质破坏。

2.鉴别诊断

常与鼻窦炎、鼻窦囊肿等相鉴别，根据其典型的表现一般不难鉴别，鼻旁窦癌常表现为不规则的软组织肿块伴有不同程度骨性窦壁的破坏。

3.检查方法

比较常规 X 线和 CT 检查一般均能显示窦腔内的病变，对该病做出正确的诊断，但 X 线检查对病变的大小和范围的显示作用有限。

第四节　咽

一、咽部脓肿

【概述】

咽部脓肿常发生于咽后及咽旁，病人有发热、咽喉部疼痛等临床症状，常为细菌感染所致。

【影像学表现】

1.X 线表现

X 线检查一般无明显的阳性发现。

2.CT 表现

CT 平扫轴位图像可显示咽部脓肿，常可见咽后或咽旁单发或多发软组织肿块，密度欠均匀，其内见更低密度的液性密度灶，边缘欠清。CT 强化扫描图像可清晰地显示明显的环状强化，边缘欠清 。

【诊断要点、鉴别诊断及检查方法的比较】

1.诊断要点

①常有咽部肿痛和发热病史；

②CT 平扫单侧或双侧咽旁囊实性肿块，强化扫描病变呈环状强化。

2.鉴别诊断

常与咽旁肿瘤相鉴别，后者一般为软组织肿块，咽旁脂肪间隙消失。

3.检查方法比较

X 线和 B 超一般不能对该病做出正确诊断，CT 为本病的首选检查方法。

二、鼻

咽癌

【概述】

鼻咽癌常以鳞状上皮癌多见，腺癌或囊腺癌少见。早期临床上常因肿瘤累及咽鼓管口以急性中耳炎为首发症状，还可表现为鼻阻、鼻出血、张口困难等。

【影像学表现】

1.X线表现　常能显示颅底骨质的破坏，很难直接显示病变。

2.CT表现　CT平扫轴位图像常可显示鼻咽部软组织肿块（常以侧壁多见），肿块密度较均，形态欠规则，边缘欠清，早期咽旁间隙存在，但肿块常挤压咽鼓管造成同侧咽鼓管狭窄；中、晚期较典型的表现是咽旁脂肪间隙消失，常伴有颅底骨质破坏及颈部淋巴结转移。CT强化扫描图像可清晰地显示肿块呈不均质强化，并可显示呈中等强化的颈部淋巴结

【诊断要点、鉴别诊断及检查方法的比较】

1.诊断要点

①咽旁软组织肿块；②CT强化病变呈不均质强化；③咽旁脂肪间隙消失，常伴有颅底骨质破坏和颈部淋巴结转移。

2.鉴别诊断

常与咽旁脓肿、咽旁纤维血管瘤等相鉴别，根据其各自的典型特点一般不难鉴别。

3.检查方法

比较CT检查一般能对该病做出正确的诊断。X线检查不能显示病变本身，有时能显示颅底骨质破坏等征象。

第七节　喉喉癌

【概述】

喉癌大多数为鳞状上皮癌，腺癌很少见。喉癌的好发部位依次为声门区、声门上区和梨状窝，声门下区最少见。以其发病部位可分为声门区癌、声门上区癌、声门下区癌、梨状窝癌等。

【影像学表现】

1.X线检查

常能显示颅底骨质的破坏，很难直接显示病变。

2.CT表现

CT平扫轴位图像喉癌常表现为喉腔内不规则的软组织肿块，其中声门癌常表现为声带不规则增厚，声门上区癌常表现为发生于会厌或会厌皱襞的菜花样肿块，常侵及喉腔和梨状窝，肿块密度欠均，边缘欠清，晚期病人肿块常向周围组织侵犯，伴有周围骨质（如甲状软骨）的破坏及颈部淋巴结的转移。CT强化扫描肿块呈不均质强化，其内可有不规则无强化低密度坏死区。部分患者可在持续发音时进行CT

扫描以观察声带的动度，尤其是对声门癌，此方法有利于对声门癌的诊断，声门癌常表现为声带动度差，呈固定状。

【诊断要点、鉴别诊断及检查方法的比较】

1.诊断要点

①喉腔软组织肿块；②CT强化病变呈不均质强化；③常伴有颅底骨质破坏和颈部淋巴结转移。

2.鉴别诊断

常与喉腔息肉等相鉴别，根据其各自的典型特点一般不难鉴别。

3.检查方法

比较CT检查为该病的首选检查方法；X线检查只能显示颅底骨质破坏等征象；B超检查一般不能显示该病。

第七节　口腔颌面

一、造釉细胞瘤

【概述】

造釉细胞瘤为常见的牙源性良性肿瘤，主要来源于残余的牙板、造釉器，好发于青壮年，80%发生于下颌骨，肿瘤常呈侵蚀性生长。临床上常表现为肿瘤局部隆起、疼痛等。按影像学表现常分为多囊型、单囊型及局部恶性征型四型，以多囊型多见。早期可无明显的症状，肿瘤长大后颌骨骨质受压变薄，扣之有乒乓球感。

【影像学表现】

1.X线表现

多囊型X线常表现为颌骨内大小不一，成群排列，有时呈蜂窝状或肥皂泡状，多囊的囊隔可以是高密度的骨嵴，亦可是密度较低的纤维条隔，局部骨质可有硬化表现。单囊型常表现为下颌骨局限性膨隆，可伴有局部骨质破坏，肿瘤内可含有或无牙齿，肿瘤边缘骨质常见增生硬化，牙根呈锯齿状改变，边缘可有分叶，有切迹。局部恶性征型X线主要表现为颌骨不规则的骨质破坏，颌骨轮廓消失，周围软组织肿胀。

2.CT表现

CT轴位图像常表现为病变区域（常见于下颌骨内）囊性肿块，其内无钙化，常呈多房型，病变局部骨质呈膨胀性改变，囊实性肿块周围可见骨壳样改变。CT强化扫描囊性部分无明显强化，实性部分呈不均质强化。

【诊断要点、鉴别诊断及检查方法的比较】

1.诊断要点

①多囊性软组织肿块，一般边缘欠清；

②常伴有周围骨质的吸收破坏。

2.鉴别诊断

本病常与牙源性角化囊肿、根侧囊肿和牙源性黏液瘤等相鉴别，根据其各自的典型特点一般不难鉴别。

3.检查方法

比较X线和CT检查一般能对该病做出正确的诊断。

二、腮腺肿瘤

【概述】

腮腺肿瘤占全部唾液腺肿瘤的70%~80%，80%的腮腺肿瘤为良性肿瘤。腮腺肿瘤常无明显的临床症状，常在查体中发现，无论是良、恶性腮腺肿瘤手术切除效果均较好，其20年生存率较高。腮腺混合瘤一般临床表现为无痛性肿块。

【影像学表现】

1.X线表现　X线检查一般很难发现木病。

2.CT表现　腮腺肿瘤常以腮腺混合瘤多见。CT轴位图像常表现为腮腺区内边缘清、大小不一的软组织密度灶，密度欠均质，周围脂肪间隙清。CT强化扫描可见病灶呈不均质强化。

3.B超表现　B超上多呈一个或多个类圆形、不规则形或分叶状肿瘤，多数肿瘤呈实质性低回声，分布欠均匀。

【诊断要点、鉴别诊断及检查方法的比较】

1.诊断要点

①腮腺区无痛性软组织肿块，一般边缘清；②CT扫描可见较小的肿块密度均质，较大的肿块一般密度欠均，CT强化呈不均质强化。

2.鉴别诊断

常与沃辛瘤、神经鞘瘤等相鉴别。

3.检查方法

比较CT和B超检查一般能对该病做出正确的诊断，X线很难诊断本病。

第八节　颈

一、结节性甲状腺肿

【概述】

结节性甲状腺肿常表现为甲状腺结节样肿大，临床上常表现为甲状腺功能亢进，主要症状有甲状腺肿大、心动过速及体重减轻等，当甲状腺体积增大压迫周围组织时常可伴有呼吸困难、上腔静脉综合征等。

【影像学表现】

1.X 线表现

X 线有时只能显示肿瘤内的钙化，不能直接显示肿瘤本身。

2.CT 表现

CT 平扫可见甲状腺体积增大，其内可见多个大小不一的低密度结节灶，病变边缘清，密度欠均。常可见周围气管、血管受压移位。CT 强化扫描常可见正常甲状腺明显均质强化，低密度结节呈不均质强化。

3.B 超表现

B 超表现为双侧甲状腺多发圆形或椭圆形，内部呈实质性等、低、强回声或混合性囊实性回声，境界欠清晰，周围甲状腺组织粗糙，有纤维光带。

【诊断要点、鉴别诊断及检查方法的比较】

1.诊断要点

①双侧甲状腺多发结节，一般边缘清；②CT 强化呈不均质强化，一般无钙化。

2.鉴别诊断

常与甲状腺瘤、甲状腺癌等相鉴别。

3.检查方法

比较 CT 和 B 超检查一般能对该病做出正确的诊断。

二、甲状腺肿瘤

【概述】

常见的甲状腺肿瘤有甲状腺腺瘤、甲状腺癌等。两者常在查体中发现。当肿瘤较大时可压迫周围组织产生呼吸困难、上腔静脉综合征等临床症状。过去临床常用核医学对甲状腺结节进行检查，评价结节的生物学活性。随着 CT 设备的出现和不断完善，其不但能发现甲状腺内的结节灶，同时可清晰地显示病灶与周围组织结构的关系，并能对甲状腺癌的患者进行分期。

【影像学表现】

1.X 线表现

X 线有时只能显示肿瘤内的钙化，不能直接显示肿瘤本身。

2.CT 表现

甲状腺瘤 CT 平扫可见甲状腺体积增大，其内可见单个或多个边缘清的圆形或类圆形低密度结节灶，其密度欠均，一般无钙化。CT 强化扫描病变呈轻、中度不均质强化，其内可见不规则低密度无强化坏死区。

3.B 超表现

B 超表现为圆形或椭圆形内部回声呈实质性等、低、强回声或混合性囊实性回声的结节灶，边缘清晰。

【诊断要点、鉴别诊断及检查方法的比较】

1.诊断要点

①甲状腺内一般为单发结节，边缘清；

②CT 强化呈不均质强化，一般无钙化。

2.鉴别诊断

常与结节性甲状腺肿、甲状腺癌等相鉴别，根据病灶的数量及有无钙化、包膜等一般较易鉴别。

3.检查方法

比较 CT 和 B 超检查一般能对该病做出正确的诊断。

三、甲状腺癌

【概述】

以其病理类型可分为乳头状、滤泡状、髓样癌、巨细胞和许特耳细胞五种类型，其中以甲状腺乳头状癌最多见，其预后较好，其他类型癌预后较差。

【影像学表现】

1.X 线表现　X 线有时只能显示肿瘤内的钙化，不能直接显示肿瘤本身。

2.CT 表现

甲状腺癌 CT 平扫可见甲状腺体积增大，其内可见圆形或类圆形低密度结节灶，其密度欠均，边缘欠清，其内常可见钙化。CT 强化扫描病变呈不均质强化，其内可见不规则低密度无强化坏死区。颈部常见不规则的肿大淋巴结。

3.B 超检查

B 超表现为甲状腺癌多呈圆形或椭圆形结节灶，内部回声呈实质性等、低、强回声，边界不清，周围常可见纤维光带。

【诊断要点、鉴别诊断及检查方法的比较】

1.诊断要点

①甲状腺内一般为单发混杂密度灶，边缘欠清、密度欠均，其内常见高密度钙化。

②CT 强化呈不均质强化。

2.鉴别诊断

常与结节性甲状腺肿、甲状腺腺瘤等相鉴别。

3.检查方法

比较 CT 和 USG 检查一般能对该病做出正确的诊断。

（贾联防 刘雪荣 宋丹 刘成彬 马庆 陈琪）

第九章 口腔科常见疾病治疗

第一节 颞下颌关节紊乱综合征

颞下颌关节紊乱综合征包括多种疾病状态，是一组疾病的总称，其发病因素不清。关节内微小创伤与精神心理因素为本病的两个主要致病因素。此外，本病的发生、发展与免疫学因素、两侧关节发育不对称和关节囊薄弱等解剖学因素、偏侧咀嚼习惯、夜磨牙、紧咬牙及其他口腔不良习惯有关。本病主要症状包括开闭口运动与咀嚼时关节区和（或）关节周围肌群疼痛、关节运动障碍、关节内弹响或杂音，并可伴有不同程度的头痛。本节将介绍颞下颌关节紊乱综合征主要不同类型病变的诊断与治疗方法。

一、翼外肌功能亢进

本病主要是由于翼外肌功能亢进下颌运动过度，以至在最大开口位时，翼外肌下头继续收缩，把髁突连同关节盘过度地强拉过关节结节，造成关节弹响及开口型异常。

诊断

1.开口度过大与最大开口位关节弹响，常呈关节半脱位状态。

2.弹响发生于一侧关节时，开口型在开口末期偏向健侧；两侧关节均有弹响时，开口型不发生偏斜或偏向翼外肌收缩力较弱的一侧。

3.一般无关节区与相关肌肉的疼痛症状及扪压痛。

治疗要点

1.治疗原则主要为调整翼外肌功能。

2.具体治疗方法可用 0.5% 或 1% 普鲁卡因做翼外肌封闭，每日 1 次，5~7 次为一疗程。可根据开口度减小的程度与关节弹响的变化情况调整每次封闭的药量和间隔时间。如用 5 ml 封闭后，开口度变得过小，则可酌情减量或隔日封闭；如 5 ml 封闭后开口度未减小、弹响无减弱或消失，则可加大药量至 7~8 ml，甚至可每日封闭 2 次；如封闭后出现疼痛，则应改用 2% 普鲁卡因封闭，或待疼痛消除后再继续封闭，否则由于针刺创伤与疼痛可致翼外肌痉挛。

二、翼外肌痉挛

本病主要是由于翼外肌发生痉挛，引起关节区疼痛及开口受限。

诊断

1.关节区或关节周围开口与咀嚼痛，一般无自发痛。

2.开口受限，检查时可见开口中度受限，开口型偏向患侧，被动开口度大于自然开口度。

3.一般无关节弹响，但髁突动度明显减小。

4.翼外肌激惹试验检查阳性，即患者下颌在受阻状态下继续前伸时，出现耳前区深部疼痛。

5.患者可以出现急性关系紊乱。

治疗要点

翼外肌痉挛治疗主要为解除肌肉痉挛。

1.局部理疗，如红外线照射加钙离子导入或其他温热疗法。

2.中药局部热敷。

3.2%普鲁卡因 2~3 ml 行翼外肌封闭，每日 1 次或隔日 1 次。

4.局部冷疗，可用氯乙烷喷雾或将冰块直接置于疼痛部位行冷敷，以缓解肌肉痉挛。

三、滑膜炎

滑膜炎多由关节外伤或关节内微小创伤引起。

诊断

1.关节区开口与咀嚼痛，一般无自发痛。

2.开口受限检查时可见开口中度受限，开口型偏向患侧。

3.关节外侧和（或）髁状突后方有明显压痛，但无红肿。

4.患侧咬颌时，关节疼痛加重。

5.如炎症引起关节腔内渗出而有积液时，可致髁状突前下移位，患侧后牙失去正常接触。

治疗要点

1.理疗局部冷敷和（或）辅以中药热敷。

2.药物治疗可口服抗炎镇痛药，如吲哚美辛，每次 25 mg，每日 3 次；也可口服布洛芬（芬必得），每次 300 mg，每日 2 次。

3.局部封闭如经上述治疗无效，可用甲泼尼龙 0.5~0.8 ml，加入 2%普鲁卡因 0.5~1 ml，关节腔封闭；一般封闭一次即可，不宜过多重复使用。

4.注意保护自身关节软食并限制下颌运动在无痛范围内 2~3 周，以利关节炎性滑膜组织的恢复。

5.拾板治疗。

四、可复性关节盘前移位

本病是由于关节盘向前移位，在开口运动时，髁突横嵴撞击关节盘后带后缘，同时关节盘向后反跳，同时恢复正常的髁突一关节盘结构关系，在此极短过程中发生开口初期弹响。

诊断

1.关节弹响，弹响多发生于开口初期和闭口末期。随着关节盘移位程度的加重，弹响也可见于开口中期与末期。

2.开口型异常。

3.一般无疼痛。但当伴发翼外肌痉挛与滑膜炎时，则可兼有翼外肌痉挛和滑膜炎的相应临床表现和体征。

4.许勒位片可见髁状突后移位。关节造影片可见关节盘前移位，开口时恢复正常髁突—关节盘的位置关系。

治疗要点

1.调位拾垫适用于弹响发生于开口初期和闭口末期的病例，下颌前伸 2 mm 以内，弹响可消失者疗效较好。对于开闭口中期弹响者，疗效较差。

2.关节盘复位术对关节盘明显前移位而无法进行垫治疗者，可经关节镜进行关节盘复位。

3.合并翼外肌痉挛与滑膜炎者应进行相应的治疗，以缓解疼痛症状。

五、不可复性关节盘前移位

本病类似于可复性关节盘前移位，但不同的是，当开口运动时，髁突挤压变形的关节盘不能复位，不能恢复正常的髁突—关节盘关系。

诊断

1.患者一般曾有典型的关节弹响史，继而有间断性关节绞锁史，进一步发展则弹响消失，开口受限。

2.关节区疼痛。

3.开口受限，开口时下颌偏向患侧。作被动开口检查时，开口度不能增大。

4.关节造影片可见关节盘前移位，开口时髁状突运动受限，不能恢复正常的髁突—关节盘位置关系。

治疗要点

1.发生不可复关节盘前移位时间较短时，可在局部麻醉下试行手法复位。

2.枢轴垫，扩大关节间隙使关节盘复位。

3.关节腔冲洗术。用生理盐水进行关节腔冲洗，使不可复性关节盘前移位变为可复性关节盘前移位。冲洗完成后，可根据患者情况，于关节腔内注射甲泼尼龙或透明质酸钠。

4.上述治疗无效或病程较长、症状严重者，可在关节镜下行关节松解、关节盘复位术或作开放性关节盘复位手术治疗。

六、关节盘穿孔

诊断

1.开闭口、前伸、侧方运动时，关节内有多声破碎音或摩擦音。

2.开口型偏斜，常伴有关节绞锁与开口受限。

3.关节区与关节周围区疼痛。

4.X 线检查多数患者有髁状突器质性改变，少数患者骨质无异常。关节造影片示关节上下腔交通。

治疗要点

治疗原则是减轻疼痛，最大限度地恢复关节功能。

1.保守治疗为主如理疗、中药外敷、口服药物、关节腔内药物注射等，以缓解疼痛、恢复开口度。同时应纠正夜磨牙、紧咬牙、偏侧咀嚼等不良习惯，修复缺失牙，必要时可使用板治疗。

2.手术治疗经保守治疗无效者，宜行关节镜或开放手术治疗。

第二节　　颞下颌关节疾病

一、颞下颌关节紊乱病

（一）翼外肌功能亢进（hyperfunetion of lateral pterygoid muscle）

【诊断依据】

1.开口可有弹响，弹响发生在开口末期，有时也可发生在开口末和闭口初期，但侧方运动和前伸运动时不出现。

2.在开口末发生弹响随之出现开口过大，有的可达 4~5 cm，呈半脱位状。

3.开口偏向健侧。

4.关节区无疼痛，也无关节区压痛。

5.拍摄 X 线片检查常无骨质改变，可伴有关节间隙的异常。

6.造影后动态录像观察，可见髁状突过度向前运动。

7.关节镜、CT、MRI 等检查，关节盘与髁状突无器质性改变。

【检查】

1.弹响的部位、时间、类型、性质等。

2.开口型、开口度的观测等。

3.拍摄 X 线片、关节造影、关节镜、CT 等可协助诊断。

【治疗】

1.可用 0.5%的利多卡因 4 ml 加维生素 B12l ml 行翼外肌封闭。

2.局部可行热敷、理疗及肌肉训练等。

3.牙齿咬合垫治疗

（二）翼外肌痉挛（spasm of lateral pterygoid muscle）

【诊断依据】

1.在开口及咀嚼食物时，病人自觉关节区或其周围疼痛，常可指出疼痛处在关节区深部，但不能触及，常无自发痛，不影响睡眠，疼痛性质为钝痛。

2.开口度 2~2.5 cm，检测被动开口度时可大于自然开口度。

3.开口时，下颌可偏向患侧。

4.X 线平片检查无骨质改变，可伴有关节间隙的异常。

5.关节镜检查，关节盘与髁状突无器质性改变。

【检查】

1.疼痛的部位、时间、性质等。

2.开口型、开口度的观测等。

3.X 线摄片、关节镜检查等可协助诊断。

【治疗】

1.用 l%~2%利多卡因 4 ml 加维生素 B121 ml 等行翼外肌封闭。

2.局部热敷、理疗，或用 15%氯化钙溶液同时作双侧关节区及咀嚼肌区钙离子导入，每日一次，7~l0 d 为一疗程。

3.中药局部热敷、药罐、各种手法推拿、按摩、氦-氖激光治疗等。

4.适当给予抗炎、镇痛类药物。

（三）咀嚼肌群痉挛（masticatory muscles spasm）

【诊断依据】

1.严重开口受限，开口度小于 2cm。

2.可出现开口和咀嚼疼痛。

3.长期得不到适当的治疗可出现张口困难。

4.一般无弹响和杂音。

5.拍摄 X 线片检查常无骨质改变，可伴有关节间隙异常。

6.关节镜、CT、MRI 等检查，关节结构无器质性改变。

【检查】

1.疼痛的部位、时间、性质等。

2.开口型、开口度的观测等。

3.X 线摄片、关节镜、CT、MRI 等检查可协助诊断。

4.应与肿瘤、癔症、破伤风等引起的开口困难相鉴别。

【治疗】

1.治疗方法同"翼外肌痉挛"。

2.适当给予抗炎、镇痛剂、肌松弛剂、辅以理疗等。

3.在治疗期间精神放松、注意休息等。

（四）肌筋膜痛（myofasical pain）

【诊断依据】

1.主要由牙齿咬合因素、精神心理紧张、咀嚼肌承受负荷过大或外伤等因素引起。

2.疼痛性质为局限性、持久性钝痛。

3.疼痛有明确的部位，并有压痛点（即扳机点），压迫疼痛点可引起远处部位的牵涉痛和不适感。

4.开口轻度受限，用力开口可引起疼痛。

5.拍摄 X 线片常无骨质改变，可伴有关节间隙异常。

6.关节镜、CT、MRI 等检查，关节结构无器质性改变。

【检查】

1.疼痛的部位、时间、性质等。

2.开口型、开口度的观测等。

3.X 线摄片、关节镜、CT、MRI 等检查可协助诊断。

【治疗】

1.可服用镇静剂和镇痛剂，如地西泮、阿司匹林等。

2.局部热敷、理疗、激光照射等。

3.对压痛点的肌肉和肌筋膜可用 2%利多卡因等封闭治疗。可每日或隔日一次，每次 1~2 ml，5 次一疗程。

（五）关节盘后区损伤（trauma of retrodiscal pad）

【诊断依据】

1.开口过大或外伤引起滑膜或关节囊的急性炎症，或牙齿咬合因素引起的慢性炎症。

2.在开口及咀嚼食物时，病人自觉关节区或关节周围区疼痛，无自发痛，不影响睡眠，疼痛性质为钝痛。

3.疼痛位于髁状突后方，该处有明显压痛，但不红肿。

4.急性期关节积液，病人不能咬合。

5.开口度 2~2.5 cm，测量被动开口度可大于自然开口度。

6.X 线检查无骨质改变，可伴有关节间隙的异常。

7.关节镜、CT 等检查关节盘与髁状突无器质性改变。

【检查】

1.疼痛的部位、时间、性质等。

2.开口型、开口度的观测等。

3.X 线摄片、关节镜、CT 等检查可协助诊断。

【治疗】

1.可用醋酸泼尼松龙混悬液 0.5 ml（12.5 mg）加入 2% 的利多卡因 0.5~1 ml 注射于髁状突后方，每 5~7 d 一次，连续 2~3 次。

2.透热疗法，或将激素导入关节区，可有明显效果。

3.局部热敷、理疗、激光照射等。

4.适当给予抗炎、镇痛类药物。

（六）可复性关节盘前移位（restorative displacement of neniscus）

【诊断依据】

1.主要症状为开口初期有弹响。随着关节盘前移的程度加重，开口初期的弹响可发展为开口中期，以及开口末期的弹响。

2.开口型异常，在弹响发生前偏向患侧，弹响发生后又回到中线。

3.在关节区常有压痛。

4.X 线摄片（许勒位片）可见关节后间隙变窄，前间隙变宽。

5.关节造影及关节镜检查可见关节盘前移位。

6.常伴发翼外肌痉挛、关节滑膜炎和/或关节囊炎等。

【检查】

1.关节弹响、疼痛的部位、时间、类型、性质等。

2.开口型、开口度的观测等。

3.X 线检查、关节造影、关节镜、MRI 等检查可协助诊断。

【治疗】

1.复位牙齿咬合板治疗，借以矫正髁状突—关节盘的关系。

2.关节上腔注射药物，如透明质酸钠等。

3.对关节盘前移位明显而无法进行牙齿咬合板治疗者，则应行关节盘复位术。

4.如伴有翼外肌痉挛或关节盘后区损伤者，则应兼用上述的治疗方法。

5.适当给予抗炎、镇痛类药物。

（七）不可复性关节盘前移位（non-restorative displacement of meniscus）

【诊断依据】

1.常有典型的关节弹响病史，继之有间断陛关节绞锁史。

2.开口受限。

3.开口偏曲，开口时下颌偏向患侧。

4.患者感到关节区疼痛，测被动开口度时，常不能增大。

5.X 线平片见关节前间隙增宽，造影片可证实为不可复性关节盘前移位。

6.关节镜检查可发现关节盘被挤压变形，不能复位。

7.关节造影及动态观察，开口运动时，髁状突挤压于关节盘后带的后方，不能复位。

【检查】

1.关节弹响、疼痛的部位、时间、类型、性质等。

2.开口型、开口度的观测等。

3.X线检查、关节镜、关节造影、MRI等检查可协助诊断。

【治疗】

1.首先可使用口内手法复位，如复位成功可闻及弹响声，后按可复性关节盘前移位治疗。

2.如手法不能复位，可戴用牙齿咬合板，扩大关节间隙，使之复位。

3.如戴用牙齿咬合板仍不能使之复位，应行关节镜外科复位治疗或开放性关节盘复位术等。

4.适当给予抗炎、镇痛类药物。

（八）关节囊扩张伴关节盘附着松弛（expand of capsle and loose meniseuse attaching）

【诊断依据】

1.弹响发生在开口末期，有时也可发生在开口末和闭口初期，但侧方运动和前伸运动时不出现。

2.在开口末发生弹响，并随之出现开口过大，有时可达4~5cm，呈半脱位状。

3.开口偏曲，常偏向健侧。

4.关节区无疼痛，也无关节区压痛。

5.可出现关节后区疼痛及压痛。

6.关节造影可见关节囊扩张和关节盘附着松弛。

7.X线摄片检查，常无骨质改变，可伴有关节间隙的异常。

8.关节造影可见关节囊扩张和关节盘附着松弛。

9.关节镜检查可证实关节囊扩张。

【检查】

1.关节弹响、疼痛的部位、时间、类型、性质等。

2.开口型、开口度的观测等。

3.X线摄片、关节造影、关节镜、CT、MRI等检查可协助诊断。

【治疗】

1.对症状轻的患者可用50%的葡萄糖注射液作关节囊内注射，每次2 ml，每周一次。

2.如以上治疗无效，可注射 95%的酒精、5%鱼肝油酸钠或 0.5%的平阳霉素 0.25~0.5 ml 于关节囊内。

3.关节镜下用硬化剂行关节上腔滑膜下注射、电凝和牵引缝合等。

4.如硬化剂治疗无效，可行关节囊和松弛的盘附着紧缩术。

（九）关节盘穿孔破裂（perfomtion and distruction of meniscus）

【诊断依据】

1.开闭、前伸、侧方运动的任何阶段都可出现多声破碎音。

2.开口型偏曲，在开口运动中髁状突为越过关节盘的障碍，常出现歪曲的开口型。

3.关节造影可见造影剂上下腔交通。

4.关节区疼痛，但常无明显的压痛。

5.关节镜检查可证实关节盘穿孔破裂。

6.常伴有翼外肌痉挛和关节后区损伤。

【检查】

1.关节杂音、疼痛的部位、时间、类型、性质等。

2.开口型、开口度的观测等。

3.关节造影、关节镜等检查可协助诊断。

【治疗】

1.首先采用保守治疗为主的综合治疗，如热敷、理疗等，关节功能基本恢复可不必进行手术治疗。

2.若经过长期综合治疗仍然有疼痛、开口受限，影响功能者，可行手术治疗。

3.关节盘穿孔者可行关节盘修补术，关节盘破裂者或关节盘本体部位穿孔可行关节盘摘除术等。

4.适当给予抗炎、镇痛类药物。

（十）骨关节病（osteoarthrosis）

【诊断依据】

1.常有关节结构紊乱类疾病的病史。

2.开口运动时，用听诊器可听到连续的摩擦音，有时似捻发音或揉玻璃纸音等。

3.可出现开口受限、开口痛、咀嚼痛等症状，并可反复发作。

4.X 线检查可见髁状突和关节窝、关节结节硬化，髁状突囊样变，前斜面磨平，骨质吸收或增生，关节窝变浅平而宽大等。

5.关节造影及关节镜检查可见上下腔穿通、关节盘移位及关节骨质、软骨和关节盘的破坏等。

【检查】

1.关节杂音、疼痛的部位、时间、类型、性质等。

2.开口型、开口度的观测等。

3.X线检查、关节造影、关节镜检查可协助诊断。

【治疗】

1.首先采用保守治疗为主的综合治疗，如热敷、理疗、关节腔内封闭治疗等。

2.若经过长期保守治疗，仍反复发作，影响功能者，可行髁状突高位切除术。

3.若伴有关节盘穿孔可行关节盘修复术，伴有关节盘破裂或关节盘本体部位穿孔可行关节盘摘除术等。

4.适当给予抗炎、镇痛类药物。

二、颞下颌关节脱位

（一）急性前脱位（acute forward dislocation）

【诊断依据】

1.下颌运动失常，呈开口状，不能闭口，唾液外流。

2.前牙开牙齿咬合、反牙齿咬合，仅在磨牙处有部分牙接触，下颌前伸，双颊变平等。

3.耳屏前方触诊有凹陷，在颧弓下可触及脱位的髁状突。

4.X线检查等可见髁状突脱位于关节结节的前上方。

【检查】

1.开口度、髁状突活动度的观测和检查等。

2.X线检查等可协助诊断。

【治疗】

1.手法复位嘱病人肌肉放松，必要时给予镇静剂和局部咀嚼肌封闭。

（1）口内法。请病人端坐在椅子上，头靠墙壁，复位时术者拇指缠一纱布放磨牙区牙齿咬合面上，压下颌向下，当髁状突到达关节结节水平以下时，再轻轻向后推动。

（2）口外法。病人和术者的体位同口内法，复位时术者两拇指放在病人双侧突出的髁状突前缘，后稍用力将髁状突向下后方挤压。

（3）颌间复位法。将一圆形软木棒放在最后上下磨牙间牙齿咬合面相应发育沟内，右手乘势迅速转动软木棒向前方，同时托颏部向后使髁状突滑入关节窝，随即抽出木棒。

2.限制下颌运动 下颌复位后可用颅颌绷带等限制下颌运动20 d左右。

（二）复发性脱位（reeu trent dislocation）

【诊断依据】

1.在大笑、打呵欠、进食等大开口时，病人突感下颌不能自如运动，前牙不能闭合。

2.其临床表现与急性前脱位相同，常反复发作。

3.耳屏前方触诊有凹陷，在颧弓下可触及脱位的髁状突。

4.顽固性、复发性脱位病人，仅轻微的下颌运动即可发生。

5.X线检查、关节造影、关节镜检查等可见关节囊扩大，关节盘诸附着松脱。

【检查】

1.开口度、髁状突活动度的观测和检查等。

2.X线检查、关节造影、关节镜检查等可协助诊断。

【治疗】

1.可注射硬化剂于关节腔内。

2.如以上治疗无效时，可采取手术治疗，如关节结节增高术、关节囊紧缩术、关节结节凿平术等。

（三）陈旧性脱位（old dislocation）

【诊断依据】

1.临床症状和前脱位相同，但下颌可作一定程度的开闭口运动。

2.常为急性关节前脱位或复发性脱位数周尚未复位。

3.相应咀嚼肌群也可有不同程度痉挛症状。

【检查】

1.开口度、髁状突活动度的观测和检查等。

2.X线检查、关节造影、关节镜检查等可协助诊断。

【治疗】

1.可在全麻下给肌松剂后行手法复位。

2.手法复位失败者可行手术复位。

3.如果脱位时间较长，术后应配合颌间牵引，使下颌回复到正常的牙齿咬合关系。后行颅颌绷带等制动下颌 20 d 左右。

4.适当给予抗炎药物。

三、颞下颌关节强直

（一）关节内强直（ankylosis of intro-joint）

【诊断依据】

1.开口困难，如属纤维性强直一般可轻度开口，而骨性强直则完全不能开口。

2.面下部发育障碍畸形，多发生在儿童，患侧下颌体、下颌升支短小，面部扁平、狭长。

3.牙齿咬合关系错乱，下颌牙的颊尖咬于上颌牙的舌尖，甚至无接触，下颌切牙向唇侧倾斜呈扇形分离。

4.髁状突活动减弱或消失，关节内强直侧没有动度或者动度极小。

5.关节侧位 X 线片可见 3 种类型：①正常关节解剖形态消失，关节间隙模糊。②关节间隙消失，髁状突和关节窝融合成致密团块，呈骨球状。③致密的骨性团块可波及乙状切迹。

【检查】
1.开口度、髁状突活动度的观测和检查等。

2.X 线摄片、CT、MRI 等检查并区别关节内强直与关节外强直。

【治疗】
1.手术治疗为主，如髁状突切除术及颞下颌关节成形术等。

2.单纯髁状突切除术适用于纤维性强直的病例。

3.双侧颞下颌关节强直，可一次或两次进行关节手术，但两次间隔时间不超过两周。

（二）关节外强直（ankylosis of out-ioint）

【诊断依据】
1.开口困难，开口困难的程度因关节外疤痕粘连的程度而有所不同。

2.常有口腔溃疡史、上下颌骨损伤史或放射治疗史等。

3.口腔或面部疤痕挛缩或缺损畸形。

4.可出现面下部发育障碍畸形及牙齿咬合关系错乱。

5.髁状突活动减弱或消失。

6.X 线检查髁状突、关节窝和关节间隙清晰可见，上颌与下颌升支之间的颌间间隙变窄，密度增高，可见骨化灶等。

【检查】
1.开口度、髁状突活动度的观测和检查等。

2.X 线摄片、CT 等检查可协助诊断。

【治疗】
1.切断和切除颌间挛缩的疤痕，恢复开口度。如颌间疤痕挛缩松解术等。若遗留组织缺损，则行带蒂皮瓣或游离皮瓣移植修复。

2.骨折错位愈合后造成的颌间挛缩，应切开复位或切除骨折片，恢复开口度。

（三）混合性强直（mixed ankylosis of temporomandibular joint）

【诊断依据】

1.同时存在关节内强直和关节外强直。

2.开口困难，如属纤维性强直一般可轻度开口，而骨性强直则完全不能开口。

3.常有口腔溃疡史，或上下颌骨损伤史，或放射治疗史等。

4.口腔或面部疤痕挛缩或缺损畸形。

5.面下部发育障碍畸形，多发生在儿童，患侧下颌体、下颌升支短小，面部扁平、狭长。

6.牙齿咬合关系错乱。下颌牙的颊尖咬于上颌牙的舌尖，甚至无接触，下颌切牙向唇侧倾斜呈扇形分离。

7.髁状突活动减弱或消失，关节内强直侧没有动度或动度极小。

8.X线检查可见4种类型。①正常关节解剖形态消失，关节间隙模糊。②关节间隙消失，髁状突和关节窝融合成很大致密团块，呈骨球状。③致密的骨性团块可波及乙状切迹。④髁状突、关节窝和关节间隙清晰可见，上颌与下颌升支之间的颌间间隙变窄，密度增高，可见骨化灶等。同一患者可有多种类型。

【检查】

1.开口度、髁状突活动度的观测和检查等。

2.X线摄片、CT、MRI等检查可协助诊断。

【治疗】

1.同时治疗关节内强直和关节外强直。

2.治疗混合性关节强直的手术有颌间疤痕挛缩松解术、髁状突切除术及颞下颌关节成形术等。

3.双侧颞下颌关节强直，可一次或两次进行关节手术，但两次间隔时间不超过两周。

第三节　颞下颌关节脱位

颞下颌关节脱位指髁状突脱出关节之外而不能自行复位。病因引起关节脱位的原因较多，包括：①外伤，尤其是张口状态下受到外力打击；②突然大张口，如打哈欠、唱歌、咬大块食物等；③口腔与咽喉治疗时，长时间开口过度或滥用暴力，如开口器、气管镜、食管镜、直接喉镜等使用不当；④关节囊松弛；⑤药物引起的肌功能紊乱，如吩噻嗪类。

分类

1.按部位分类关节脱位分为单侧脱位和双侧脱位。

2.按性质分类关节脱位分为急性脱位、复发性脱位和陈旧性脱位。

3.按髁突脱出的方向、位置分类关节脱位分为前方、后方、上方及侧方脱位。

临床上以急性前脱位最为常见。外伤导致的髁状突向上、向后及侧方移位常合并下颌骨骨折及颅脑损伤。

诊断

1.下颌运动失常，患者呈开口状，不能闭合。

2.下颌前伸，两颊变平，颏部前突。双侧关节脱位则前牙明显开𬌗，后牙通常无接触。

3.耳屏前空虚，颧弓下可触及脱位的髁突。

4.单侧关节脱位者，上述症状仅见于患侧，颏点与下颌牙齿中线偏向健侧。

5.许勒位片显示病变侧关节窝空虚，髁状突位于关节结节前上方。

治疗要点

1.下颌关节急性前脱位应及时复位。复位后应限制下颌运动2~3周，最大开口度不宜超过1 cm，可采用颅颌绷带或颌间橡皮圈牵引。复位的方法有口内法、口外法及颌间复位法，以口内法最为常用。脱位数小时并经多种努力复位未成功者，复位前应先进行颞下颌关节和咀嚼肌群封闭。

2.对药物引起的关节脱位应仔细询问病史并选择副作用小的替代药物。

3.对于复发性脱位为防止再脱位的发生，可进行硬化剂注射或采用手术治疗。

（1）硬化剂注射：方法是关节囊内注射50%葡萄糖液1~1.5 ml，可做重复性注射。注射后应限制下颌运动1~2个月。如无效，可选用无水乙醇0.25~0.5 ml或鱼肝油酸钠0.25~0.5 ml作关节上腔注射。注射硬化剂使关节囊纤维化，从而限制髁状突过度运动，但同时，关节面及滑膜也会受影响而造成继发性骨关节病。硬化剂注射虽然方法简单，如使用不当，可引起较严重的并发症，应慎用。

（2）手术治疗：对顽固性复发性脱位或用上述方法治疗失败者，则应采取手术治疗，如关节囊紧缩术、颧弓切开术、关节结节凿平术及关节镜外科。关节镜手术可在关节镜直视下在关节盘双板区注射硬化剂或用激光烧灼使盘后附着于关节囊产生瘢痕。术后使用颌间结扎或颅颌绷带限制下颌运动至少4周。

4.陈旧性脱位一般以手术治疗为主，复位后应制动2~3周。但因陈旧性脱位时咀嚼肌痉挛和严重的纤维化、关节窝及髁状突的改建，手术效果往往不佳。

预后

1.关节脱位可对患者产生长期影响，即使急性前脱位，关节盘及其周围组织也会受到牵拉、撕裂而导致关节盘移位，从而可继发颞下颌关节紊乱综合征。

2.急性前脱位后治疗不当，如复位后未制动或制动时间不够，被撕裂的韧带、关节囊未修复，导致关节韧带、关节囊松弛，则可造成复发性脱位。此外，关节运动过度综合征的全身关节松弛也会引起复发性关节脱位。长期翼外肌功能亢进、慢性消耗性疾病，尤其是老年人肌肉张力失常所致的韧带松弛，也可发生复发性脱位。陈旧性脱位为前脱位未及时治疗而致。

第四节 颞下颌关节强直

因器质性病变导致长期开口困难或完全不能开口者，称为颞下颌关节强直。临床上分为两类：第一类是由于一侧或两侧关节内发生病变，导致关节内纤维性或骨性粘连，称为关节内强直，也称为真性关节强直；第二类病变是由于软组织或肌肉损伤产生的瘢痕限制了下颌运动，也称为颌间挛缩或假性关节强直。关节内强直常见的原因是创伤和化脓性炎症。关节外强直常见病因为软组织或肌肉损伤所产生的瘢痕，患者常有严重创伤史、感染史、放疗史或不正确的外科手术史。

一、关节内强直

诊断

1.开口困难表现为进行性开口困难或完全不能开口，病史一般较长。

2.面下部发育障碍畸形多发生在儿童。一侧强直则患侧下颌体、升支短小，相应面部丰满；健侧面部扁平、狭长。双侧强直者，下颌后缩，形成特殊的小颌畸形面容。严重者可致阻塞性睡眠呼吸暂停综合征。

3.儿童期发生强直者，因下颌骨发育障碍致牙弓变小且狭窄，造成关系明显错乱。如果关节强直发生于成年人或青春发育期以后，则可仅有开口受限，而无明显关系错乱。

4.髁状突活动减弱或消失。

5.X线检查许勒位片示关节间隙模糊或关节间隙消失、髁状突和关节窝融合成很大的致密团块，呈骨球状。曲面体层或下颌升支侧位片上，下颌升支和颧弓可完全融合呈"T"形。CT直接矢状位与冠状位扫描，可清楚地显示骨块的范围，尤其是内侧部分。治疗要点关节内强直的治疗需采用外科手术。手术方法有适用于纤维性强直的髁状突切除术与适用于骨性强直的颞下颌关节成形术。

二、关节外强直诊断

1.不同程度的开口困难。

2.口腔颌面部瘢痕挛缩或缺损畸形。

3.髁状突活动减弱或消失。

4.许勒位片上，关节骨性结构与关节间隙无重要异常征象。有些病例在颧骨后前位片上可见颌间间隙狭窄，其中可有密度增高的骨化影像。治疗要点关节外强直需手术治疗。手术的基本方法为切断、切除颌间挛缩的瘢痕；凿开颌间粘连的骨质，恢复开口度，用皮片或皮瓣消灭创面。如伴有唇颊组织缺损畸形，也应同时修复。

第五节　颞下颌关节肿瘤

颞下颌关节肿瘤在临床上并不多见，但因也可以导致与颞下颌关节紊乱综合征相同或至少是相似的症状，在临床工作中应引起足够的重视。良性肿瘤包括髁状突骨瘤、骨软骨瘤、滑膜软骨瘤病、滑膜瘤及骨巨细胞瘤等，其中以髁状突骨瘤与骨软骨瘤较为多见。恶性肿瘤中较为常见的为转移性肿瘤。原发性颞下颌关节恶性肿瘤相对少见。

一、髁突骨瘤与骨软骨瘤

颞下颌关节骨瘤与骨软骨瘤常无明显自觉关节症状，部分病例可有关节疼痛、关节内杂音等。但随肿瘤逐渐长大，常有下颌向健侧偏斜、关系紊乱等表现。在许勒位片常表现出关节窝空虚，经咽侧位、关节侧位体层、CT片常可显示髁突上有与之相连的明确的骨性新生物。骨性新生物可为完全致密性的骨性突起，也可表现为外有密质骨覆盖、中间松质骨与髁突松质骨相连。

髁突骨瘤边缘多较光滑、规则，并有骨皮质。骨软骨瘤边缘多不规则，周缘骨质硬化。髁突骨瘤与骨软骨瘤的病理学改变均只显示为过度增生改变，在骨瘤只见有骨性组织成分，而在骨软骨瘤则可见骨和软骨两种成分。

二、滑膜软骨瘤病

滑膜软骨瘤病在颞下颌关节中极为罕见。受累关节内滑膜组织化生，形成多个软骨结节或软骨灶，并可钙化或骨化。病变组织的电镜研究显示分化较差的组织细胞化生为软骨细胞并在滑膜内膜下形成软骨结节。软骨结节向内膜移动形成软骨突起。有些软骨突起分离后漂浮于关节腔内形成游离体。

滑膜软骨瘤病多见于中青年男性，常表现为患侧关节疼痛、酸胀、下颌运动受限、关节内杂音等，少数病例可见耳前区包块。许勒位片或关节侧位体层片常显示髁状突前下移位，关节间隙明显增宽。在关节内存在骨化较好的游离体时，则可见关节腔内有数个大小不同的类圆形致密影像，髁状突可有或无明显的骨质破坏，少数病变可向颅内扩展。关节造影检查可见明确的造影剂充盈缺损。磁共振成像检查可以显示未钙化的软骨结节，关节囊明显扩张；囊壁组织增厚，在增生的软组织内有散在的游离体所显示的低密度影像。

三、恶性肿瘤

颞下颌关节恶性肿瘤很少见，其中以转移瘤相对较为多见。腮腺、外耳道及中耳的恶性肿瘤可引起髁突、关节窝和（或）下颌升支广泛的骨质破坏。原发性关节恶性肿瘤包括软骨肉瘤、滑膜肉瘤、骨肉瘤及多发性骨髓瘤等。颞下颌关节恶性肿瘤早期临床症状及体征与颞下颌关节紊乱综合征类似。X线检查在早期可无明显阳性征象或仅有关节间隙增宽，在中、晚期则可出现广泛的骨质破坏。

四、颞下颌关节肿瘤的治疗

对于关节肿瘤的治疗应根据肿瘤性质、侵犯范围而选用手术治疗或综合治疗方法。

第六节　面神经麻痹

面神经麻痹指病因不确切的周围性面神经麻痹，简称面神经麻痹或面瘫，也称贝尔麻痹。

诊断

1.20~40 岁者多发，男性多于女性。

2.可有局部寒冷刺激史。起病急，多在晨起时发现。发展快，24 小时可达高峰。

3.患侧额纹消失，蹙额额眉功能障碍。

4.患侧睑裂增大，眼睑闭合不全。可伴下睑外翻、溢泪。

5.患侧鼓腮、吹哨功能障碍，鼻唇沟变浅或消失，口角下垂，口裂向健侧歪斜，笑时明显。

6.神经电图、磁刺激运动诱发电位与肌电图检查对诊断、疗效和预后判断有意义。

7.可根据味觉、听觉、泪液分泌的检查结果，来判断面神经的病变部位。

(1) 茎乳孔外：面瘫。

(2) 鼓索与镫骨肌神经之间：面瘫，舌前 2/3 味觉、涎腺分泌功能障碍。

(3) 镫骨肌与膝神经节之间：面瘫，舌前 2/3 味觉、涎腺分泌及听觉功能障碍。

(4) 膝神经节：面瘫，舌前 2/3 味觉、听觉、涎腺及泪腺分泌功能障碍。

鉴别诊断

1.雷—亨综合征（Ramsay-Hunt 综合征）带状疱疹病毒感染膝神经节所致。临床表现除面瘫外，尚有外耳道、耳郭皮肤疱疹及局部疼痛，可伴有耳鸣、听觉过敏。

2.中枢性面神经麻痹因脑外伤、颅内出血或肿物等引起，眼裂以下表情肌瘫痪，抬眉、皱额等功能正常，可伴有相应肢体等功能障碍。

3.糖尿病神经病变发病较突然，年长者多见，糖尿病史且病程久，相应的临床症状体征及血糖高。治疗要点患者发病 1~2 周为急性期，以控制炎症水肿为主；2 周到 2 年为恢复期，以恢复功能为主。2 年以上为后遗症期，以矫正畸形为主。

1.药物治疗①激素治疗宜尽早应用，泼尼松 10~20 mg，每日 3 次，饭后服。每日不得超过 70 mg，连服 3~6 日后逐渐减量，共 7~10 日；②地巴唑 5~10 mg，每日 3 次，口服；③加兰他敏 2.5 mg，每日 1 次，肌内注射；或 10 mg，每日 3 次，口服；④维生素 B1100 mg、维生素 B120.5~1 mg，每日 1 次，肌内注射，10~15 次为一疗程。

2.物理疗法急性期可在颌后至乳突区热敷、红外线、超短波治疗；恢复期可用电按摩或碘离子透入，瘫痪面肌按摩。

3.针刺疗法急性期及恢复期均可应用，但急性期不宜较强烈刺激。

4.预防发生角膜炎可滴眼药、带眼罩，减少户外活动。

5.手术治疗经上述治疗2个月无效者，可考虑面神经管减压术。2年后仍有面瘫者可酌情考虑肌肉筋膜悬吊、神经移植等治疗。

第七节 牙齿发育异常

一、牙釉质发育不全

牙齿在发育期间，由于全身或局部不利因素影响，造成了釉质形成和矿化的紊乱而遗留的永久缺陷。

病因

1.局部因素 （1）乳牙牙髓及根周组织感染。 （2）乳牙外伤。

2.全身因素 （1）营养障碍：维生素A、维生素C、维生素D及钙、磷缺乏等。（2）婴儿和母体的感染性疾病。 （3）出生时的创伤、早产、难产、产道挤压等。（4）内分泌障碍，如钙、磷代谢紊乱等。

3.遗传因素如本病连续出现在一个家庭的几代成员中，称为遗传性釉质发育不全。

诊断

1.一般无自觉症状，若并发龋病或牙折，可出现相应症状。

2.同一时期发育的牙齿釉质面有颜色和结构上的改变。轻者，釉质出现白垩状或黄褐色横条状改变；重者，釉质表面出现着色深浅不一的窝状或沟状缺损，缺损部位光滑，坚硬；严重者釉质呈蜂窝状缺损或完全无釉质，牙冠失去正常形态。

3.患者在婴幼儿牙齿发育期间多有明显的局部因素和严重的全身性疾病，患病时间与釉质发育不全的部位相关。

治疗要点

1.无实质性缺损无须处理，应注意口腔卫生。

2.牙冠外形无明显改变，釉质的缺损可用光敏复合树脂修复。

3.牙冠外形明显异常，可应用树脂贴面或烤瓷冠修复。

二、氟牙症

牙齿在发育期间，由于人体摄取氟量过高，造成特殊类型的釉质发育不全。病因人体在牙齿发育阶段摄入过量的氟化物，使牙釉质的发育和矿化过程受损所致。过量摄入氟可受下列因素的影响。

1.饮水中含氟量过高饮水中氟含量>1 ppm即可引起氟牙症。

2.饮食因素过多的饮用含氟量大的劣质茶，可导致氟中毒。

3.温度因素高温地区，饮水量多，氟摄入量亦高。

4.个体差异与全身情况、生活习惯、个体敏感程度有关系。

5.其他因素如空气中含氟过高，也可使人的摄氟量增加。

诊断

1.牙齿发育期间患者生活在高氟区。

2.无自觉症状。

3.波及同一发育期的牙齿，呈对称性，多数累及全口牙。患牙釉面呈白垩状，黄褐色或有实质缺损。

（1）轻度：牙面的1/2以下有白垩色和黄褐色斑点，可有少量小而散在的浅凹陷，表面坚硬有光泽。

（2）中度：白垩色和黄褐色面积超过牙面1/2。

（3）重度：白垩或着色波及全牙面，伴有缺损可呈蜂窝状，患牙可失去正常形态。

4.重症可伴有全身骨骼或关节的增殖性改变及活动受限。

氟牙症指数

Dean 分类（记分）标准：

1.正常（0）釉质表面光滑，有光泽，通常呈乳白色。

2.可疑（0.5）釉质透明度有轻度改变，可从少数白斑纹到白色斑点。

3.很轻（1）的白色不透明区，不规则地分布在牙齿上，但不超过牙面的25%。

4.轻度（2）牙釉质上的白色不透明区更广泛，大于牙面的50%。

5.中度（3）釉质表面有明显磨损、棕染。

6.重度（4）釉质表面严重受累，发育不全明显，棕染广泛，以至影响牙齿外形。

治疗要点

1.着色而无明显缺损者，用氟牙症脱色法处理。

2.有缺损者，可用复合树脂修复。

3.重度氟牙症用贴面或全冠修复。

三、四环素牙

在牙齿发育期间，过量使用四环素族药物，致使萌出后牙齿的颜色和结构发生改变的疾病。病因牙齿发育期间，服用治疗量的四环素族药物。

影响牙齿染色程度的因素如下。

1.药物种类

四环素、去钾金霉素着色力强。

2.用药的总量和次数一般用量可致四环素染色，服药的疗程数和着色程度呈正比。

3.用药时间年龄越小用药，临床上牙齿染色越明显。

诊断

1.婴幼儿时期或母亲妊娠时期曾服用过四环素族药物。

2.全口牙齿呈均匀一致的黄色、灰色改变，患牙可在紫外光灯下显示荧光。按变色程度分为轻度：浅黄、浅灰；中度：黄棕色；重度：棕褐色、灰褐色。

3.牙冠外形一般正常，坚硬光滑，有时合并釉质发育不全。

治疗要点

1.轻、中度可用脱色法处理。

2.重度可用复合树脂贴面或冠修复。

四、畸形中央尖

常见的一种牙齿形态发育异常，表现为前磨牙或磨牙（少见）面中央部位额外的牙尖。诊断 1.好发于前磨牙（偶见于磨牙）面中央，也可见于牙尖内斜嵴，圆锥形突起，有时可达 2 mm 高，外层包绕牙釉质。

2.中央尖极易因咬颌作用而折断，使牙本质暴露，暴露的牙本质呈圆形小环。

3.牙髓组织常可突入中央尖，X 线片可见髓室顶突人中央尖中。

4.中央尖极易折断，导致牙髓感染，进一步发展为牙髓炎或根尖周围炎。

治疗要点

1.低而圆钝、不影响咬颌的中央尖可不予处理。

2.对初萌牙的中央尖，可根据活髓切断的原理和方法，磨除突出的牙尖，并深入牙本质，在正常髓室顶的位置行直接盖髓术。

3.对成年人发现的中央尖，可采用分次调磨的办法，刺激形成修复性牙本质，以封闭突向中央尖的牙髓通道。

4.对因中央尖折断出现早期牙髓炎症状的年轻恒牙，可行活髓切断术。

5.对已有根尖感染的年轻恒牙，可行根尖诱导形成术，保护牙乳头，促使牙根的发育。

6.成人畸形中央尖并发牙髓炎或根尖周围炎，应做根管治疗。

五、牙内陷

牙齿发育期，造釉器过度卷叠或局部过度增殖，深入至牙乳头中所致。临床上分为上颌侧切牙、畸形舌侧窝、畸形舌侧沟、畸形舌侧尖和牙中牙。

诊断

1.上颌侧切牙上颌侧切耳多见，中切牙及尖牙偶见。

2.畸形舌侧窝患牙舌侧窝呈囊状凹陷，深浅不等，窝内常有色素沉着，可继发龋齿。

3.畸形舌侧沟舌侧窝可见异常发育沟越过舌隆突延伸至舌侧根面，沟的长短深浅不等，重者可达根尖，将牙根分裂为二，可继发牙周围组织感染。

4.畸形舌侧尖舌隆突呈圆锥形突起，有时突起似牙尖，又称指状舌尖，有时内有髓角深入，易磨损折断，可继发牙髓病和根尖周病。

5.牙中牙牙齿呈圆锥形，X 线片显示内陷的牙釉质似大牙中的小牙。

治疗要点

1.无症状而探针尖可探入舌侧窝，应做充填治疗。

2.出现牙髓炎或根尖周炎的做牙髓治疗，出现牙周感染的应做牙周治疗，并发重度牙周炎者需拔除患牙或试做牙齿扭转术。

3.根管畸形而无法进行根管治疗者可行根尖倒充填术、牙再植术。

六、牙本质发育不全

牙本质发育不全，具有遗传性，牙齿外观呈特殊的半透明乳光色，又称遗传性乳光牙本质。病因常染色体显性遗传病，不分性别，乳、恒牙均可受累，偶见隔代遗传，符合常染色体显性遗传规律。

诊断

1.全口牙冠呈浅黄色、棕灰色半透明样，光照下呈现乳光。

2.釉质剥脱，牙本质磨损，重者磨损至龈缘，可并发牙髓炎或根尖周炎，也可继发颞颌关节功能紊乱等疾病。

3.X线片显示牙根短，牙髓腔大部分狭窄或完全闭锁。

4.乳、恒牙均可受损，临床上一般无明显自觉症状。

5.有家族遗传史。

治疗要点

1.牙冠尚存时，可采用全冠、甲冠修复牙冠形态。

2.并发牙髓炎或根尖周炎者需做牙髓治疗。

3.重度磨损者可用覆盖义齿修复。

4.继发颞颌关节功能紊乱者应做相应治疗。

第八节 急性牙体组织损伤

急性牙体组织损伤常为颜面部损伤的一部分，诊治之前必须查明有无颅脑损伤或其他主要部位的损伤，需在排除或控制这些问题之后，再对患牙进行处理。急性牙体组织损伤在青少年及儿童时期更为常见。

一、牙震荡

牙震荡指由于创伤所致的牙周膜轻度损伤，一般不伴有牙体硬组织的缺损。又称牙碰伤或创伤性根周膜炎。

诊断

1.有外伤史。

2.牙体组织无折断、裂纹或缺损。

3.患牙可有伸长、不适感或轻度钝痛，可有冷热刺激症状。

4.患牙可有轻度松动，叩诊（±）；较重者松动叩诊（+~++）。

5.牙髓活力测试时可能出现反应迟钝或敏感。由于创伤可能改变牙髓的电反应性，因此需注意外伤后近期无反应并不能表示牙髓已坏死。

治疗要点

1.X 线片检查除外根折或齿槽突骨折。

2.症状轻者可不做处理。

3.患牙松动Ⅱ度以上应做固定。

4.疼痛重者可用 0.5%~1%普鲁卡因封闭或做理疗，如超短波治疗。

5.检查时应记录牙髓活力测试结果，按期复查牙髓活力及其他情况，若确定牙髓已坏死或已并发急慢性根尖周炎时应及时做牙髓治疗。

6.急性期过后如仍有创伤性可适当调磨患牙。

二、牙脱位

牙齿受外力作用而偏离或者脱离牙槽窝称为牙脱位。由于外力大小及方向不同，临床分为脱出型牙脱位、嵌入型牙脱位和完全脱位（牙脱臼）。

病因

引起牙脱位最常见原因是外伤碰撞力的作用，极少情况是由医源性用力不当引起，如拔牙时防护不当可引起牙脱位。

诊断

1.脱出型牙脱位

（1）有外伤史。

（2）患牙伸长或倾斜移位，牙齿松动Ⅱ~Ⅲ度，有叩痛和扪痛，也可伴有龈缘出血。

（3）X 线片显示根尖牙周膜增宽。

2.嵌入型牙脱位

（1）有外伤史。

（2）临床牙冠变短或伴有扭转，有叩痛和龈缘出血。

（3）X 线片显示牙周膜间隙消失。

3.完全脱位（牙脱臼）

（1）有外伤史。

（2）牙齿完全脱出牙槽窝。

（3）可伴有牙槽骨和软组织的损伤。

治疗要点

1.脱出型牙脱位

（1）X 线片检查除外牙槽突骨折或根折。

（2）局麻下复位、固定。

（3）测定并记录牙髓活力，定期复查，若牙髓坏死应做根管治疗。

2.嵌入型牙脱位

（1）X 线片除外牙槽突骨折或根折。

（2）嵌入较轻和年轻恒牙可不做处理，应测定并记录牙髓活力，定期复查，并观察自行复位情况。

（3）成年人嵌入较重的患牙在局麻下复位、固定、调整咬颌并在 2 周内进行根管治疗。

（4）定期复查时，若发现牙髓坏死、根尖周病或 X 线片出现根尖吸收时应做牙髓治疗。

3.完全脱位（牙脱臼）

（1）尽早再植复位固定，并结合患牙在体外滞留的时间，向患者说明预后结果（脱位后 2 小时内再植的成功率高，再植以后发生牙根吸收的可能性较小）。

（2）再植 1~2 周后，进行根管治疗；若年轻恒牙完全脱位后 2 小时内行再植术，可暂不做根管治疗，经观察后确定发生牙髓坏死再做根管治疗。

（3）定期复诊，检查颌关系，必要时调整。

三、牙折

牙齿外伤后所造成牙体硬组织任何一部分的折断或折裂。临床上可分为不全冠折、冠折、根折和冠根折。病因外力的直接撞击是造成牙折的重要原因。

诊断

1.不全冠折（釉质不全折断）

（1）外伤史。

（2）灯光下自患牙前上方检查，可见唇颊侧釉质面上垂直、水平或放射状裂纹。

（3）患牙无症状或对冷、热、酸、甜等刺激敏感。

2.冠折

（1）外伤史。

（2）冠折程度轻重不等，临床上可发现釉质或牙本质折断，牙本质暴露或牙髓外露。

（3）可伴有创伤性牙周膜炎、牙槽突骨折，或伴有牙髓充血、牙本质敏感症等。

3.根折

（1）外伤史。

（2）有叩痛和程度不等的松动度。

（3）X 线片显示牙根上的 X 线透射线，若可疑折断透线不清可变换角度拍摄或 2 周后重拍 X 线片确诊。

（4）折断牙根部位相应牙龈处有时可有扪痛，患牙咬颌时可扪及断端异常动度，可见龈缘出血。

4.冠根折

（1）外伤史。

（2）叩痛，松动度明显，龈缘出血。

（3）X 线片显示透射线自颈部斜向根部或呈纵向折裂。

治疗要点

1.不全冠折（釉质不全折断）

（1）X 线片检查除外根折。

（2）无症状者可不处理；出现敏感症状可脱敏或用釉质黏合剂处理裂纹处。

2.冠折

（1）须拍 X 线片除外其他损伤，并检查牙齿根尖发育情况。

（2）仅釉质折断而无牙本质暴露，可调磨锐利边缘或以光敏树脂修复。

（3）对于牙本质暴露者可用对牙髓刺激小的黏固剂覆盖断面，8 周后复查时患牙无症状，牙髓活力正常可修复缺损。

（4）患牙根发育未完成已露髓者，可做直接盖髓术或活髓切断术。

（5）对保存活髓治疗的患牙应在治疗后定期复查，若发生牙髓坏死或出现根尖病变应及时做牙髓治疗。

（6）成人冠折已露髓者可做根管治疗或牙髓塑化治疗后再修复缺损牙冠。

3.根折

（1）根折线于根尖 1/3，患牙无症状，可适当调观察。

（2）其余部位根折若根折线与龈沟不相通，应及时复位固定，一般固定时间不超过 3 个月。

（3）根折线与口腔相通多应拔除，若残留牙根有一定长度，可摘除断冠后作根管治疗，必要时行龈切术等；或用正畸手段牵拉牙根至龈上，再以桩冠修复。

（4）对保存活髓的根折牙需定期复查至 2 年，观察牙髓变化和症状以及根折愈合情况，若发生牙髓坏死和根尖病变则作牙髓治疗。

4.冠根折

（1）多数需要拔除。

（2）若根折线距龈缘较近（<5 mm），可按根折处理。

第九节　牙体慢性损伤

牙体慢性损伤是指一组由机械、物理、化学或综合刺激作用下形成的牙体组织慢性进行性损伤。

一、磨损

单纯机械摩擦作用而造成牙齿硬组织慢性丧失称为磨损。正常咀嚼造成的磨损称生理磨损，磨损不均造成的病理现象称病理性磨损。病因机械摩擦作用是造成磨损的主要原因。

诊断

1.轻度切缘或牙尖磨损，牙本质外露，可有牙齿敏感症状或无自觉症状。

2.中度牙冠部硬组织大面积磨损，功能尖已磨平或在磨损的牙本质面上又出现凹陷的磨损面。可出现牙齿敏感并同时有食物嵌塞、龈乳头炎及牙龈创伤。

3.重度继发牙本质暴露或髓角暴露，可并发牙髓炎、牙髓坏死或根尖周炎。颌间距离变短，可出现颞下颌关节功能紊乱或损伤。

磨损指数 0：釉质面特点存在，牙颈外形无改变。1：釉质面特点丧失，牙颈外形轻度改变。2：釉质丧失，牙本质暴露少于釉质面 1/3，切缘釉质丧失，牙本质刚暴露，牙颈部缺损深度小于 1 mm。3：釉质丧失，牙本质暴露大于釉质面 1/3，切缘牙本质丧失，尚未暴露继发牙本质和牙髓，牙颈部缺损 1~2 mm。4：釉质完全丧失，牙本质及牙髓暴露，牙颈部缺损大于 2 mm。

治疗要点

1.去除病因，改正不良习惯，修复缺失牙。

2.对症治疗，脱敏，调整牙髓或牙周治疗。

3.牙本质面有凹陷的可做充填治疗。

4.颌间距离变短或已并发颞下颌关节疾病者，需进行相关治疗。

二、楔状缺损

牙齿颈部硬组织在某些因素缓慢作用下逐渐丧失所形成的两个光滑斜面组成的缺损，唇颊面多见，也见于舌腭侧。

病因

1.不恰当的刷牙方法。

2.酸的作用。

3.牙齿颈部结构薄弱。

4.应力集中区牙体组织疲劳。

诊断

1.牙颈部硬组织缺损，可呈程度不等的楔形、碟形及深而窄的沟状，唇颊面多见。

2.缺损面光滑、坚硬，一般不着色。

3.可无任何症状或出现牙齿敏感症，亦可并发龋病或继发牙髓炎、根尖周炎。

治疗要点

1.消除病因改正刷牙方法，矫正口腔内酸环境，改变喜酸饮食习惯，检查并调整结构关系，注意分散应力负担。

2.对症治疗，牙齿敏感者可脱敏治疗，并发龋病者可做充填，出现牙髓炎或根尖炎者应做牙髓治疗。

3.无症状浅凹形可不处理，对较深的缺损可充填治疗。

三、牙隐裂

未经治疗的牙齿表面由于某些因素的长期作用而出现的临床不易发现的微细裂纹。

病因

1.牙齿结构的薄弱环节是隐裂发生的内在条件。

2.牙尖斜面（承受应力部位）是隐裂发生的易感因素。

3.创伤性应力是隐裂发生的重要致裂因素。

4.温度作用可解释与咬颌力关系较小的牙面上的隐裂。

诊断

1.中老年人磨牙、前磨牙有长时间咀嚼痛和冷热刺激痛病史，可有咬在某一特定部位疼痛或曾有硬物硌伤的病史。

2.牙面隐裂与发育沟吻合并延伸越过边缘嵴。

3.碘酊涂染后出现深染，投照检查时可见深入牙体内的细阴影。一般同名牙对称发生。

4.患牙表面多有异常磨损和高陡牙尖，有侧方叩痛和咬颌痛。

5.隐裂处常有色素沉着，可继发龋病、牙髓充血、牙髓炎、牙髓坏死、根尖周炎。

治疗要点

1.无牙髓症状者可做调整或隐裂封闭，定期复查。

2.隐裂并发龋病可用复合树脂充填并调整。

3.已出现牙髓炎、牙髓坏死或根尖周炎者应做牙髓治疗，并进行大量调整，若隐裂已达髓腔壁，应在牙髓治疗前做钢丝结扎或带环，牙髓治疗后应尽快做高嵌体或全冠修复。

4.调整全口牙齿应力负担，治疗对侧牙病，修复缺失牙。

四、牙本质过敏症

牙齿受到外界刺激如温度、化学以及机械刺激等所引起的异常酸软的症状。它不是独立疾病，而是各种牙体疾病的共同症状。

发病机制有以下三种假说：

1.神经学说。

2.牙本质纤维传导学说。

3.液体动力学理论。

诊断

1.机械刺激时牙齿疼痛酸软，刺激去除后疼痛立即消失，或并发有冷、热、酸、甜刺激痛，无自发痛。

2.用探针检查牙体时可找到敏感点或面，一般在牙本质暴露部位，釉牙本质交界处。

3.常伴有造成牙本质暴露的牙体疾病，如磨损、楔状缺损或冠折等。

4.患者可有神经症、妊娠、月经期等应激性增高的全身背景。

治疗要点

1.对于凹陷状小而深的敏感点可调磨边缘后充填治疗。

2.敏感区脱敏治疗，注意检查调整高陡牙尖。

3.多数牙齿敏感，特别是牙颈部敏感，可用激光或离子导入法脱敏，同时配合自行脱敏法（如咀嚼生核桃、茶叶等）。

4.对患有神经症等机体应激性增高的患者可采用耳针治疗。

5.少数患者脱敏治疗无效，伴有重度磨损且激发痛明显者可做牙髓治疗。

第十节　原发性舌咽神经痛

原发性舌咽神经痛病因不明，临床简称为舌咽神经痛，较少见。本病以舌咽神经分布区的阵发性剧痛为特点。

诊断

1.40 岁以上者多发。

2.反复发作史，发作时为阵发性电击、针刺、刀割样剧痛，持续时间数秒至数分钟，次数不定，睡眠时可发作。间歇期与缓解期如常人。

3.疼痛部位为舌根、腭扁桃体区及咽部，可沿神经分布区域放射。

4.扳机点在舌根、腭扁桃体窝等处，吞咽、说话、咀嚼可诱发。

5.部分患者发作时伴咽部异物感或咳嗽、心率缓慢等迷走神经症状。

6.口腔颌面部与神经系统检查无阳性体征。

7.表面麻醉剂喷涂于舌根及咽部可暂时抑制疼痛发作。

鉴别诊断

1.茎突综合征咽侧疼痛，放射至耳、颈部，局部可有异物感，吞咽与头部转动时疼痛加剧，相应部位有压痛。X 线片可辅助诊断。

2.翼钩综合征软腭区疼痛，可放射至咽、耳颞等处，进食、说话时尤甚，局部压痛明显，可有局部黏膜充血。麻醉药物局部封闭可暂时止痛。

3.鼻咽部恶性肿瘤持续性疼痛，伴有相应部位的感觉和运动障碍，可伴有听觉异常。X 线片可见相应部位骨质破坏。

4.颅内疾患多为持续性疼痛，常伴有其他脑神经症状或神经功能异常。CT 或 MRI 有阳性所见。

5.三叉神经与舌咽神经同时罹患应注意区别。

治疗要点

1.药物治疗。

2.封闭疗法。

3.手术疗法①颅外或颅内行舌咽神经切断术；②射频温控热凝术。

第十一节　口腔黏膜感染性疾病

一、口腔单纯性疱疹病因由人类单纯疱疹病毒所致的一种急性炎症性皮肤黏膜病。口腔单纯疱疹 90%以上为 I 型单纯疱疹病毒引起。因发热、上呼吸道感染、消化不良、疲劳、日晒等因素诱使机体抵抗力降低而发病。

临床特点口腔单纯性疱疹分为原发性感染和复发性感染两类。

1.原发性感染即疱疹性龈口炎

（1）急性病程，多见于3岁以下，尤其是6个月到2岁婴幼儿，多为初发。

（2）口内任何部位黏膜均可发生，以牙龈、上腭等角化黏膜好发。

（3）有明显前驱症状，如发热、头痛、疲乏不适、拒食、烦躁不安等。

（4）病损特征为在片状充血黏膜表面出现丛集成簇的帽针头至米粒大小的透明小水疱，疱薄易破，破后融合成较大表浅糜烂或溃疡面，表面覆有假膜，疼痛明显。

（5）患儿全口牙龈充血红肿，呈紫红色，轻触时易出血。

（6）病程有自限性，7~14日痊愈。

2.复发性感染即唇疱疹

（1）此型在成人及儿童均可发生，成人多为复发，好发于口角、唇红缘等皮肤和黏膜交界处及鼻周。

（2）典型损害为充血发红的皮肤黏膜上出现直径2~3 mm成簇小水疱，疱壁薄、清亮，成簇分布，破溃后成褐色结痂或血性痂，若伴有感染则为灰黄色脓疱，愈后局部可遗留暂时性色素沉着。

（3）损害范围局限，可有灼痛感及瘙痒感，全身症状轻微。

（4）本病有自限性，病程7~14日，愈后无瘢痕。

（5）遇诱因可复发。

诊断

1.急性病程，多见于婴幼儿，成人多为复发。

2.有明显前驱症状，同时伴一定程度的全身反应。

3.可见于口腔黏膜的任何部位，以牙龈、上腭、口周皮肤黏膜交界处多见。

4.表现为丛集成簇的米粒大小的透明水疱，易破，破后成表浅糜烂或溃疡面，灼痛明显。

鉴别诊断

1.口炎型口疮多见于中青年，病损为散在性溃疡，无前驱症状，好发于角化较差的区域，无口唇皮肤损害，全身症状轻。

2.疱疹性咽峡炎病损分布于口腔后部，全身症状和前驱症状多不明显，无牙龈损害。

3.手–足–口病多见于学龄前儿童，可流行或散发。全身症状轻，口腔病损为散在的水疱，皮肤损害为手掌、足底、臀部皮肤出现水疱、丘疹或斑疹。

治疗要点

（一）全身治疗

1.抗病毒治疗 （1）阿昔洛韦：发病3日内使用，每日4次，每次200 mg，连用5~7日。 （2）利巴韦林（三氮唑核苷）：可口服或肌内注射。每次100~200 mg，每日3次，口服；针剂为10~15 mg/(kg·d)，每日2次，5日为一疗程。 （3）中药制剂：双黄连口服液、板蓝根冲剂、银黄口服液及抗病毒口服液等。

2.支持疗法可卧床休息，供给足够的营养及大量的维生素。

（二）局部治疗

1.糖皮质激素局部及全身使用可导致病毒感染扩散，应慎用或禁用。

2.口腔局部用抗感染、止痛、干燥、收敛的药物。疼痛明显时可用1%普鲁卡因含漱或口服卡马西平，唇疱疹湿敷后用金霉素软膏涂擦或用激光照射。

二、带状疱疹

带状疱疹是由水痘—带状疱疹病毒感染所致的皮肤黏膜的疱疹性损害。侵犯儿童可引起水痘，在成年人及老年人则引起带状疱疹。病因水痘—带状疱疹病毒侵入人体后，初次感染表现为水痘，多见于儿童。以后病毒潜伏在感觉神经节中，当机体免疫功能减弱如患恶性肿瘤或全身使用免疫抑制剂时，可使病毒再度活化而发病。

临床特点

1.可见于任何年龄，但以中老年较易罹患，而且发病年龄越晚，症状越重，持续时间越长。

2.发病可有诱因，如受凉、过劳、创伤、免疫功能低下等。

3.前驱症状为微热、疲乏无力、食欲缺乏等。

4.皮肤及黏膜基本损害为红斑基础上出现粟粒至绿豆大小成簇水疱，水疱较大，透明，沿三叉神经成带状排列，不越过中线，为单侧发生。

5.累及三叉神经，第一支可在额、眼角黏膜出现疱疹，第二支在唇、腭、颞部、颧部、眶下皮肤出现病变，第三支在舌、下唇、颊、颏部皮肤出现病变。此外病毒可侵入膝状神经节出现外鼓膜疱疹，表现为面瘫及听力障碍。

6.自觉症状明显，为灼热、瘙痒、剧烈疼痛。可留有疹后神经痛，老年患者持续时间较长。

诊断

1.损害沿三叉神经成带状分布，仅单侧皮肤黏膜受损，病损不越过中线。

2.疼痛剧烈并遗留较长时间的疹后神经痛。

鉴别诊断

1.疱疹性龈口炎儿童易发，成人多为复发。水疱小，可成簇发生，但无典型疼痛及沿神经单侧分布的特点。

2.手—足-口病学龄前儿童易发，口腔、足底、手掌、臀部皮肤出现散在水疱、丘疹、斑疹，无沿神经分布的特点。

治疗要点

(一) 全身治疗

1.抗病毒治疗 (1) 阿昔洛韦：发病3~4日内使用，效果较好，可口服或静脉滴注，每5~12小时一次，每次250 mg，5日为一疗程。

(2) 中药抗病毒药物：双黄连口服液、板蓝根冲剂、银黄口服液及抗病毒口服液等。

2.止痛是本病治疗突出的问题，可口服卡马西平，每次0.1~0.2 g，每日3次。另外，激光、射频电疗等物理疗法也可选用。

3.免疫增强剂

（1）转移因子：腋下或腹股沟内侧皮下注射，每周 1~2 次，每次 2 mg。可缩短病程，减轻疼痛。

（2）聚肌苷酸—聚胞苷酸：每次 2 mg，肌内注射，隔日 1 次，可缩短病程及神经痛的持续时间。

（3）胸腺素：每次 5~10 mg，肌内注射，隔日 1 次。

4.营养药维生素 B1100 mg+维生素 B12500μg，肌内注射，每日 1 次，可用于缓解疹后神经痛。

5.糖皮质激素在病变早期 3 日内口服泼尼松对减轻炎症及疼痛和预防疹后神经痛有一定疗效。用法：开始 30~40 mg/d，隔日递减，10~20 日内撤完。

6.注意适当休息避免摩擦，给予一般支持治疗，如口服 B 族维生素及维生素 c 等。

（二）局部治疗

1.口内病损可用消炎含漱液，辅以收敛、止痛、防腐类的药物。疼痛明显时，可用 2%普鲁卡因液含漱止痛。唇部损害可用 0.1%依沙吖啶液作湿敷，外涂 0.25%疱疹净软膏或其他抗生素软膏。

2.皮肤病损可用炉甘石溶液涂擦。

三、口腔念珠菌病

口腔念珠菌病是由念珠菌感染引起的急性、亚急性或慢性真菌病。

病因

1.念珠菌的一般特性念珠菌为酵母样菌，属条件致病菌，是正常人口腔、胃肠道、呼吸道及阴道黏膜常见的寄生菌，以孢子形式存在，但不致病。但在某些诱因作用下，由孢子型变为菌丝型，即可造成感染。目前发现对人类有致病作用的有 7 种念珠菌，以白色念珠菌致病性最强，致病力可达 90%以上，是口腔念珠菌病的主要致病菌。

2.致病诱因

（1）念珠菌本身毒力增强：由孢子型转成菌丝型。

（2）宿主防御功能降低：年老体弱或长期患病、新生儿。

（3）原发性或继发性免疫缺陷：如胸腺萎缩及艾滋病患者存在先天或后天免疫功能缺陷，易伴发念珠菌感染。

（4）内分泌功能异常或紊乱：如患有糖尿病、甲状旁腺功能不足、肾上腺皮质功能不足等均易感染念珠菌。

（5）药物的影响：长期大量应用广谱生素，糖皮质激素，免疫抑制剂及细胞毒性抗代谢药物。

（6）局部因素：如带义齿患者、过度吸烟等易使念珠菌滋生繁殖，造成局部黏膜感染。

临床分型口腔念珠菌病临床可分为四型。

1.假膜型念珠菌病（包括急性、慢性）。

2.红斑型念珠菌病（包括急性、慢性）。

3.增殖性念珠菌病（包括慢性念珠菌性白斑和念珠菌性肉芽肿两种类型）。

4.与念珠菌感染有关的其他类型：如念珠菌唇炎、口角炎、正中菱形舌等。

临床特点

（一）假膜型念珠菌病（又称鹅口疮或雪口病）

1.多见于婴幼儿和年老体弱多病者。

2.病损可为急性或亚急性表现。

3.以颊、唇、腭、舌等处黏膜好发。

4.患处黏膜充血发红，上覆白色凝乳状斑点或斑块，斑膜不易剥离，若强行剥离露出鲜红糜烂面，损害可向咽部、食管扩展。

5.自觉症状不明显，成人可伴有口干、灼痛、味觉迟钝等。婴幼儿常出现流涎、烦躁不安、啼哭拒食。

6.氢氧化钾溶液涂片可见典型菌丝。

（二）急性红斑型（萎缩型）念珠菌病（又称抗生素性口炎）

1.发生于长期大量应用广谱抗生素或免疫抑制剂者。

2.急性病损，成人多见。

3.黏膜出现片状的鲜红色的弥散性红斑，以舌黏膜多见，背乳头萎缩呈鲜红色，而损害周围丝状乳头增生。

4.伴明显口干、灼痛、味觉异常等症状。

5.由于白色念珠菌菌丝穿透至上皮浅层，故氢氧化钾溶液涂片不易见到菌丝。

（三）慢性红斑型（萎缩型）念珠菌病（也称义齿性口炎）

1.多发生于戴义齿患者，与义齿不洁、经常不摘义齿和局部黏膜创伤等因素有关。未戴义齿而发生者，可伴有全身性疾病或免疫缺陷，如糖尿病、贫血等。

2.为慢性病程，可为数月到数年，病变反复，时轻时重。

3.常见于腭部义齿承托区黏膜，黏膜色鲜红，边界清晰，重者可伴有颗粒状乳头增生，局部有灼痛感。

4.病变可波及口角皮肤黏膜，出现口角湿白、充血、糜烂、皲裂。

5.氢氧化钾溶液涂片可找到白色念珠菌菌丝。

（四）慢性增殖性念珠菌病

慢性增殖性念珠菌病是一种慢性增生性念珠菌病，病程长，病情较重。根据临床表现可分为两种亚型。

1.念珠菌性白斑

（1）黏膜上出现坚固的不能被擦掉的灰白色斑块，间有红色病损，严重者表面有颗粒样增生，黏膜失去弹性。

（2）好发部位为口角内侧联合区，舌背及上腭黏膜。

（3）半数患者合并有口角炎。

（4）自觉有口干、烧灼感及轻微疼痛。

（5）病损区氢氧化钾溶液或革兰染色涂片可见菌丝在上皮细胞团中。

（6）40%~50%可合并有轻度至中度上皮异常增生。

2.念珠菌性肉芽肿

（1）多见于上腭、舌背黏膜。

（2）表现为口腔黏膜上出现红色结节状、疣状或肉芽肿样增生，常与红色病损同时存在或伴发念珠菌性白斑。

（3）病理表现：上皮层有白色念珠菌菌丝侵入及微小脓肿形成，上皮下肉芽肿形成。

（4）病损表面氢氧化钾溶液涂片难找到白色念珠菌菌丝。

诊断

1.根据典型的症状及各型临床表现，同时结合病史、全身情况来判断有无念珠菌感染。

2.病损处或义齿组织面10%氢氧化钾溶液直接涂片镜检，若发现菌丝表明有念珠菌感染；或进行病原菌培养，临床常采用唾液培养方法，以确定病原菌种类及感染程度。

3.组织病理学检查，慢性增殖型念珠菌病须通过活检确诊，病理检查时须做苏木素伊红（HE）染色与过碘酸雪夫（PAS）染色，两种染色来判定有无菌丝侵入上皮及上皮细胞有无不典型增生等情况。

4.测定血清或唾液中抗念珠菌抗体滴定作为辅助诊断，1：16以上有诊断价值。

5.简易诊检系统，如 API 酵母鉴定系统可自动分析样品，24 小时可得结果。但目前仅限于科研领域，尚未在临床作为常规诊断方法使用。鉴别诊断膜性口炎：表现为充血发红的黏膜表面出现片状的致密的灰白色假膜，可伴有不同程度的全身反应。血象检查白细胞增高，涂片或培养可见大量的脓球或细菌。

治疗要点

1.急性假膜型念珠菌病

（1）注意口腔卫生，防止反复交叉感染。奶具应清洁后煮沸消毒，哺乳者乳头要用温水或弱碱性液体擦洗。

（2）局部用弱碱性液体，如 3%~5%碳酸氢钠溶液或 0.05%氯己定含漱液含漱或擦洗。

（3）病情严重者，局部给予抗真菌药物，成人制霉菌素含片，每次 50 万 u，每日 3 次；儿童采用制霉菌素混悬液 10 万 u/10 ml，疗程 7~14 日。

2.急性红斑型（萎缩型）念珠菌病

（1）立即停用抗生素或糖皮质激素。

（2）局部使用弱碱性液体。

（3）抗真菌药物治疗：制霉菌素 50 万 u/片，每日 3 次，口含化或口服氟康唑，首剂 200 mg/d，以后 100 mg/d，每日 1 次，10~14 日为一疗程。

3.慢性红斑型（萎缩型）念珠菌病

（1）改善口腔卫生状况：如戒烟、修改义齿，同时养成睡前摘义齿的好习惯。

（2）局部抗真菌治疗：使用弱碱性液体，药物同上。合并有唇及口角炎病变者，可用3%咪康唑霜或3%克霉唑软膏局部涂擦。

（3）增生性病变需手术切除，并做病理切片。

4.慢性增殖性念珠菌病

（1）去除诱因，纠正身体异常状态。

（2）口腔局部用抗真菌药物治疗，使用弱碱性液体，药物同上。

（3）增生性病变需做活检，确定有上皮异常增生损害全部切除。

（4）定期复查，以防癌变。

四、口腔结核

口腔结核是由结核杆菌通过黏膜或皮肤的创伤而引起的口腔慢性特异性的病损。包括口腔黏膜结核初疮，口腔结核性溃疡，口腔寻常狼疮等，其中以结核性溃疡最常见。

临床特点

1.口腔黏膜损害结核性溃疡。

（1）多见于体质较差的儿童或青少年。

（2）有结核病史或与结核患者密切接触史，大多继发于肺结核或肠结核之后。

（3）口腔黏膜以唇、舌、移行皱襞为好发区。

（4）溃疡边缘微隆但不整齐，似鼠咬状，表面为粟粒状的黄褐色、紫红色桑葚样小结节，上覆少量脓性分泌物，基底柔软，无硬结。患者疼痛较明显。

2.皮肤损害寻常狼疮。

（1）好发于鼻、口唇部周围皮肤，临床较少见。

（2）发生于无结核病灶且免疫功能较好的儿童或青少年。

（3）损害为散在分布的数量不等的绿豆至黄豆大小的结节，呈淡黄色，质软而轻度隆起，界限清楚。周围正常皮肤呈苍白色，结节可增殖、融合或破溃，结节破溃后呈肉芽肿样损害，形成大块组织缺损似狼噬状，故称狼疮。

（4）疼痛明显。

诊断

1.多见于体质较差的儿童或青少年。

2.有结核病史或与结核患者接触史。

3.口腔黏膜损害多为溃疡性损害，皮肤损害为寻常狼疮。

4.胸部X线透视、红细胞沉降率、细菌培养及结核菌素试验有助诊断。

5.活体组织检查可见特殊的结核结节。

鉴别诊断

1.腺周口疮有口腔溃疡反复发作史，常伴有小溃疡，有自限性。

2.压疮性溃疡无复发史，溃疡形态与刺激物基本吻合，除去刺激因素后，溃疡逐渐好转。

3.癌性溃疡溃疡呈菜花状，基底和边缘较结核性溃疡更硬，淋巴结坚硬粘连。

4.梅毒有不洁性接触史，典型表现硬下疳或黏膜白斑。暗视野显微镜或血清学检查有助于诊断。

治疗要点

1.保持口腔卫生，局部采取抗感染、止痛、防腐等措施，以缓解疼痛，防止继发感染。

2.全身抗结核药物联合应用。口服利福平每次 150 mg，每日 3 次。异烟肼 0.1 g，每日 3 次。

3.口腔损害用链霉素 0.5 g，局部封闭。

第十二节　口腔颌面部感染

一、智齿冠周炎

【诊断依据】

1.智齿冠周炎（pericoronitis of wisdom tooth）好发于青壮年，可有反复发作史。

2.患者自觉磨牙区胀痛不适，进食、吞咽、开口活动时加重。并可出现张口受限等。

3.口腔检查可发现萌出不全或阻生的智齿，其周围软组织红肿，可有盲袋溢脓，形成脓肿，并可沿耳颞神经分布区产生反射痛等。

4.一般无明显全身症状，炎症未控制或继续发展时，可出现全身反应，如畏寒、发热、头痛、全身不适、食欲减退、白细胞计数升高等。

5.X 线片、曲面断层片等可显示阻生牙及生长方向、位置、牙根形态和牙周情况等。

【检查】

1.口腔检查多见智齿不同程度阻生，冠周软组织有红肿、触痛等症状。

2.X 线检查可协助了解智齿阻生情况。

3.急性炎症期血常规检查可协助诊断。

4.需与磨牙牙周炎、根尖周炎及磨牙区牙龈恶性肿瘤相鉴别。

【治疗】

1.局部冲洗，清除龈袋内食物碎屑及脓液等。

2.根据局部炎症及全身反应程度和有无并发症，选择抗炎药物及全身支持疗法。

3.切开引流术。

4.冠周龈瓣切除术，急性炎症消退后，对牙位正常有足够萌出位置的智齿，可行龈瓣切除术以消除盲袋。

5.下颌智齿拔除术。

二、颌面部间隙感染

（一）眶下间隙感染（infection of infraorbital space）

【诊断依据】

1.眶下区红肿、触痛。

2.患侧眼睑水肿，睑裂变窄，鼻唇沟变浅或消失。

3.脓肿形成，则在患侧眶下区或上颌口腔前庭龈颊沟处可扪及波动感，穿刺检查可抽出脓液。

4.严重感染者可出现颅内海绵窦血栓性静脉炎等严重并发症。

5.患侧上颌可检查到残冠、残根或有根尖病变的牙齿。

6.急性炎症期外周血白细胞计数可升高。

【检查】

1.患侧口内可有病灶牙。

2.肿痛部位、范围、有无波动感等。

3.穿刺检查、实验室检查可协助诊断。

【治疗】

1.脓肿未形成，可行全身支持疗法和抗感染治疗。

2.处理感染病灶牙。

3.脓肿形成后及时切开引流，全身抗感染治疗。

（二）颊间隙感染（infect.ion of bacal space）

【诊断依据】

1.颊部皮肤或黏膜红肿、疼痛。

2.脓肿形成后波动感明显，穿刺检查可抽出脓液。

3.易穿破黏膜或皮肤形成面颊窦道。

4.可引起张口受限。

5.炎症波及颊脂垫时，则迅速发展，可波及整个颊部，并可向相通间隙扩展，形成多间隙感染。

【检查】

1.患侧磨牙可有根尖周炎等。

2.颊部肿痛程度、范围、有无波动感、皮肤黏膜色泽等。

3.颊部黏膜溃疡或颊部皮肤损伤等。

4.穿刺检查、实验室检查可协助诊断。

【治疗】

1.全身应用抗生素。

2.脓肿形成后应从口内低位处切开排脓。

3.广泛颊间隙感染可从颌下切口引流，距下颌骨下缘下1.5~2cm处作切口，注意避免损伤面神经下颌缘支及面动脉、面静脉等。

（三）颞间隙感染（.infection of temporal space）

【诊断依据】

1.患侧颞部及上睑或耳前区肿胀、压痛、张口受限。

2.颞浅间隙脓肿波动感明显而颞深间隙脓肿则不能扪及波动感，局部穿刺可抽出脓液。

3.可有其他间隙感染或患化脓性中耳炎、颞骨乳突炎等。

4.感染可从骨缝或通过进入脑膜的血管蔓延，导致脑膜炎、脑脓肿等并发症。

【检查】

1.肿痛的部位、范围、有无波动感、凹陷性水肿、疼痛程度等。

2.超声、穿刺检查、实验室检查可协助诊断。

【治疗】

1.全身应用抗生素。

2.颞浅间隙脓肿可在颞部发际内切开排脓。

3.颞深间隙脓肿可在颞部发际内与颞肌肌纤维平行作两个或多个切口切开颞肌，分离直达脓腔排脓。

4.如怀疑有边缘性颞骨骨髓炎应在颞肌附丽处切开皮肤和颞肌，充分暴露颞骨，彻底清除死骨及肉芽组织等。

（四）颞下间隙感染（infection of infratemporal space）

【诊断依据】

1.近期有上颌磨牙根尖感染或拔牙后感染等。

2.相邻其他间隙感染，如翼下颌间隙感染等。

3.近期上颌结节、圆孔、卵圆孔阻滞麻醉史。

4.颧弓上下及下颌支后方微肿，深压痛，有不同程度张口受限。

5.脓肿形成后，超声检查可发现脓腔、上颌结节后方穿刺检查可抽出脓液等。

【检查】

1.患侧口内可有病灶牙等。

2.肿痛程度、范围、有无波动感、张口度检查等。

3.超声、穿刺检查可协助诊断。

4.区别其他相邻间隙的感染及排除有无海绵窦静脉炎等并发症。

【治疗】

1.全身抗感染治疗和支持疗法。

2.穿刺有脓时，可从口内上颌结节外侧或口外下颌角下切开引流。

（五）咬肌间隙感染（infection of masseteric space）

【诊断依据】
1.患侧可有智齿冠周炎或磨牙根尖周炎。
2.相邻间隙感染如颞下间隙感染等。
3.咬肌区肿胀、变硬、压痛。
4.明显的张口受限。
5.脓肿形成后，超声检查可发现脓腔、穿刺检查可抽出脓液等。
6.X线摄片、CT等检查显示下颌骨无异常。

【检查】
1.患侧口内可有病灶牙等。
2.肿痛部位、范围、程度、有无波动感、张口度检查等。
3.超声、穿刺检查可协助诊断。
4.X线摄片、CT检查等排除下颌角、下颌升支肿瘤等。

【治疗】
1.全身使用抗生素，处理病灶牙。
2.脓肿形成后在下颌下缘下2cm处切开引流。
3.如有边缘性骨髓炎应行病灶刮除术。

（六）翼下颌间隙感染（infection of pterygomandibular space）

【诊断依据】
1.患侧智齿冠周炎、下颌磨牙根尖周炎或近期有下牙槽神经阻滞麻醉史、智齿拔除史等。
2.张口受限，咀嚼、吞咽疼痛。
3.相邻间隙感染如颞下间隙、咽旁间隙感染等。
4.翼下颌皱襞处黏膜水肿，下颌支后内侧轻度肿胀、深压痛。
5.脓肿形成后，穿刺检查可抽出脓液。

【检查】
1.患侧口内可有病灶牙。
2.翼下颌皱襞处肿痛程度、范围、有无波动感、张口度检查等。
3.穿刺检查可协助诊断。

【治疗】
1.全身抗感染治疗和支持疗法。
2.脓肿形成后在下颌下缘下2cm处或在翼下颌皱襞稍外侧切开引流。

（七）舌下间隙感染（infection of subligtlal space）

【诊断依据】

1.可有下颌牙源性感染、口底黏膜损伤、溃疡、舌下腺炎或颌下腺导管炎等。

2.一侧或双侧舌下肉阜或颌舌沟区口底肿胀，黏膜充血。

3.舌体可被挤压抬高，推向健侧，运动受限。

4.语言、进食、吞咽困难和疼痛，甚至张口受限、呼吸不畅等。

5.脓肿形成后在口底可扪及波动感，穿刺检查可抽出脓液。

【检查】

1.患侧口内可有病灶牙。

2.一侧或双侧口底肿痛程度、范围、有无波动感、舌活动度检查等。

3.穿刺检查可协助诊断。

【治疗】

1.全身使用抗生素，加强支持疗法。

2.脓肿形成后在口底或颌下区切开引流。

（八）咽旁间隙感染（infection of parapharyngeal space）

【诊断依据】

1.常有下颌智齿冠周炎、腭扁桃体炎等。

2.相邻间隙感染，如翼下颌间隙感染等。

3.咽侧壁红肿，腭扁桃体突出，同侧软腭、舌腭弓、咽腭弓肿胀等。

4.进食困难、吞咽疼痛、张口受限等。

5.全身症状较重，常有发热、寒战，血象升高等。

6.脓肿形成后，穿刺检查可抽出脓液。

7.如感染处理不及时，可导致严重的肺部感染、败血症和颅内海绵窦血栓性静脉炎等并发症。

【检查】

1.患侧口内可有病灶牙或其他炎症感染等。

2.咽侧壁、软腭、舌、咽腭弓肿痛程度、范围、有无波动感等。

3.穿刺检查可协助诊断。

4.需与咽旁恶性肿瘤、囊性病变、继发感染等鉴别。

【治疗】

1.全身应用抗生素，加强支持疗法等。

2.脓肿形成应及早切开引流，一般采用口内切口。

（九）下颌下间隙感染（infection of submandibular space）

【诊断依据】
1.多由下颌智齿冠周炎、下颌磨牙根尖周炎、牙槽脓肿等引起。
2.可因颌下淋巴结炎、颌下腺炎扩散引起。
3.颌下区肿胀、压痛，可有凹陷性水肿。
4.脓肿形成有明显的波动感、穿刺有脓液。
5.超声检查可发现脓腔。

【检查】
1.口内有无病灶牙或其他炎症感染等。
2.颌下区肿痛程度、范围、有无波动感等。
3.超声、穿刺检查可协助诊断。
4.需与化脓性淋巴结炎、潴留性颌下腺炎、颌下腺肿瘤等鉴别。

【治疗】
1.全身应用抗生素，加强支持疗法。
2.脓肿形成及早切开引流，常在下颌下缘下 2 cm 处做平行切口。

（十）颏下间隙感染（infect.ion of submental space）

【诊断依据】
1.多由颏下淋巴结炎或颌下间隙感染扩散引起。
2.颏下三角区皮肤充血、红肿、有压痛。
3.脓肿形成后局部皮肤呈紫红，扪压有凹陷性水肿及波动感，穿刺检查可抽出脓液。

【检查】
1.颏下区肿痛程度、范围、有无波动感等。
2.穿刺检查可协助诊断。
3.需与颏下区淋巴结炎、口底皮样或表皮样囊肿并发感染等相鉴别。

【治疗】
1.全身应用抗生素，加强支持疗法。
2.脓肿形成及早切开引流，可在颏下肿胀最突出处做横行切口。

（十一）口底多间隙感染（cellulitis of the floor the mouth）
亦称口底蜂窝织炎。

【诊断依据】
1.感染来源于牙源性、腺源性、口底软组织和颌骨的损伤等。

2.可从相邻的颌下间隙、颏下间隙、舌下间隙蔓延形成。

3.脓肿形成后有波动感，穿刺检查可抽出脓液。

4.全身症状严重，发热、寒战、体温升至39℃以上，甚至出现休克等。

5.临床分类

（1）化脓性口底蜂窝织炎

1）主要为金黄色葡萄球菌感染。

2）早期出现一侧颌下或颏下间隙感染症状，后期形成口底、颏下、颌下区广泛弥漫性肿胀，皮肤充血、压痛。

3）全身症状明显，出现畏寒、高热、乏力等。

4）脓肿波动感明显。

（2）腐败坏死性口底蜂窝织炎

1）主要为厌氧菌或腐败坏死性细菌感染。

2）口底黏膜和皮肤出现广泛的副性水肿。

3）舌体抬高，前牙呈开牙齿咬合，说话、进食、吞咽困难。甚至出现呼吸困难。

4）肿胀区皮肤呈紫红色、压痛、明显凹陷性水肿，扪及波动感及捻发音。

5）皮肤切开可见咖啡色、稀薄、恶臭、混有气泡的液体，肌组织呈棕黑色、无明显出血。

6）全身症状严重可出现中毒性休克。

7）体温略升高，白细胞往往不高。

【检查】

1.口底、舌下、颌下、颏下肿痛程度、范围、有无波动感和捻发音、凹陷性水肿等。

2.全身情况检查。

3.穿刺检查、实验室检查等可协助诊断。

【治疗】

1.细菌培养、药敏试验。全身应用大剂量抗生素静滴。

2.全身支持疗法，输液，输血，维持水、电解质平衡，加强营养。

3.保持呼吸道通畅，必要时行气管切开术。

4.化脓性口底蜂窝织炎常从口外切开引流。

5.腐败坏死性口底蜂窝织炎早期沿皮纹多处切开，用3%过氧化氢或1:5 000高锰酸钾液反复冲洗，创口内置放引流。

三、颌骨骨髓炎

（一）化脓性颌骨骨髓炎（pyogenie osteomyelitis of jaws）

【诊断依据】

1.全身及局部症状明显。

2.主要为金黄色葡萄球菌引起的混合性细菌感染。

3.主要为牙源性感染，如急性根尖周炎、牙周炎、智齿冠周炎等；损伤性感染，如皮肤黏膜损伤，骨折等感染；血源性感染，如儿童颌面部其他感染等扩散。

4.临床分类：中央性颌骨骨髓炎及边缘性颌骨骨髓炎。

5.临床分期

（1）急性期

1）多数患者有牙病史。

2）病源牙及相邻的多数牙出现叩痛、松动，甚至牙周溢脓。

3）上颌骨骨髓炎波及上颌窦时可出现患侧鼻腔溢脓。

4）下颌骨骨髓炎可有患侧下唇麻木。

5）全身症状重，寒战、高热，体温达 39℃以上，嗜睡，白细胞计数升高等，严重者可出现中毒症状等。

6）X 线检查早期常无明显骨质改变。

（2）慢性期

1）有急性发作史。

2）局部常有窦道形成和溢脓，死骨形成，有时有死骨排出。

3）一般无全身症状，少数患者可出现贫血、消瘦等慢性消耗性症状。

4）X 线摄片、CT 等检查可见死骨形成、有时伴有病理性骨折。

【检查】

1.口内可有病灶牙或其他炎症、感染、损伤等。

2.局部肿痛范围、程度、有无窦道及溢脓等。

3.全身症状和体征。

4.X 线检查可协助诊断。

5.需与骨肉瘤、纤维肉瘤、下颌骨中心型癌等相鉴别。

【治疗】

1.急性期全身应用大剂量抗生素及营养支持疗法等，必要时作药敏试验。

2.局部理疗，缓解肿胀和疼痛。

3.及时治疗其他炎症或拔除病灶牙等，引流脓液或消除病灶。

4.如形成骨膜下或黏膜下脓肿，切开引流。

5.慢性期有死骨形成及窦道时，应行死骨摘除术和窦道切除术等。

（二）新生儿颌骨骨髓炎（osteomyelitis of the jaw in the neonate）

【诊断依据】

1.多见于 3 个月内的婴儿。

2.多为金黄色葡萄球菌等感染。

3.感染多为血源性、局部牙龈损伤或由母亲乳腺炎继发等引起。

4.患病急，病情重。常突发高热、寒战、哭闹、呕吐甚至休克等。

5.新生儿突发眶下区红肿，迅速扩展至眶周、牙龈、腭部等。常使睑部肿胀，睑裂缩小，甚至完全闭合。

6.上颌牙龈及硬腭黏膜红肿可致骨膜下脓肿，破溃后形成窦道。

7.脓液可从龈缘、腭部、鼻腔部破溃流出，可有小块死骨排出。

8.X线检查显示骨质破坏、死骨形成等。

【检查】

1.肿痛的部位、范围、程度，有无窦道、溢脓、死骨排出等。

2.全身情况检查。

3.X线检查可协助诊断。

【治疗】

1.全身应用抗生素及营养支持疗法。

2.窦道冲洗、换药。

3.脓肿形成及时切排。

4.死骨摘除应保守，防止形成面部畸形。

（三）放射性骨坏死（raclionecrosis of jaws）

【诊断依据】

1.有面颈部放疗史。

2.近期有牙源性感染、损伤或拔牙史等。

3.早期病变区持续针刺样疼痛，局部肿胀。

4.后期黏膜或皮肤破溃，骨面外露呈黑褐色，长期溢脓经久不愈。

5.口腔及颌面部软组织损害，可有洞穿缺损畸形、张口受限或病理性骨折发生。

6.病程长，病员呈慢性消耗性衰竭，出现消瘦及贫血等。

7.X线片显示病变区骨小梁排列紊乱，密度减低，有细碎样死骨。病变范围扩大后可形成大块死骨区，但与正常骨边界不清。

【检查】

1.肿痛的部位、范围、程度，有无窦道、溢脓、骨外露、死骨等。

2.全身情况检查。

3.X线检查可协助诊断和治疗。

【治疗】

1.全身应用抗生素，增强营养。疼痛剧烈时可给予镇痛剂。

2.保持口腔卫生。

3.用低浓度过氧化氢液或抗生素行窦道冲洗、换药。

4.高压氧治疗。

5.口腔黏膜和皮肤损害部分可切除，局部瓣修复。

6.死骨摘除应在周围健康骨组织上行扩大切除术，同期或延期植骨。

四、面颈部淋巴结炎

（一）化脓性淋巴结炎（pyogenic lymphadenitis）

【诊断依据】

1.以牙源性及口腔感染多见，也可来源于颌面部损伤、疖、痈等。

2.小儿以腺源性感染多见。

3.局部穿刺检查、超声检查及病理学检查可显示为淋巴结炎症。

4.临床分型

（1）急性淋巴结炎 局部淋巴结肿大变硬、疼痛或压痛，可移动，边界清。炎症发展后淋巴结可化脓破溃，甚至出现所在间隙感染症状，全身症状加重。

（2）慢性淋巴结炎 局部淋巴结轻度肿大变硬、疼痛，可移动，边界清。常无全身症状，有时可急性发作。

【检查】

1.肿痛的部位、范围、程度、界限、活动度等。

2.穿刺、超声等检查可协助诊断。

【治疗】

1.全身抗感染治疗和支持疗法。

2.局部热敷或理疗，如红外线、超短波等。

3.已化脓者可切开排脓。

4.反复发炎的淋巴结可手术摘除，并送病理检查。

（二）结核性淋巴结炎（tubereulous lymphadenitis）

【诊断依据】

1. 常见于儿童及青年，由结核杆菌引起。

2.可有身体其他部位结核病史。

3.好发于颌下、颏下、颈侧等部位。

4.局部出现单个或成串淋巴结肿大、较硬、可活动、常无压痛，无明显全身症状。

5.病情发展则淋巴结中心干酪样坏死，液化变软，形成冷脓肿，扪及波动感，可与周围组织粘连。脓肿可破溃形成经久不愈的窦道，流出稀薄污浊、暗灰色似米汤，夹杂有干酪样坏死物。

6.淋巴结穿刺抽吸物或窦道脓液培养或涂片检查，可发现结核杆菌。

7.可摘除淋巴结活检确诊。

【检查】

1.肿胀的部位、范围、程度、界限、活动度、有无窦道等。

2.穿刺、活检等可协助诊断。

3.需与恶性淋巴瘤、腮腺区肿瘤、颈部转移性癌等相鉴别。

【治疗】

1.全身抗结核治疗。

2.加强营养。

3.已化脓的淋巴结或小而潜在的冷脓肿，皮肤未破溃者，可抽出脓液，注入抗结核药物。

4.范围局限，抗结核治疗不消退者可手术摘除淋巴结。

五、颜面部疖、痈

【诊断依据】

1.颜面部疖、痈（furuncle or carbuncle）主要为金黄色葡萄球菌感染。

2.皮肤不洁或有损伤常为局部诱因。

3.全身衰竭、患消耗性疾病或糖尿病、全身抵抗力下降的患者较易发病。

4.局部症状

（1）疖 多为单一的突起小硬结，可见黄白色小脓头，局部疼痛、烧灼感。

（2）痈 好发于唇部，呈紫红色浸润区，可见多个脓头，局部剧痛，可伴有开口受限和饮食、语言障碍等。

5.全身症状

（1）疖 不明显。

（2）痈 全身症状重，局部区域淋巴结肿痛，易伴发颅内海绵窦血栓性静脉炎、败血症等。唇痈常伴高热、畏寒、头痛、食欲减退，白细胞计数升高，水、电解质紊乱等。

【检查】

1.肿痛的部位、范围、程度、界限、脓头个数等。检查时动作要轻柔，切勿挤压。

2.实验室检查可协助诊断。

3.病情严重者需做血细菌培养及药敏试验。

【治疗】

1.疖初起时及脓头破溃后，可涂 1%碘附等。

2.痈早期可用含抗生素的盐水纱布湿敷。脓肿形成则轻柔切开引流，不宜分离脓腔。局部可用 1∶5 000 呋喃西林液等纱布湿敷。

3.全身支持疗法，注意水、电解质平衡。

4.大剂量抗生素控制炎症，必要时做药敏试验。

5.积极防治并发症等。

六、口腔颌面部特异性感染

（一）颌骨结核（tuberculosis of jaws）

【诊断依据】
1.多见于儿童和青少年。
2.好发于上颌骨颧骨结合部和下颌骨升支部。
3.一般无症状，常渐进性发展，病程较长。
4.病变部软组织弥漫性肿胀，常可扪及颌骨隆起，表面皮肤无发红。
5.病情发展形成冷脓肿，有波动感，脓肿破溃形成经久不愈的窦道，有稀薄脓液排出，其中混有灰白色或棉团状物质。偶有小片死骨碎块排出。
6.脓液涂片检查可见结核杆菌。
7.OT 试验阳性。
8.可伴身体其他部位结核。
9.X 线检查显示为边缘清晰而不整齐的局限性骨破坏，但死骨及骨膜增生均少见。

【检查】
1.肿胀的部位、范围、程度、界限、有无窦道、溢脓等。
2.脓液涂片、OT 试验、X 线检查等可协助诊断。

【治疗】
1.全身抗结核治疗。
2.全身支持疗法，加强营养。
3.骨质病变静止期，可行死骨及病灶清除术。青少年患者，可行保守刮扒术，去除小死骨块及肉芽组织等。

（二）颌面部放线菌病（actinomycosis）

【诊断依据】
1.多见于 20~45 岁男性患者，病程缓慢。
2.多数发生于面颈部软组织，以腮腺咬肌区常见，少数累及颌骨。
3.大量应用免疫抑制剂易诱发本病。
4.病变局部呈板状硬，边界不清，无压痛，表面皮肤呈棕红色。
5.累及腮腺咬肌则出现张口受限，咀嚼、吞咽疼痛。
6.病情发展则表面皮肤变软，出现多个小脓肿和窦道，经久不愈，常溢出浅黄色黏稠脓液，可发现硫黄样小颗粒。
7.急性期白细胞计数升高，血沉加快。

8.局部组织取活检可确诊。

9.中央型颌骨放线菌病 X 线摄片常显示多囊性改变。

【检查】

1.肿胀的部位、范围、程度、界限、活动度、有无窦道、溢脓等。

2.脓液中可查出硫黄颗粒。

3.细菌学检查可发现放线菌及放射状菌丝。

4.X 线检查、实验室检查、病理学检查可协助诊断。

5.需与颌骨成釉细胞瘤、黏液瘤等相鉴别。

【治疗】

1.全身应用大剂量抗生素，一般首选青霉素。

2.口服碘制剂如 5%~10%碘化钾等。

3.高压氧治疗。

4.局部用 l%~3%过氧化氢液冲洗等。

5.感染控制后行病灶、坏死组织或死骨等清除术：

(三) 颌面部梅毒 (syphilis)

【诊断依据】

1.不洁性行为史或与梅毒患者有密切接触史。

2.硬腭部最常见，可出现腭中线结节或弥散状肿块。

3.病情发展形成溃疡，可造成腭穿孔。

4.可破坏鼻中隔、鼻骨、上颌前牙区牙槽骨等，造成骨质缺损。

5.涂片检查梅毒螺旋体。

6.荧光梅毒螺旋体抗体吸附实验、血清学检查如性病研究实验 (VDRL)、血清不加热的反应素试验 (USR)、快速血浆反应素环状大片试验 (RPR)、免疫组化检验等可协助诊断。

7.病损区活检。

【检查】

1.有无局部结节、肿胀、溃疡或穿孔等。

2.涂片、实验室检查。病理活检等有助于诊断。

3.需与牙源性脓肿、恶性肉芽肿、鳞癌等相鉴别。

【治疗】

首先应行全身治疗，首选青霉素 G、砷、铋剂等联合治疗。

全身及局部病变控制后，可行局部组织缺损和畸形的修复和矫正术。

第十三节　口腔黏膜变态反应性疾病

一、药物过敏性口炎

因药物过敏单纯导致口炎为药物过敏性口炎，部位较为固定的皮肤损害称固定药疹。

病因

1.过敏性体质。

2.药物作为半抗原进入机体，产生相应抗体或致敏淋巴细胞，当再次接触同一药物后，机体产生变态反应。

临床特点

1.潜伏期用药后 24~48 小时发病，发病急。

2.口腔表现黏膜灼热、水肿、充血明显，水疱大小不等，多为大疱，疱破溃后局部糜烂疼痛，渗出多，可有痒麻感。

3.皮肤表现多形红斑、丘疹水疱，再次发作时局部热痒，暗红斑，多发生在固定位置。

4.实验室检查嗜酸性粒细胞计数可偏高。

诊断

用药史，发病急，红斑水疱，固定药疹可诊断。

治疗要点

1.查清致敏原并停用致敏药物。

2.全身用药抗组胺药物、糖皮质激素、维生素 C。

3.局部用药抗感染、止痛、收敛、防腐、生肌。

二、血管神经性水肿

血管神经性水肿是突然发作的皮肤、黏膜局限性水肿，消退迅速，又称巨大荨麻疹。病因相同致敏的抗原第二次进入机体时，引起变态反应，使血管通透性增加，引起水肿。

临床特点

1.好发部位面部疏松结缔组织，上唇多见，唇肥厚外翘。

2.局部表现弥散性、有弹性，非可凹性水肿，质韧，光亮如蜡，无压痛。

3.发作特点突然发生，逐渐消退，不留痕迹。

诊断

突然发生于面部疏松组织的有弹性的非可凹性水肿，光亮如蜡，无压痛。

鉴别诊断

1.蜂窝织炎局部有红、肿、热、痛炎症表现，压痛，多有牙痛史。

2.丹毒局部有红肿热痛，边界清楚。

3.肉芽肿性唇炎反复发作唇弥散性非可凹性水肿，色红或暗红，不能恢复。

治疗要点

1.去除过敏源。

2.应用抗组胺药物，或糖皮质激素。预后喉水肿时会引起窒息。

三、多形性红斑

多形性红斑是一种急性非感染性黏膜、皮肤病，在黏膜皮肤表现为多形红斑、紫斑、丘疹、水疱、充血、糜烂。病因多形性红斑病因不清，药物、食物、灰尘、微生物、情绪变化、寒冷、花粉均可成为过敏源引起变态反应。

临床特点

1.季节性发病春秋季多发。

2.病情发病急，病程2周，呈自限性。

3.发病年龄青少年多见，可发生于各年龄组。

4.全身反应头痛、发热、关节痛、乏力、食欲缺乏、胸闷。

5.口腔表现好发于口唇，其他部位亦可波及，大面积充血、红斑、水疱、糜烂，渗出多形成假膜，唇有厚血痂，口臭、流涎、淋巴结大，疼痛明显影响进食。

6.皮肤表现颜面、四肢、躯干对称分布的大小不等、形态不一的红斑丘疹水疱。典型病损为暗红色或浅褐色斑的中心有水疱，疱破成糜烂面，斑的周围绕有红晕，呈环状似虹膜，亦称虹膜状红斑。

7.斯一展综合征又称多窍糜烂外胚层病，为重型多形红斑，有以下特点。

（1）全身反应重：发热、乏力、头痛、畏光、咽痛。

（2）口腔皮肤表现严重：红斑水疱、糜烂溃疡融合成片，疼痛剧烈。

（3）眼结膜炎、角膜炎、全眼球炎及眼球穿孔。

（4）泌尿生殖器炎症：尿道炎、龟头炎、阴道溃疡。呼吸道炎症：肺炎、气胸。消化道炎症：食管炎、食管狭窄。

8.实验室检查白细胞增高，嗜酸性粒细胞增高，红细胞沉降率增快，可出现蛋白尿。诊断根据病史、发作特点、临床表现可进行诊断。

鉴别诊断

1.接触性口炎黏膜反复接触某种物质后发生炎症反应。

2.药物过敏性口炎有明确服药史，服药后24~48小时发病，典型病损为固定药疹。

3.疱疹性龈口炎儿童多见，有上呼吸道感染前驱症状，成簇的小疱，基底充血状。

4.天疱疮发病缓慢，大疱，疱破露出鲜红糜烂面，周边扩展阳性，病理为上皮内疱和棘层松解。

5.白塞综合征病程长，迁延反复，出现口腔、外阴溃疡，以及皮肤硬红斑、眼结膜炎等损害。

治疗要点

1.病因去除过敏源。

2.支持疗法维生素 C、维生素 B。

3.抗过敏抗组胺药、糖皮质激素。

4.局部治疗收敛、抗感染、止痛、防腐、生肌。

预后

少数重型多形红斑严重者可因结膜炎、脉络膜炎、虹膜睫状体炎造成视力减退或失明，因消化道、呼吸道炎症引起的机体衰竭、食管狭窄、气胸导致死亡。

第十四节　口腔黏膜溃疡类疾病

一、复发性阿弗他溃疡

复发性阿弗他溃疡，又称复发性口腔溃疡、复发性阿弗他口炎或复发性口疮，是最常见的口腔黏膜病，一般人群中患病率为 10%~20%，为周期性反复发作的疼痛性溃疡。病因复发性阿弗他溃疡病因尚不明确，发病与多种因素有关，如免疫学异常，特别是 T 细胞亚群的数量及功能异常，以及遗传因素、感染因素、心理因素、胃肠道疾患、维生素及微量元素（锌、铁、铜等）的缺乏、超氧化物歧化酶活性下降、微循环障碍、内分泌系统紊乱等。

临床特点临床可分为三型，即轻型口疮、口炎型口疮和巨型口疮。

1.轻型口疮 （1）可发生于口腔黏膜的任何部位，以舌、颊、唇、口底等非角化黏膜或角化较差的黏膜好发。

（2）溃疡数目不多，通常为 1~5 个不等，直径为 2~5 mm。

（3）为散在的圆形或椭圆形的浅表溃疡，表面微凹，上覆黄白色假膜，周围充血有清晰的红晕形成，局部有明显灼热疼痛感。

（4）溃疡有自限性，一般在 1~2 周内自愈，但经一定的间歇期后又复发，间歇期长短不一。

（5）无明显的全身症状和体征。

2.口炎型口疮

（1）溃疡基本特征同轻型口疮，但溃疡数目明显增多，可从十几个至几十个不等.散在分布呈口炎形式。

（2）溃疡小，直径仅 1~2 mm，可相互融合成较大溃疡。

（3）疼痛剧烈，溃疡周围充血水肿范围广泛。

（4）常伴有头痛、低热、困倦、淋巴结肿大等全身反应。

3.巨型口疮又称重型口疮、复发性坏死性黏膜腺周围炎或腺周口疮。

（1）发病情况与前两者相似，但为最严重的一型。

（2）溃疡深大，直径 0.5~2 cm，深及黏膜下层或黏膜腺周围，形如弹坑状，周围组织隆起，边缘不整，中央凹陷，基底微硬，表面有假膜。疼痛剧烈，可伴有淋巴结肿大。

（3）数目 1~2 个，好发于口角内侧，以及硬腭、软腭交界处或舌腭弓、咽旁等处。

（4）愈合时间较长，可达数周至数月。

（5）可形成苍白坚韧的瘢痕或伴有组织缺损。如瘢痕出现于口角处则张口受限，位于腭垂处则可致组织缺损或畸形。诊断根据溃疡周期反复发作的特征和病程有自限性，以及各型溃疡的临床特点即可确诊。

鉴别诊断

1.贝赫切特病（白塞病）本病病因不清，现认为属自身免疫病或纤维溶解系统功能障碍所致系统性疾病。该病与复发性口腔溃疡的口腔表现极为相似，但贝赫切特病病损特征除口腔表现为周期性反复发作的口腔溃疡外，尚有其他多个系统损害。

（1）皮肤：结节性红斑、毛囊炎、针刺反应阳性等。其中针刺反应阳性对诊断有一定价值。

（2）生殖器：表现为反复发作的溃疡性损害，发作频率低于口腔溃疡，主要部位为阴茎、阴囊、阴唇或肛门周围，溃疡深在，愈合时间长，疼痛明显。

（3）眼：眼部各部位均可受累，典型表现为虹膜睫状体炎、前房积脓和视网膜萎缩等。

（4）其他症状：本病还可出现长期低热、关节痛、消化道出血、血栓静脉炎等，严重者可并发中枢神经系统病变。

（5）实验室检查：红细胞沉降率增快，白细胞减少，免疫学表现异常。

2.口炎型口疮与疱疹性龈口炎的鉴别单纯疱疹为急性炎症，可累及牙龈及上腭等角化黏膜，有发热等前驱症状，病损特点为成簇的针尖大小的疱疹，患者多为婴幼儿，可有皮肤病损。

3.腺周口疮需与结核性溃疡、癌性溃疡鉴别

（1）结核性溃疡：有结核病史或结核病接触史，典型损害为鼠噬状溃疡，基底呈粟粒状小结节，边缘不整，表面有污秽假膜，基底无硬结。早期即有疼痛，溃疡长期不愈。病理检查可见特征性的结核结节。

（2）癌性溃疡：口内无刺激因素，无口腔溃疡反复发作史。溃疡深大呈菜花状，基底及边缘硬、有浸润，溃疡持久不愈，病变进展迅速。淋巴结坚硬粘连。病理检查可见癌细胞。

治疗要点

（一）局部治疗抗感染、止痛、促愈合。

1.局部药物 （1）含漱液：0.05%~0.12%氯己定液或复方氯己定液、0.1%依沙吖啶液，每次 10~15 ml，含漱 1~2 分钟，每日 2~3 次。

（2）止痛剂：1%~2%普鲁卡因液，饭前含漱止痛，用于溃疡面积广泛、疼痛明显者。

（3）散剂、膜剂、膏剂：如锡类散、冰硼散、养阴生肌散、西瓜霜、氯己定溃疡膜、蜂胶溃疡膜、溃疡膏、素高捷疗口腔膏、康乐宁膏等均有保护创面，促进病损愈合的作用。

2.物理疗法对经久不愈的腺周口疮或溃疡面积广泛者，可采用激光、红外线治疗仪等照射病损区，有助于止痛，促进愈合。

3.肾上腺皮质激素局部封闭对持久不愈或疼痛明显或范围较大的口腔溃疡，可用2%普鲁卡因1 ml加地塞米松2 mg于溃疡基底部注射。

（二）全身治疗

对于反复频繁发作且病情较重或长期不愈的溃疡，可辅以全身免疫治疗，以减少复发，促进愈合，提高疗效。

1.免疫调节剂或增强剂

（1）转移因子：上臂内侧或腹股沟内侧皮下注射，每次2 mg，每周1~2次，10次为一疗程。

（2）左旋咪唑：每次50 mg，每日3次，每周或每2周连服3日，停药4~11日，2~3个月为一疗程。用药前须查白细胞。

（3）胸腺素：可用于有细胞免疫功能低下的溃疡患者。每次5~10 mg，肌内注射，隔日1次，2~3个月为一疗程。

2.免疫抑制剂沙利度胺可用于发作频繁且病情较重的老年患者。因有致畸作用，孕妇禁用，用前须化验白细胞及肝、肾功能等。每片25 mg，100 mg/d，每日2次。

二、创伤性溃疡

创伤性溃疡为机械性刺激引起的口腔黏膜损害，刺激因素可分为持久性或非持久性。持久性刺激因素，如残根、残冠、不良修复体等；非持久性刺激因素，如意外的机械物理损伤等。

临床特点

1.发病部位最易发生在经常与硬组织紧密接触而又不断移动的部位，如舌缘、颊部等。

2.病损表现轻刺激致黏膜发红；重刺激导致溃疡形成，溃疡形状不规则，部位、形态常与刺激物形状相吻合。长期的刺激可导致深溃疡形成，或出现白色角化病损及产生增生性病变。

3.病情变化无反复发作史，自觉症状不明显。有继发感染时，疼痛明显，邻近的淋巴结可有肿大。

4.特殊类型创伤性溃疡

（1）舌系带溃疡：又称Riga病，专指舌系带短的婴儿，由于下颌乳中切牙萌出后，切缘锐利，导致舌系带发生糜烂溃疡，长时间后转变为增生性、炎症性、肉芽肿性溃疡，质地较韧，影响舌运动。患儿啼哭不安。

（2）Bednar口疮：因用过硬的橡皮奶头人工喂养婴儿所致擦伤性糜烂。多见于硬腭后部黏膜，溃疡表浅，多为双侧对称分布。婴儿哭闹不安。

（3）黏膜血疱：有急性创伤史或吞咽干粗硬食物史，好发于颊黏膜颌线处或软腭，早期为鲜红色或紫红色血疱，界限清楚，壁薄，颌线区损害较小，软腭血疱较大。疱破后形成鲜红色糜烂面，界限清楚，疼痛明显，影响吞咽及说话。

（4）自伤性溃疡：多见于精神因素、不良习惯或有癫痫的儿童，如咬唇、咬舌、咬颊、吮吸拇指、咬异物等。溃疡表浅或为深裂纹，表面渗出少，边缘整齐。严重者可造成组织缺损或基底有肉芽增生。

诊断

1.病因明确，为机械性刺激所致。

2.表现多为溃疡性损害，或为黏膜充血、白色角化及增生性的病变。溃疡的部位及形态与创伤因子相吻合。

3.无复发史，疼痛不明显。

4.去除局部刺激，病损可很快消退。

鉴别诊断

1.腺周口疮具有周期性反复发作的病史，无刺激因素，溃疡多发，有自限性，愈合可留有瘢痕。

2.其他癌性溃疡、结核性溃疡和癌性溃疡，亦需与创伤性溃疡鉴别。

治疗要点

1.去除局部刺激因素，如拔除残根、残冠、修改义齿等，或纠正不良习惯。

2.局部可用抗感染、防腐、止痛、收敛性药物。

3.未破血疱可用消毒针刺破或吸出疱内的液体。系带损伤者，须调磨锐利牙尖，改变喂养方式，必要时须做舌系带修整术。

第十五节　口腔黏膜斑纹类疾病

一、白斑

白斑为口腔黏膜的白色斑块，在临床及病理上均不能诊断为其他疾病者，不包括由物理化学因素引起的白色病变，属癌前病变。

癌变诱因

1.与白斑的临床类型有关，溃疡型、颗粒型易恶变。

2.口底、舌缘及舌腹部、口角联合区为高度危险区。

3.非吸烟者比吸烟者发生癌变的概率要大。

4.女性患者发生上皮异常增生和癌变的比率高于男性。

5.年龄越大，出现危险的概率越大。

6.伴病毒、梅毒及念珠菌感染的白斑易癌变。

病理变化

1.上皮变化表现为单纯性的上皮增生和上皮异常增生。

2.结缔组织的变化主要是以淋巴细胞、浆细胞浸润为主的慢性炎症，并有血管扩张或血管周围炎。临床分型白斑分为均质型及非均质型。非均质型又可分为疣状白斑，结节性白斑（颗粒性）和溃疡性白斑。

临床特点

1.好发人群好发于 40~60 岁，男多于女。

2.好发部位依次为颊、唇、舌、腭、牙龈、牙槽嵴等。

3.均质型表现为黏膜表面均匀的白色斑块，边界清楚，微高于黏膜表面，表面略粗糙，可有细小的裂纹或呈皱纸状，无明显的不适或轻度粗涩感。

4.非均质型

（1）疣状型：为黏膜表面乳白色斑块，厚而高起，表面呈刺状或结节状突起，质地较硬韧，有明显的粗糙感。

（2）溃疡型：为在白斑表面发生溃疡，伴有明显的疼痛。颗粒型、均质型均可演变为溃疡型。

（3）颗粒型：是在发红的黏膜表面出现细小的颗粒样的白色角化病变，多有刺激痛。

癌变指征

1.病变区表面出现凹凸不平，颗粒样病损。

2.病变区基底变硬，有溃疡形成。

3.病损出现明显的疼痛。

4.甲苯胺蓝染色阳性。

5.脱落细胞涂片检查出现异形细胞。

6.病理检查出现重度上皮异常增生或原位癌。诊断根据病史及各型临床表现，结合组织病理学检查可做出正确的诊断。

鉴别诊断

1.白色水肿黏膜呈淡白色，柔软，用口镜牵拉，白色变浅或消失，与吸烟或局部刺激有关。组织学表现上皮细胞水肿。

2.白色角化症有明确的机械刺激因素，表现为灰白色边界不清的斑块，平滑柔软。病理表现为上皮过度角化，去除刺激后白色病损逐渐消退。

3.白色海面状斑痣又称白皱襞病，多有家族遗传史，表现为黏膜表面局限性珍珠样的白色或乳白色斑块，质软有弹性如海绵状，无明显自觉症状。鼻腔、外阴、肛门及直肠也可有病变。

4.皮脂腺异位又称法狄病，为散在的或丛集成片的粟粒大小黄色小丘疹，以颊唇黏膜多见，无任何自觉症状。组织表现固有层内嵌有正常皮脂腺。

5.念珠菌性白斑好发于口角内侧的三角区，表现为均匀致密的白色斑块，多伴有口角炎或黏膜发红。氢氧化钾溶液涂片或唾液培养可见菌丝，活检加 PAS 染色可证实。

6.扁平苔藓舌背扁平苔藓多为浅白色斑块，除表现舌乳头萎缩外，尚可发生糜烂、溃疡及白色网纹状病损，可伴有皮损。组织病理学表现有助于鉴别。

治疗要点

1.去除刺激因素，如戒烟、调磨锐利牙尖、拔除残根、残冠等。

2.控制病毒、梅毒、真菌感染。

3.均质型白斑，面积局限者应手术切除或局部涂擦 0.3%维 A 酸软膏，面积广泛者可采用激光或 Ks 治疗仪分次分批照射。

4.对非均质型白斑，应尽可能地手术切除，或采用激光、冷冻等疗法。

5.维生素 A，每次 2.5 万 u，每日 3 次，口服。

6.定期复查，一般 3~6 个月复查一次。

二、红斑

红斑是指口腔黏膜上出现的鲜红色、天鹅绒样的斑块，在临床及病理上均不能诊断为其他疾病者。红斑是一种少见的癌前病变，应早发现，早诊断，早治疗。病因红斑病因尚不明确，比白斑更具癌变倾向。病理表现上皮萎缩、上皮异常增生或已为原位癌或早期浸润癌。

临床特点

1.好发人群多见于 40~50 岁或更大年龄。

2.斑块的特点为边界清楚的红色斑块，表面凹陷或平伏，用玻片压红斑不褪色，局部抗感染治疗不消退，无明显自觉症状。

3.临床分型可分为均质型和非均质型红斑。

（1）均质型红斑：多见于颊、软腭，病变鲜红，形状不规则，边界清楚，质地柔软，可有轻度不适或疼痛。

（2）非均质型红斑：又可分为红白斑（间质性红斑）及颗粒红斑。①红白斑表现为红白病损间杂，红斑中出现不规则的白色斑点，以舌腹、口底多见。②颗粒红斑为红斑表面有红色颗粒。此型最严重，常为原位癌或早期浸润癌。

诊断

1.主要根据临床表现，为边界清楚红色斑块，表面光滑或有颗粒，无明显自觉症状。

2.全身和局部无明显的感染或刺激因素。

3.一般的抗感染及对症治疗无效。

4.病理学检查可明确诊断。

鉴别诊断

1.义齿性口炎义齿承托区黏膜可见明显的红斑，范围与义齿基托相符。病损区涂片或培养阳性。抗真菌治疗有效。

2.扁平苔藓萎缩型扁平苔藓应与红斑鉴别。扁平苔藓除红色病变外，尚有白色角化斑纹及糜烂、溃疡等多种病损，部分患者伴有皮损。组织病理学表现与红斑不同。

3.慢性盘状红斑狼疮病变好发于下唇，病损中央呈凹陷性的盘状红斑，可发生糜烂，周围有放射状白纹，面部皮肤蝴蝶样红斑损害。组织病理表现不同。

治疗要点

1.去除所有的刺激因素。

2.抗感染治疗，若 1~2 周后无好转，应及时活检。

3.红斑极易癌变，一旦确诊，不易保守治疗，应手术切除或作激光、冷冻、放疗等。

三、盘状红斑狼疮

盘状红斑狼疮是结缔组织病的一种，结缔组织发炎、增生、纤维变性，是慢性反复发作又能暂时缓解的自身免疫性疾病。以黏膜皮肤损害为主，5%可能转变成系统性红斑狼疮。

病因

1.先天易感因素患者的人类白细胞抗原频率增加。

2.后天刺激因素

（1）病毒细菌感染：感染使自身组织成为抗原，引起免疫反应。

（2）日光照射：使DNA成为自身抗原或使潜伏体内的病毒活化，诱发免疫反应。

（3）寒冷刺激、内分泌紊乱、精神创伤：亦能诱发免疫反应。

病理

1.组织病理上皮过度正角化，角质栓形成，上皮钉萎缩变薄，上皮基底细胞液化变性，胶原纤维玻璃样变性及断裂，毛细血管扩张，内有玻璃样血栓，淋巴细胞浸润。

2.免疫病理基底膜处有免疫蛋白及补体沉积（狼疮带），大量淋巴细胞和浆细胞浸润。

临床特点

1.好发人群男女比例为1:3，发病多在20~45岁。

2.病程特点自然发病、病情反复迁延、有自限性。

3.皮肤表现

（1）好发部位：面部突起部分，如前额、鼻、颧；耳郭、躯干、四肢皮肤也可发病。

（2）形态特点：边缘清楚的桃红色斑，中心凹陷，表面覆有鳞屑，周围放射状扩张血管，典型病损为"蝴蝶斑"。

4.口腔表现下唇多见，不发生在下唇的极少；其次为颊，少数为舌、腭。

5.病损特点

（1）新鲜病损：鲜红色斑，中央萎缩，糜烂从萎缩开始，周围角质性脱屑，毛细血管扩张呈放射状，病损向皮肤蔓延，黏膜.皮肤界限模糊，唇部易出血、结痂、疼痛。

（2）陈旧病损：萎缩、瘢痕、角化，出现白色放射状白纹、黏膜脱色或色素沉着。

（3）唇部典型表现：糜烂发生前及愈合期，黏膜侧出现1~2 mm长的细白纹放射平行排列；皮肤侧水肿高起，有黑褐色色素沉着及白色小点（角质栓），白纹、色素及小点消失后留有桃红色盘状病损及模糊的黏膜皮肤线。

6.实验室检查红细胞沉降率增快，球蛋白增高，多种组织抗体（类风湿因子、抗核抗体）阳性。诊断典型病损、病理及直接免疫检查可确诊。

鉴别诊断

1.多形红斑发病急，典型皮损为虹膜样红斑，大面积的充血糜烂，渗出多。

2.天疱疮薄壁疱，边缘扩展阳性，疱底脱落细胞用吉姆萨染色，可见天疱疮细胞。

3.类天疱疮病程长发病缓，好发于牙龈黏膜，厚壁疱，直接荧光染色基底膜处可见免疫球蛋白抗体。

4.扁平苔藓丘疹样皮损，典型口腔病损为网状白色角化纹，对称出现。

5.慢性唇炎寒冷干燥季节发病，唇部脱屑、皲裂、结痂，无皮损。

治疗要点

1.避免诱因避光、避寒冷、调节内分泌、注意情绪。

2.全身治疗常用药物有维生素、磷酸氯化奎宁、皮质类固醇。

3.局部治疗给予抗感染、止痛、防腐、生肌的药液、药膏、散剂等。长期不愈病损可应用糖皮质激素类药物局部封闭。预后本病亦称癌前状态，有癌变倾向，癌变率约为1%。

四、扁平苔藓

扁平苔藓发生在皮肤.黏膜的慢性浅在的非感染性疾病，女性多于男性，多在中年发病，是口腔黏膜常见病。病因本病病因不明，发病与下列因素有关。

1.精神因素患者发病前多有不愉快生活事件，其人格特点倾向不稳定型，易焦虑忧郁。

2.局部刺激因素牙缘刺激，不同金属修复体电位差，对银汞的接触性变态反应。

3.系统疾病因素扁平苔藓病情与糖尿病、甲状腺功能亢进症、肝炎、高血压、消化不良等全身性疾病有关。

4.内分泌因素病情与妊娠、围绝经期有关。

5.其他可能与免疫因素、遗传因素、微量元素缺乏、感染因素有关。

病理

1.组织病理固有层内淋巴细胞浸润带，上皮基底层细胞液化，上皮表层过度不全角化，棘细胞层增厚或萎缩，上皮钉突不规则增生，上皮及固有层有胶样小体。

2.免疫病理固有层T淋巴细胞浸润，基底膜附近有纤维蛋白原沉积，胶样小体内多种免疫蛋白。

临床分型

1.非糜烂型 （1）普通型：在基本正常的黏膜上有白色角化斑纹。 （2）充血型：在充血的黏膜上有白色角化斑纹。

2.糜烂型表浅糜烂，上覆暗黄色假膜，周围有充血及白色角化斑纹。

临床特点慢性反复发作，病情时轻时重，可迁延数年。

1.皮肤表现

（1）多角形针尖豆粒大小丘疹，顶部扁平，表面有蜡样角质薄膜，可融合成椭圆形斑块，表面覆鳞屑，有细白纹。多发生在前臂、手腕、下肢、颈部。

（2）指甲变薄似被利刃削去一层。

（3）外阴对称性不规则灰白网状角化纹。

2.口腔表现

（1）好发部位：依次为颊、舌、唇、龈、腭。病损对称发生，常多部位受累。

（2）病损形态：针尖大小珠光样白色角化丘疹组成线条状、网状、环状、斑块状，病损还有红斑充血、溃疡糜烂、萎缩、水疱、色素沉着。不同形态病损可同时存在同一口腔中，最常见的典型表现为稍隆起的灰白色珠光条纹交织成网，其间可有充血、萎缩糜烂。诊断根据临床表现和病理表现诊断。

鉴别诊断

1.白斑扁平苔藓的斑块样病损需与白斑鉴别。扁平苔藓病损色灰白透蓝色，表面平滑有光泽，质地软有弹性，张力正常，病损常对称发生，在口腔其他部位可找到网状白纹等病损。白斑多单发，白垩色，边界清，表面粗，触之硬，无弹性，无症状，变化少。

2.盘状红斑狼疮扁平苔藓的唇部病损需与盘状红斑狼疮鉴别。扁平苔藓白纹为网状，病损一般不向皮肤扩展，故唇红皮肤线清晰。盘状红斑狼疮典型白纹为放射状平行排列，病损向皮肤扩展，唇红皮肤线不清。两者皮损特点不同，病理、免疫病理不同，直接荧光染色盘状红斑狼疮基底膜有狼疮带。

3.皮肤腺异位丘疹样病损需与皮脂腺异位鉴别。扁平苔藓是珠光样白色丘疹，略高出黏膜，异位皮肤腺是油黄色，小米粒大小，在黏膜下方。

4.其他疾病引起的剥脱性龈炎扁平苔藓发生在牙龈的病损需与许多疾病的剥脱性龈炎表现鉴别，如天疱疮、类天疱疮、银屑病、良性淋巴组织增生病，这些病在牙龈上出现充血、水肿发亮、上皮剥脱、糜烂、敏感等症状。龈扁平苔藓亦有类似病损，结合其他部位可发现网状白纹等典型扁平苔藓病损不难鉴别诊断。

治疗要点

1.全身治疗（1）调节情绪，心理治疗。（2）调节神经及上皮代谢：谷维素、维生素A、维生素C、维生素E、维生素B。

（3）免疫抑制剂：免疫抑制剂用于长期慢性严重病例，糖皮质激素、雷公藤、昆明山海棠。免疫调节剂常用左旋咪唑、胸腺素、转移因子等。

2.局部治疗

（1）去除刺激因素：去除牙石菌斑、刺激源。

（2）保持口腔卫生：用含漱剂漱口。

（3）局部病损用药：应用止痛、防腐、生肌、消炎的膏、膜、散等。长期不愈病损可局部封闭地塞米松。斑块样病损可用维A酸软膏。

（4）物理疗法：激光、冷冻治疗。

预后

扁平苔藓预后较好，对长期糜烂、溃疡、斑块型扁平苔藓及病理表现为不典型增生者应积极治疗追踪观察，以免癌变。

（刘雪荣 宋丹 刘成彬）

第十章　普通外科常见疾病治疗

第一节　甲状腺功能亢进症

【概述】

甲状腺功能亢进症简称甲亢，是由各种原因导致正常的甲状腺素分泌的反馈机制丧失，引起循环中甲状腺素异常分泌增多而出现的以全身代谢亢进为主要特征的疾病的总称。

（一）甲状腺甲亢

1.毒性弥漫性甲状腺肿（tixuc diffuse goiter）即 Graves 病。主要有自身免疫机制所致，甲状腺为双侧弥漫性的肿大，可有突眼症，又称弥漫性甲状腺肿伴功能亢进症，突眼性甲状腺肿。

2.自主性高功能甲状腺结节或腺瘤　本病与多克隆细胞株 Gsa 突变有关，结节可多个或单个，甲亢起病缓慢，无突眼甲状腺扫描呈热结节，且不为外源性甲状腺激素抑制。结节外甲状腺组织摄碘功能因垂体分泌 TSH 功能受甲状腺激素所抑制而减低，甚至消失，多个高功能结节应和多结节性甲状腺肿伴甲亢相区别。

3.多结节性甲状腺肿伴甲亢　又称毒性多结节性甲状腺肿（Plummer）病，病因不明，常为甲状腺结节性肿大，患者多年后出现甲亢症状，甲状腺扫描特点为摄碘功能呈不均匀分布，外源性 TSH 和甲状腺激素并不改变摄碘功能。

4.碘愿性甲状腺功能亢进症（简称碘甲亢）与长期大量摄碘或含碘药物有关。患者的甲状腺碘代谢常有缺陷，可伴有结节，无突眼。

5.甲状腺滤泡样或乳头样癌　可因肿瘤产生过多甲状腺激素而引起甲亢。

（二）垂体性甲亢

由于垂体肿瘤分泌过多 TSH，常同时有肢端肥大症，颇罕见，部分患者可因下丘脑产生 TRH 过多引起血清催乳激素增多。

（三）异位 TSH 综合征

绒毛癌、葡萄胎、支气管癌和直肠癌等恶性肿瘤均可分泌 TSH 样物质而引起甲亢。严格来说此病也是一种异位性甲状腺激素分泌过多症。

（四）卵巢甲状腺肿

卵巢畸胎瘤中含有甲状腺组织，可引起甲亢。

（五）医源性甲亢

由于摄入过多的甲状腺激素所引起。

（六）由于亚急性甲状腺炎、慢性淋巴细胞性甲状腺炎及放射性碘或手术损伤等。由于甲状腺滤泡的破坏，甲状腺激素溢出进入血循环，可引起一过性甲亢。

【病因及发病机制】

本病的病因和发病机制至今尚未明确，但根据近二三十年的研究证实，本病主要是在遗传基础上由精神刺激等应激因素而诱发自身免疫反应所致。多数人认为，可能是由于病体 Ts 细胞的免疫监护系统和调节功能有遗传性缺陷，当出现精神刺激、感染等应激状态时，体内免疫稳定性被破坏，引起产生甲状腺刺激性免疫球蛋白（TSL）的 B 细胞增生，分泌大量自身抗体 TSL 而致病。发病后，T3、T4 增高，作用于淋巴细胞影响免疫机制，使病情继续恶化。精神因素等应激状态诱发本病，推测可能为应激反应影响 T 细胞的监护功能，使部分遗传缺陷者恶化而发病。

【临床特点】

甲状腺肿大、性情急躁、易激动、失眠、怕热多汗、食欲亢进但消瘦明显。心悸、脉快有力、脉压增大、内分泌功能紊乱（如月经失调、阳痿等）。

1. 高代谢综合征 患者怕热、多汗。常有低热，发生危象时可出现高热，患者常有心动过速、心悸、食欲亢进等表现。

2. 神经系统 易激动，精神过敏，舌和手掌向前伸出时有细震颤，失眠紧张，思想不集中，焦虑烦躁，多猜疑等，有时出现幻觉，甚至亚躁狂症。

3. 甲状腺肿大 轻、中度弥漫性肿大，质软，无压痛。其肿大程度与病情轻重无关。于两侧上下极常可听到收缩期吹风样杂音，重时能扪及震颤。

4. 突眼

（1）非浸润性突眼：因交感神经兴奋性增高所致，多为双侧。表现为：①睑裂增宽，少瞬目（Stellwsg 征）；②上睑挛缩，下视时上睑不能随眼球运动迅速下落（von Graefe 征）；③上视时前额皮肤不皱起（Jlffroy 征）；④眼球辅辏反应差（Mobius 征）。

（2）浸润性突眼：又称"内分泌性突眼"、"眼肌麻痹性突眼症"或"恶性突眼"，较少见，病情较严重。也可见于甲状腺功能亢进症状不明显或无高代谢症的患者中，主要由于眼外肌和球后组织体积增加、淋巴细胞浸润和水肿所致。

5. 心血管系统 可出现心动过速，静息或睡眠时心率仍快为本病的特征之一。心律失常以期前收缩最常见，常为房性，房颤也较常见。心尖区第一心音亢进，常可闻及收缩期吹风样杂音。

6. 消化系统 多食，易饥，消瘦，大便次数增多，无黏液及脓血。甲状腺激素对肝脏也有直接毒性作用，可致肝肿大和转氨酶升高。

7. 血液系统 可有粒细胞减少，血小板低，偶有血小板减少性紫癜。贫血常见。

8. 生殖系统 女性月经稀少或闭经，男性可有乳房发育、阳痿。

9. 运动系统 肌肉软弱无力。慢性甲亢性肌病多见于老年人，四肢近端肌肉最常受累。周期性瘫痪多见于年轻男性，发作时血钾低，有时伴低血镁。饱餐、糖负荷及精神因素可诱发发作。重症肌无力常与 Graves 病同时发生，二者均为自身免疫病。

10.皮肤及肢端　小部分患者有典型对称性黏液性水肿，此与甲状腺功能减退症者类似，均与皮肤的自身免疫性损害有关。多见于小腿胫前下段，有时可见于足背和膝部、面部、上肢，胸部甚至头部。初起呈暗紫红色皮损、皮肤粗厚，以后呈片状或结节状叠起，最后呈树皮状，可伴继发感染和色素沉着。少数患者尚可见到指端软组织肿胀，呈杵状，掌指骨骨膜下新骨形成，以及指（趾）端粗厚。

11.特殊表现

（1）淡漠型甲亢：多见于老年患者，甲状腺激素增多综合征及眼征、甲状腺肿大均不明显，而主要表现为淡漠、乏力、消瘦、嗜睡、反应迟钝。

（2）甲状腺性心脏病：在已明确甲亢病诊断的基础上，具有下列一项或以上异常，且未证实有其他心脏病即考虑诊断。①心脏增大；②显著的心律失常：心房纤颤最常见，频发房性、室性早搏或房室传导阻滞；③心力衰竭：左心和（或）右心衰竭均可发生，右心衰竭较常见，为高排出量性心力衰竭。经抗甲亢治疗，甲状腺功能亢进缓解时心脏异常常好转或完全恢复则可确诊。

（3）T 型甲亢：临床表现与普通甲亢无异，但症状较轻，其特征为 TT3、FT3 升高，促甲状腺激素（TSH）降低，但 TT4、FT4 正常。

（4）亚临床甲亢：其特征为血 T3、T4 水平正常，TSH 降低，无或仅有轻度甲亢表现。

【辅助检查】

1.基础代谢率测定　用基础代谢率测定器测定，较可靠；也可根据脉压和脉率计算，常用计算公式为：基础代谢率%=（脉率+脉压）−111，以±10%为正常，+20%~+30%为轻度甲亢，+30%~+60%为中度甲亢，+60%以上为重度甲亢。测定必须在清晨、空腹和静卧时进行。

2.甲状腺摄 131I 率测定　正常甲状腺 24 小时内摄取的 131I 量为总入量的 30%~40%，若 2 小时内甲状腺摄 131I 量超过 25%，或 24 小时内超过 50%，且吸 131I 高峰提前出现，都表示有甲亢，但不反映甲亢的严重程度。

3.血清 T3、T4 含量测定　甲亢时 T3 值的上升较早而快，约可高于正常值的 4 倍；T4 上升较迟缓，仅高于正常的 2.5 倍，故测定 T3 对甲亢的诊断具有较高的敏感性。诊断困难时，可作促甲状腺激素释放激素（TRH）兴奋试验，即静脉注射 TRH 后，促甲状腺激素（TSH）不增高（阴性）则更有诊断意义。

【治疗】

甲状腺次全切除术是目前常用而有效的方法。单以抗甲状腺药物治疗，约 50% 的病人不能恢复工作，而经手术治疗的只有 5%。

1.适应证　①中度以上原发甲亢（BMR 高于+30%），内科治疗无明显疗效者或内科治疗 4~5 个月后疗效不巩固者；②继发甲亢或高功能腺瘤；③腺体较大，伴有压迫症状或胸骨后甲状腺肿；④抗甲状腺药物或131碘治疗后复发者；⑤妊娠早、中期（5个月以内）具有以上指征者。

2.禁忌证 ①症状较轻者；②青少年患者；③老年病人或因器质性疾病不能耐受手术者。

3.术前准备

1）全面检查 ①颈胸部X线，了解气管、腺体位置及心脏大小；②心电图；③喉镜检查声带功能等。

2）药物准备 主要目的是降低BMR。

（1）中度甲亢：指脉率100~120次/min，BMR+30%~+60%者。应服用复方碘溶液，每次10滴，3次/d，共约2周，病人情绪稳定、睡眠好转、体重增加，脉率<90次/min，BMR<+20%便可进行手术。

（2）重度甲亢：指脉率>120次/min，BMR>+60%者先用抗甲状腺药物，如他巴唑或卡比马唑，每日20~40mg，约服3~4周，症状缓解，BMR正常后，再服碘溶液1~2周。

（3）对碘剂或抗甲状腺药物不能耐受或不起作用者：普萘洛尔口服20~60mg，每6小时1次，共约4~7d，心率正常后即可手术。最后1次口服普萘洛尔要在术前1~2小时，因普萘洛尔在体内的有效半衰期不到8小时。术前不用阿托品，以免心动过速。

（4）精神紧张，心率快者：给予镇静、安眠药和利舍平0.25mg，每日3次，或普萘洛尔10mg，每日3次。

4.术后处理

（1）清醒后半卧位，注意生命体征（血压、脉搏、呼吸等），禁食1天，次日可进流食，输液3天。

（2）根据术前用药，术后分别服用复方碘溶液10滴，3次/d，共1周；也可用心得安20~60mg，6小时1次，共4~7d。

第二节 急性乳腺炎

【概述】

急性乳腺炎是乳房的急性化脓性炎症，感染的致病菌主要是金黄色葡萄球菌，常见于产后3~4周的哺乳期妇女，初产妇多见。

【病因及发病机制】

（一）病因

除产后全身抗感染能力下降时外，有以下两方面的原因：

1.乳汁淤积 乳汁淤积有利于入侵细菌的生长繁殖。淤积的原因有：①乳头发育不良（过小或内陷）妨碍哺乳；②乳汁过多或婴儿吸乳少，以致乳汁不能完全排空；③乳管不通，影响排乳。

2.细菌入侵 乳头破损使细菌沿淋巴管入侵是感染的主要途径。婴儿口含乳头睡觉或婴儿患口腔炎也有利于细菌直接侵入乳管。致病菌以金黄色葡萄球菌为主。

(二) 发病机制

发病多在产后 2~4 周。病原菌以金黄色葡萄球菌为主，链球菌次之。病原体可自孕妇皮肤、手、用具及婴儿鼻咽腔经乳头裂口进入，经淋巴管侵入乳叶间质，形成蜂窝织炎，或直接由乳管侵入，有乳汁淤积时更利于细菌滋生，促进感染。由乳腺管侵入的感染，往往先局限于一个乳腺小叶。产妇身体其他部位如上呼吸道有感染灶时，细菌也可经血行引起乳腺感染。

【临床特点】

1.发病初期感乳房肿胀疼痛，局部出现红肿且具有压痛的肿块，同时可有发热等全身症状。

2.随炎症的发展，则上述症状更为加重，炎性肿块增大，疼痛呈搏动性。

3.患侧腋窝出现肿大淋巴结，疼痛或压痛。

4.白细胞计数明显升高。

5.脓肿形成，表浅脓肿易发现，深部脓肿可经穿刺或 B 超发现。脓肿可以是单房，但多房性者常见，表浅脓肿可自行溃破。

6.感染严重者可并发脓毒血症。

【辅助检查】

(1) 常规检查

1) 血常规：白细胞计数可出现不同程度升高，常伴有核左移现象，严重者亦可出现中毒颗粒。

2) 穿刺抽吸：压痛最明显处穿刺，若抽到脓液表示脓肿已形成。

3) 乳房 B 超：有助于确定炎性病灶有无脓肿形成。乳腺炎时，显示炎性肿块边缘模糊、界限不清，内回声增强.但分布不均且压痛。形成脓肿时边缘清楚，边界增厚，中间可见脓腔的无回声区.内可见有强光点和强光团回声，后方回声增强。

(2) 可选择检查：脓液细菌培养加药物敏感实验，随着抗生素应用的增多，应警惕原发性耐药菌株感染的可能，必要时应尽早行脓液细菌学培养及药物敏感试验，以指导临床用药。

3 鉴别诊断 本病可与积乳囊肿、浆细胞性乳腺炎及乳腺结核等混淆，但主要与炎性乳腺癌相鉴别。

炎性乳腺癌：多发生于年轻妇女，其皮肤病变范围一般较广泛，尤以乳腺下半部为甚。皮肤颜色为一种特殊的暗红或紫红色，皮肤肿胀呈橘皮样。乳腺一般无明显疼痛和压痛，可触及无痛性肿块，并可伴同侧腋窝淋巴结肿大。全身炎性反应较轻或无。临床鉴别困难时往往需要病理确诊。

【治疗】

原则是消除感染、排空乳汁。根据炎症不同阶段而采取不同的治疗措施，方法有非手术治疗和手术治疗。

1.炎症初期，卡他性炎症期 仅有轻度肿胀，尚无皮肤红肿及全身寒战高热时，即仅有乳汁淤积，而无细菌感染阶段.主要采取非手术治疗。

（1）卧床休息，安静睡眠。

（2）佩戴乳罩，将乳房托起，减轻症状。

（3）局部冷敷.清洗乳头，可用注射器吸出，清除乳管开口堵塞物，亦可用吸乳器排除淤积的乳汁，起到引流作用。

（4）局部封闭疗法：可用 0.25%~0.5%的普鲁卡因加庆大霉素或青霉素，于患乳的基底部或周围封闭注射治疗。

2.急性蜂窝织炎期 此期尚未形成脓肿，是治疗的关键阶段，非手术治疗处理得当可防止形成脓肿，避免手术治疗。

（1）全身治疗：因主要病原菌为金黄色葡萄球菌，可不必等待细菌培养的结果即可给予抗感染治疗。首选青霉素。若青霉素过敏，则应用头孢菌素或红霉素。如治疗后病情无咀显改善，则应重复穿刺以证明有无脓肿形成.以后可根据细菌培养结果指导选用抗菌药。抗菌药物可分泌至乳汁，因此如四环素、氨基糖苷类、磺胺类和甲硝唑等药物应避免使用，以免影响婴儿。

（2）局部治疗：可用 25%硫酸镁局部湿热敷，每次 20~30 分钟，每日 3~4 次；亦可用 1：1 粥状甘油硫酸镁、鱼石脂油膏（依克度）外敷。如有乳头皲裂或破损，可用 3%硼酸溶液清洗干净后外敷消炎软膏促进愈合。

（3）回乳或中断哺乳：炎症初期可继续哺乳，以防止乳汁淤积，但哺乳前后应清洗乳头及其周围和婴儿口腔。对停止哺乳者可用手法或吸乳器排乳，达到疏通乳管作用。

（4）物理疗法：可用超短波、超声波、音波和红外线理疗促进炎症吸收。

（5）中医治疗：应用清热解毒之中药亦有良好效果：蒲公英、野菊花各 9g，水煎服；瓜蒌牛蒡汤加减——熟牛蒡、生山栀、银花、连翘各 9g，全瓜蒌（打碎）、蒲公英各 12g，橘皮、叶各 4.5g，柴胡 4.5g，黄芩 9g。

3.脓肿形成期 应停止或中断哺乳（一般健侧乳房不需要停止哺乳，因停止哺乳不仅影响婴儿喂养，且为乳汁淤积提供了条件。但患侧要停止哺乳，以防炎症扩散）。可口服溴隐亭 1.25mg，每日 2 次，共 7~14 日；或己烯雌酚 1~2mg，每日 3 次，共 2~3 日；或肌内注射苯甲酸雌二醇，每次 2mg，每日 1 次，共 5~7 日；或中药炒麦芽 60g 水煎，每日 1 剂，共 2~3 日；给予高热量、高蛋白、高维生素等易消化吸收饮食；有败血症时，亦可多次少量输入新鲜血液，增加机体抗感染能力；选用适当的广谱抗生素，可根据药敏试验针对性选用敏感抗生素。

但如此时仅用抗生素治疗，则可导致更多的乳腺组织遭受破坏，应及时采取手术治疗。可根据脓肿严重程度选择穿刺排脓或切开引流法。

（1）穿刺排脓疗法：若波动不明显，可行穿刺排脓疗法。抽出脓液，用生理盐水冲洗脓腔，然后注入庆大霉素或青霉素，每日一次，一般经 3~4 次处理，方可治愈，免去了手术切开引流的伤害和痛苦。

（2）脓肿切开引流术：乳房脓肿形成，经上述治疗无效，应立即采取脓肿切开引流术。其注意事项有：

1）适应证：检查有脓肿波动，即波动试验阳性；局部试穿抽出脓液者，应立即引流。

2）切口选择：一般选用放射状或轮辐状切口，避免伤及乳管，形成乳瘘；乳晕下脓肿应沿乳晕边缘作弧形切口；深部脓肿或乳房后脓肿可沿乳房下缘做弧形切口，经乳房后间隙引流之；脓腔较大时，可在脓腔的最低部位另加切口做对口引流。

3）麻醉选择：一般选择局部浸润麻醉即可获得良好的麻醉效果。

4）通畅引流：切口要够大，与波动明显处切开，低位切开，便于体位引流。脓肿如超越两个象限者，亦可行对口引流。切开后探查脓腔，以手指轻轻分离脓肿的多房间隔，以利引流。

5）避免副损伤：切口选择合适，避免伤及乳管，形成乳瘘；对乳房内脓肿，避免损伤乳房内动脉。

6）细菌培养及药敏试验：引流的脓液必须做化脓菌涂片或细菌学培养以及抗生素敏感试验，以利有的放矢的选用敏感的抗生素治疗。

7）引流物选择：不宜采用管状或膜状引流物。可采用干纱布、油纱布、油纱布包裹干纱布填塞三种方法，尤以后者为佳。

8）术后换药：若敷料渗湿较轻，可于术后第三日开始换药；若敷料渗湿较严重，则可适当增加换药频率。换药时要不断清除创腔内坏死组织、脓苔、异物（如线结）等。应根据肉芽情况，适当调整换药次数，保护新鲜肉芽，促进愈合。换药时必须严格遵循无菌操作规程，动作敏捷，手法轻柔，避免创腔出血。

第三节　乳腺癌

【概述】

乳腺癌是女性常见的恶性肿瘤，多见于 40 岁以上妇女。病因尚不明确。目前认为与内分泌、遗传及饮食等因素有关。临床表现为乳房肿块、乳房局部皮肤呈橘皮样改变、某些患者乳头溢液及乳房疼痛、腋下淋巴结肿大等症状。

【病因及发病机制】

乳腺癌病因尚不明确。从欧美乳腺癌的流行病调查资料中看出，乳腺癌发生率随年龄而增加，上层社会的妇女发生率高，未育妇女危险性大，城市死亡率高于农村，白色人种 45 岁以上妇女发生率高于同年龄组的黑色人种，且有地区性差异。这些因素对乳腺癌的发病似有重要意义。目前普遍认为，年龄是乳腺癌发病的最重要的决定因素。此外，尚有生育、月经影响，遗传，高脂肪高营养饮食，外源性雌激素（E）的应用，良性乳腺疾病史等。现将各项危险因素分述如下：

1.年龄 乳腺癌发病年龄明显高于良性肿块的发病年龄。据调查，我国妇女乳腺癌患者平均年龄为 47.3 岁。统计分析 40 岁以上妇女发生乳房肿块者，99.9% 为恶性，30 岁以前则以良性肿块为主，占 93.7%。国外亦有类似情况的报道，99% 的乳腺癌病例发生于 30 岁以后。

2.月经及生育因素 从普查和肿瘤死亡登记的大量资料说明，月经初潮早、绝经迟及生育哺乳情况均与乳腺癌的发病有联系。Hsieh 进行了 3393 例乳腺癌与 11783 名健康妇女的对比研究，发现初潮每晚 2 年，乳腺癌减少 10%；绝经每晚 5 年，乳腺癌增加 17%。Ewertz 综合分析了 8 个国家 5568 例乳腺癌资料，发现不育妇女的乳腺癌增加 30%，每生育 2 胎下降 16%。此外，还有人发现，第一次分娩年龄在 20 岁以前者，乳癌危险性下降，35 岁以后初产者比 20 岁初产者高 40%。第一次分娩年龄越小，乳癌危险性越低，原因不清楚。这种妊娠保护作用，可能与妊娠期体内雌、孕激素平衡改变有关。总的说来，这些资料均说明，月经活动期的总年数是一个发病因素。据统计 35 岁前施行双侧卵巢切除术，可缩减乳癌危险性的 70%。一些研究者曾提出，哺乳并不能降低乳腺癌的危险性。但近年又有人认为哺乳有独立的保护作用，哺乳次数多或哺乳时间长者，乳癌发病率下降。

3.遗传与环境要素 乳腺癌常集中在一个家庭内出现，这一现象支持乳癌的发生存在遗传因素。Andrien 分析 495 例乳癌和 785 名对照组的家族中有癌症患者的发病情况，发现乳癌的发生与其亲属患癌症有关；血缘越近者，患病者越多，患乳癌的危险性越大。据统计，有一级亲属患乳癌者，其危险性为一般群体的 2~3 倍；除母亲外，在姐妹中有患癌症者，则其危险性更大于有一个一级亲属患病的危险性。

日本妇女乳癌的发病率低于北美西欧妇女，两者相差有 5 倍之多；可是从日本移民至美国的第二、三代美籍日本人患乳癌的危险性就开始与当地居民相等，说明环境要素比遗传因素更为重要。Lyneh（1988 年）指出，有家族史的乳癌患者是早期发病的危险因素，对这类妇女要及早严密观察乳癌的发生，降低进行筛查的条件。

4.高脂肪、高营养因素 摄入脂肪总量过多，被认为是乳癌的高危因素已争论了多年，目前从取得的研究资料分析，仍未能肯定这一结论。Willett（1987 年）调查了 34~59 岁护士近 9 万名，随访 4 年后，有 601 例发生乳癌。根据饮食营养调查，高脂肪高热量组（44% 的热量来自脂肪）比较相对危险性为 0.82；其中饱和脂肪、亚麻酸、胆固醇摄入的相对危险性分别为 0.84、0.88、0.91；绝经前和绝经后妇女结果相似，因而不能证实总脂肪摄入量或摄取特殊脂肪类型对乳癌的发生具有危险性。将总脂肪摄入量下降 25%，其乳癌发生率也没有多大下降。有人认为，饮食脂肪与癌症相关性的假说仅仅是一个生物学的可能性，提出许多发生机制，其中亦包括激素，尤其是雌激素；认为饮食脂肪可能直接影响卵巢激素的生产，或通过改变代谢雌激素的肠道菌群，或影响脂肪组织的量级组成成分，这些因素对甾体激素的代谢起一定作用。

已知体重与乳癌的危险呈正相关，尤其绝经后妇女。这可能与雄激素通过外周脂肪组织转化为雌激素有关，也可能与性激素结合球蛋白水平低下有关。因而有人认为通过肥胖或许可能判断饮食在乳癌发生上所起的作用。

5.外源性雌、孕激素因素 卵巢性激素与乳癌发病有关，这一概念已为大家所接受。雌激素（E）能刺激乳癌组织生长也支持 E 的致癌学说，可是通过内源性 E 的检测，没有获得它具有特异性致癌作用的证据。外源性 E 的致癌危险性，虽经严格的细致研究，结论不一，亦未得出明确结论。有人统计，绝经后妇女接受 E 替代治疗，疗程短于 5 年者乳癌危险性未见增加，但长期应用达 10~15 年者则危险性稍有增加，或增加 50%。

多年来，绝经后 E 替代疗法为防止发生子宫内膜癌而加用孕激素（P）；可是对乳腺上皮却截然不同。在自然月经周期的分泌期，乳腺末梢导管小叶单位的上皮起增生达到最大反应程度，说明 P 与 E 一样，对正常乳腺上皮起增生作用，因而对无子宫妇女，E 替代疗法不宜另加 P，以避免对乳腺的不必要刺激。

Dupont（1989 年）对良性乳腺疾患患者进行连续活检，随访观察结果是应用避孕药、抽烟、喝酒均与乳癌的危险性无明显联系。即使是乳腺纤维囊相增生症患者，E 替代疗法亦不是禁忌证。有些研究认为，在 25 岁以前或第一次足月分娩以前，长期服用避孕药可增加乳癌发生的危险性；但 Mishall（1989 年）报道，过去 10 年间至少有 10 篇有关的对照研究论文发表，认为口服避孕药不影响 25~39 岁妇女的乳癌发生率；Romieu（1989 年）且认为即使有乳癌高危因素（如乳癌家族史）或良性乳腺疾病者，口服避孕药也未增加乳癌危险性。因而美国有关专家们提出不要改变现行的避孕药宣传及服用的建议，近期的研究发现，育龄中期妇女使用口服避孕药，并不改变乳腺癌的危险性，而育龄早期妇女、更年期妇女服用避孕药，患乳腺癌的危险性不同程度的增加。

6.其他因素

（1）放射线及辐射因素：许多临床资料表明，引起其他疾病行胸部透视及照射治疗的妇女、日本广岛原子弹爆炸后幸存的妇女中，其乳腺癌的发病率较一般妇女高 2~4 倍。

（2）创伤刺激：据统计分析，6%~29% 的乳腺癌患者肿物发现前有创伤史。

（3）精神因素：长期忧虑、烦恼、悲伤等情绪，能显著地降低身体对癌的抵抗力，使肿瘤发展更快。精神因素主要通过免疫机制的抑制，使乳腺癌发生。

总之，上述这些危险因素与对照组相比，没有很显著差异。在 30~54 岁的乳腺癌患者中，有上述单一因素或有几个因素共存者仅占 20%，55~84 岁年龄组亦仅占 29%，约有 80% 的乳腺癌妇女缺少那些公认的危险因素。因而结论可以这样说：所有妇女都有发生乳腺癌的危险，尤其年龄在 35 岁以上者。

有关乳腺癌的发病原因中，由于以往曾在有乳腺癌家族史妇女的乳汁内发现病毒颗粒，并证实在乳腺癌患者乳汁中的病毒含有反转录酶，说明这类病毒为一致癌性 RNA 病毒。可是迄今并没有证据说明病毒是人类乳腺癌的危险因素。假如认为乳腺癌是通过乳汁扩散的，那么家族史中应以母系为多，可是事实上父系、母系相等，因而不能证实病毒在传播乳腺癌上起主要作用。

乳腺良性增生性疾病的癌变问题为临床医生所关注，根据随访观察及在乳腺癌切除的标本中发现，乳腺纤维囊性增生症与乳癌的发生有一定关系，因而导致了不少临床医生将这类乳腺的良性增生病变视为癌前病变，而进行了不适当处理。为此，美国病理学学会与美国癌症学会于1985年在纽约会议中，根据良性乳腺增生组织的病理检查结果，提出如下标准，以衡量有无发生侵蚀性乳腺癌的相对危险性。

危险性不增加：下述病理检查结果不增加发生侵蚀性乳腺癌的危险性。①硬化性或旺炽性乳腺腺病；②大汗腺样化生（apocrinemetaplasia）；③囊肿，肉眼可见的大囊或镜下微囊；④导管扩张；⑤纤维腺瘤；⑥纤维化；⑦轻度增生，导管或腺小管（小叶）的被覆上皮不超过2层细胞厚度为正常，2层以上但不超过4层为轻度增生；⑧乳腺炎（炎症）；⑨围管性乳腺炎；⑩鳞状上皮化生。

危险性轻度增加（1.5~2倍）：①导管或腺小管（小叶）中度或旺炽性增生（上皮增生程度更为广泛，但没有发现非典型增生现象），实质性或乳头状增生；②乳头状瘤具有纤维血管组织构成的核心。

危险性中度增加（5倍）：导管或小叶非典型增生（有些原位癌特征，但又不完全符合诊断原位癌条件），或称交界病例。

【临床特点】

1.无痛性肿块为常见症状，少数可有疼痛，肿块质地较硬，边界不清，活动度差，表面不光滑。

2.局部皮肤凹陷、水肿，呈"橘皮样"改变，晚期可破溃、感染、坏死呈"火山口"样改变并伴有恶臭，肿瘤细胞向皮肤扩散而形成"卫星"结节。

3.乳头凹陷、抬高，可有乳头溢液（血性或浆液性）。乳头乳晕可有糜烂、渗出、皲裂、增厚等湿疹样变。

4.早期同侧腋窝淋巴结肿大，质硬、无压痛，分散分布或融合成团及锁骨上淋巴结肿大。

5.可有上肢水肿及血行转移到肺、肝、脑、骨骼而出现相应症状。

【辅助检查】

（1）乳腺X线摄片：是诊断乳腺癌的一项较为成熟的检查方法。常用的有钼靶和干板摄片两种，表现为密度增高的肿块影，边界不规则或呈毛刺征。

（2）红外线扫描：可鉴别乳腺肿块，乳腺癌的征象是由浅到深灰甚至黑色多个灰度中心的阴影。肿块边界不清，形状不规则，周边伴有异常血管影，粗大扭曲中断，呈放射状、条束状、鼠尾状。

（3）病理检查：是最可靠的方法。包括乳头溢液细胞学检查；乳头、乳晕有湿疹样病变的患者，可做印片或刮片检查；细针穿刺细胞学检查；手术肿块切除病理切片检查。

（4）超声检查：可以显示乳腺的各层结构，肿块的形态及其质地。诊断乳腺癌正确率达80%以上。但对肿瘤直径小于1cm以下时鉴别能力差。

（5）CT检查：可用于不能扪及的乳腺病变活检前定位，确诊乳腺癌的术前分期，检查乳腺癌术后腋下及内乳淋巴结有无肿大，有助于制订治疗计划。

（6）乳腺导管造影：乳腺导管造影影像特征可因癌肿的浸润、梗阻、破坏引起乳腺导管壁僵硬、局部狭窄、管壁不规则破坏或突然中断。

（7）标志物检查：癌胚抗原（CEA）铁蛋白缺乏特异性。

（8）乳管镜检查：有乳头溢液的病人通过乳管镜活检对早期乳腺癌可诊断。

3.鉴别诊断

（1）纤维腺瘤：好发于 18~25 岁妇女，肿瘤大多为圆形或者椭圆形，边界清楚活动度大，发展慢，同侧腋下淋巴结不大。但 40 岁后的患者不要轻易诊断为纤维腺瘤，必须排除恶性肿瘤可能。

（2）乳腺囊性增生：多见中年妇女，特点是乳房胀痛，肿块可呈周期性变化。与月经周期有关。肿块或局部乳腺增厚，与周围乳腺组织分界不明显，可观察一至数个月经周期，不排除恶性肿瘤时可做手术活检。

（3）浆细胞性乳腺炎：是乳腺组织的无菌性炎症，临床上 60% 呈急性炎症表现，皮肤可有"橘皮样"变。40% 病人为慢性炎症，可有乳头下陷，局部肿块，也可伴有腋下淋巴结肿大，酷似乳腺癌。可抗感染治疗，不确定时行细针穿刺细胞学检查或手术病理检查。

（4）乳腺结核：好发于中青年，病程长，发展慢，局部表现为

乳房肿块，质地硬，边界不清，伴有疼痛，可穿破皮肤形成溃疡、腋下淋巴结肿大，常继发于其他部位地结核病灶，伴有全身结核中毒症状，抗结核治疗后好转。确诊困难，需细针穿刺或手术活检。

【乳腺癌的临床分期】

现多采用国际抗癌协会建议的 T（原发癌瘤），N（区域淋巴结），M（远处转移）分期法（1997 年修订），具体如下：

T0：原发癌瘤未查出。

T is：原位癌（非浸润性癌及未查到肿块的乳头湿疹样乳腺癌）。

T1：肿瘤直径小于 2cm。

T2：肿瘤最大直径大于 2cm，但小于 5cm。

T3：肿瘤最大直径大于 5cm。

T4：肿瘤不论大小，但侵及皮肤或胸壁（指前锯肌，肋间肌及肋骨）。炎性乳癌亦属之。

N0：同侧腋窝无肿大淋巴结。

N1：同侧腋窝有肿大淋巴结，但尚可推动。

N2：同侧腋窝肿大淋巴结彼此融合，或与周围组织粘连。

N3：同侧胸骨旁淋巴结有转移。

M0：无远处转移。

M1：有锁骨上淋巴结转移或远处转移。

根据以上情况进行组合，可把乳腺癌分为以下各期：

0 期：TisN0 M0

Ⅰ 期：T1N0 M0

Ⅱ 期：T0~2 N1 M0，T2 N0~1 M0，T3 N0 M0；

Ⅲ 期：T0~2N2M0，T3N1~2M0，T4 任何 NM0，任何 TNM0；

Ⅳ 期：包括 M1 的任何 TN。常见的有锁骨上淋巴结转移或骨、肺、肝、脑等远处转移。

【治疗】

(一) 手术治疗

仍为乳腺癌的主要治疗手段之一。术式有多种，对其选择尚缺乏统一意见，总的发展趋势是，尽量减少手术破坏，在设备条件允许下对早期乳腺癌患者尽力保留乳房外形。无论选用何种术式，都必须严格掌握以根治为主，保留功能及外形为辅的原则。手术方法如下：

1.乳腺癌根治术 (radical mastectomy) 手术应包括整个乳房、胸大肌、胸小肌、腋窝及锁骨下淋巴结的整块切除。有多种切口设计方法，可采取纵或横行梭形切口，皮肤切除范围一般距肿瘤 3cm，手术范围上至锁骨，下至腹直肌上段，外至背阔肌前缘，内至锁骨旁或中线。该术式可清除腋下组 (胸小肌外侧)、腋中组 (胸小肌深面) 及腋上组 (胸小肌内侧) 三组淋巴结。乳腺癌根治术的手术创伤较大，故术前必须明确病理诊断，对未确诊者应先将肿瘤局部切除，立即进行冰冻切片检查，如证实是乳腺癌，随即进行根治术。

2.乳腺癌扩大根治术 (extensive radical mastectomy) 即在上述清除腋下、腋中、腋上三组淋巴结的基础上，同时切除胸廓内动、静脉及其周围的淋巴结 (即胸骨旁淋巴结)。

3.乳腺癌改良根治术 (modified radical masteetomy) 有两种术式，一是保留胸大肌，切除胸小肌；一是保留胸大、胸小肌。前者淋巴结清除范围与根治术相仿，后者不能清除腋上组淋巴结。根据大量病例观察，认为Ⅰ、Ⅱ期乳腺癌应用根治术及改良根治术的生存率无明显差异，且该术式保留了胸肌，术后观察效果较好，目前已成为常用的手术方式。

4.全乳切除术 (total mastectomy) 手术范围必须切除整个乳房，包括腋尾部及胸大肌筋膜。该术式适宜于原位癌、微小癌及年迈体弱不宜做根治术者。

5.保留乳房的乳腺癌切除术 (1umpectomy and axillary dissection) 手术包括完整切除肿块及腋窝淋巴结清扫。肿块切除时要求肿块周围包括适量正常乳腺组织，确保切除标本的边缘无肿瘤细胞浸润。术后必须辅以放疗、化疗。

关于手术方式的选择目前尚有分歧，但没有一个手术方式能适合各种情况的乳腺癌。手术方式的选择还应该根据病理分型、疾病分期及辅助治疗的条件而定。对可切除的乳腺癌病人，手术应达到局部区域淋巴结能最大程度的清除，以提高生存率，然后再考虑外观及功能。对Ⅰ、Ⅱ期乳腺癌可采用乳腺癌改良根治术及保留乳房的乳腺癌切除术。在综合辅助治疗较差的地区，乳腺癌根治术还是比较适合的手术方式。胸骨旁淋巴结有转移者如术后无放疗条件可行扩大根治术。

1.术中注意事项

(1) 严格遵守无瘤术各项原则：如皮肤切除范围应够大，不应为考虑缝合皮肤困难而保留过多的皮肤。清除锁骨下、腋窝的淋巴结及脂肪时必须干净彻底。术中使用温生理盐水冲洗创面。手术中不应为了单纯争取缩短手术时间而影响手术的彻底性。手术中静脉注射噻啼哌 10~20mg，对防止术中癌细胞扩散可有一定效果。

(2) 防止血管神经损伤：剥离切断胸大肌时，应注意防止损伤头静脉。锁骨下保留一横指宽的胸大肌束可达到此目的。如果损伤，可将其结扎。尚不至于引起上肢循环障碍。

剥离腋部血管时，操作要轻柔准确，因为静脉壁薄，切勿将其与血管鞘膜一起剪开。应该将鞘膜用镊子提起，先剪开口，将止血钳插入，沿血管表面分离，使血管与鞘膜间有一间隙，再将血管鞘膜提起剪开，即可防止剪破血管。如果有损伤，须镇静，以纱布或手压迫，勿盲目用止血钳钳夹，以免挫伤血管壁。准备血管缝合器械，立即进行缝合，如果损伤过大，应行血管吻合，不得将其结扎。对侵及血管壁不易分离的淋巴，不必强行分离，以免造成血管损伤。

清理腋窝时应注意保护胸长神经及胸壁神经。前者在胸壁外，沿前锯肌表面下行，支配前锯肌，后者在胸长神经外侧，沿肩胛下肌，大圆肌下行，支配上述二肌及背阔肌。为避免损伤上述两神经，如辨认不清楚，可用镊子轻轻夹持，观察是否因其所支配的肌肉收缩，即可得到证实。

(3) 防止创缘皮肤坏死：乳癌根治切除术后，窗口边缘皮肤坏死比较常见，常延迟数周不愈合。造成皮肤坏死的主要原因，主要是皮肤缝合张力过大及血液循环障碍。皮肤坏死又可引起感染，感染又加重坏死，所以如遇有皮肤张力过大时，可将切口上下端对位缝合，中央区可留一梭形创面，用中厚皮片游离植皮将其消除。

(4) 防止血肿形成：乳癌根治切除术后，形成血肿较常见，好发生于锁骨下窝及腋窝下部。其原因主要是止血不彻底，引流不畅及压迫包扎不准确。如果术中术后注意以上三点，可以防止血肿。

2.术后处理

(1) 体位：取半坐位，以利于呼吸，患侧肢体抬高，以利于静脉，淋巴回流，减少肿胀。

(2) 血肿的预防及处理：将腋窝部引流管负压吸引。如果无吸引器可用大注射器间隔吸引，直至渗血已基本停止，或流出的液体变为淡黄色时（一般为术后 2~3天），即可拔去引流管。如果术后已经发生血肿，可以用粗针头反复穿刺抽出血液，然后加压包扎。如果血肿距切口较近，可拆除 1~2 针缝线，排除积血及血块。如果血肿较大，并形成凝血块，穿刺抽吸压迫无效者，则需切开引流。即在血肿中央切一小口，排出血块，放置纱布引流条，间隔换药，多能很快愈合。

(3) 抗生素的应用：乳癌根治切除术虽然是无菌性手术，但是由于创面过大，且容易渗血，有发生感染的可能。故一般均应给予抗生素，以预防感染。

(4) 功能练习：由于切除了胸肌及腋部瘢痕愈合，可能患侧上肢功能受限。如果病人在拔除引流管后，能尽早地积极进行上肢高举，不断扩大肩关节的活动范围，可使肢体功能逐渐恢复。

（5）拆线时机：乳癌根治切除术后皮肤均有不同程度的张力，影响切口愈合。过早拆线可能造成切口裂开，一般在手术后八天间隔拆线，十天后根据情况拆除全部缝线，减张缝合线可最后拆除。如果已经嵌入皮内，已经失去减张作用也应及早拆除。

（6）植皮区的处理：植皮区不宜过早更换敷料，以免将位于创面充分愈合的皮片撕脱造成坏死。如果创面感染化脓，皮片被脓汁浸泡则极易坏死。应该提前更换敷料以利于脓汁排出，故术后判断植皮区有无感染很重要。术后3~5天，吸收热已消退，体温又升高，局部疼痛加重，渗出液增多，并带有臭味，则为感染征兆，应该提前更换敷料。如术后恢复顺利，可在术后10天更换敷料。首次更换敷料很重要，为避免撕脱皮片，应以无菌生理盐水将紧贴皮片的内层敷料充分浸泡，然后将湿纱布轻轻提起，见到植入皮片边缘后，用镊子剥离，使其与纱布分开，以免撕脱。如有撕脱，须重新将皮片至于创面上，加压包扎，仍可成活。

（7）切口皮肤边缘坏死的处理：皮肤边缘出现坏死时，待其坏死界限清楚后，将坏死部分剪除。如果创面小于3cm宽，可经换药治愈。如果超过3cm，可待肉芽组织形成，条件良好时进行植皮。

（8）上肢浮肿的处理：乳癌根治切除术后，由于腋窝部淋巴组织被清除，上肢淋巴回流障碍，常有上肢浮肿，但多无影响。可行热敷，弹力绷带包扎，肢体抬高练习，多能自行恢复。如浮肿消退后又有复发，并呈进行性加重，常位腋部癌症复发的表现。

（9）乳癌术后妊娠问题：乳癌术后如有妊娠或授乳，易引起癌症复发。在对侧乳房发生癌瘤时，往往发展迅速。因此术后病人三年内应避孕，如有妊娠应早期中断。若病人坚持保胎，必须每月检查一次，到停止授乳后一年为止。

（二）放射治疗

放射治疗是乳腺癌综合治疗的重要组成部分包括术前和术后放疗。

1.术前放射治疗提高手术切除率，使部分不能手术的患者再获手术及机会，降低术后复发率提高生存率。适应证：

（1）原发灶较大，估计直接手术有困难者。

（2）肿瘤生长迅速，短期内明显增长者。

（3）原发灶有明显皮肤水肿，或胸肌粘连者。

（4）腋淋巴结较大或与皮肤及周围组织有明显粘连者。

（5）应用术前化疗，肿瘤退缩不理想的患者。

（6）争取手术切除的炎性乳腺癌患者。

2.术后放射治疗根治术后是否需要放射，曾经是乳腺癌治疗中争论最多的问题。近年来，较多学者承认术后放疗能够降低局部、区域性复发率。自从Fisher对乳腺癌提出新的看法后，乳腺癌的治疗已逐渐从局部治疗转向综合治疗。术后辅助化疗广泛应用，术后放射已不再作为根治术后的常规治疗，而是选择性地应用。适应证：

(1) 单纯乳房切除术后。

(2) 根治术后病理报告有腋中群或腋上群淋巴结转移者。

(3) 根治术后病理证实转移性淋巴结占检查的淋巴结总数一半以上或有 4 个以上淋巴结转移者。

(4) 病理证实乳内淋巴结转移的患者（照射锁骨上区）。

(5) 原发灶位于乳房中间或内侧者做根治术后，尤其有腋淋巴结转移者。

(三) 化学疗法

乳腺癌是实体瘤中应用化疗最有效的肿瘤之一，化疗在整个治疗中占有重要地位，一般认为辅助化疗应于术后早期应用，联合化疗的效果优于单一化疗。治疗期不应过长，以 6 个月左右为宜。浸润性乳腺癌伴腋窝淋巴结转移者是应用辅助化疗的指征。对腋窝淋巴结阴性的患者是否应用辅助化疗尚有不同意见。推荐方案 CMF（环磷酰胺，甲氨蝶呤，氟尿嘧啶）。术前新辅助化疗多用于Ⅲ期病例，可使肿瘤缩小，提高手术切除率，也可探测肿瘤对药物的敏感性。常用方案为 CMF 或 CAF。

(四) 内分泌治疗

对肿瘤组织当中雌激素受体（ER）孕激素受体（PgR）阳性者可口服他莫昔芬。

(五) 生物治疗

近年临床上已渐推广使用的曲妥珠单抗注射液，系通过转基因技术制备，对 CerbB-2 过度表达的乳腺癌病人有一定效果，特别是对其他化疗药无效的乳腺癌病人也能有部分疗效。

第四节　急腹症

【概述】

急腹症是指以急性腹痛为主要表现，需要紧急处理的腹部疾病的总称。

【临床特点】

临床特点是发病急、进展快、变化多、病情重，一旦延误诊断、抢救不及时，就可能给患者带来严重危害和生命危险。可分为炎症性、脏器穿孔性或破裂性、脏器梗阻性或绞窄性、脏器扭转性、出血性、损伤性六种类型。

【辅助检查】

1.血白细胞计数可提供有无炎症、中毒；疑内出血时连续观察红细胞及血红蛋白升降；尿中红、白细胞增多常提示有泌尿系疾病；血、尿淀粉酶增高有助于胰腺炎的诊断。腹腔穿刺液、引流液的涂片、培养也有助于确立诊断。

2.X 线胸腹透视和拍片可了解有无肺炎、胸膜炎或膈下游离气体、腹腔积液、结石或钙化影。肠梗阻时可有肠管扩张，多个气液平面；钡灌肠检查有助肠套叠、乙状结肠扭转诊断；选择性动脉造影有助于确定消化道或内脏出血的部位和原因。

3.B 型超声检查对肝、胆、胰、肾、盆腔包块、宫外孕、卵巢囊肿蒂扭转、肝脾等实质脏器破裂等有较大价值。

4.内镜检查对原因不明的上、下消化道出血，尤其是新鲜的消化道出血的性质与出血部位有确定意义，也可用于出血治疗。

5.诊断性腹腔穿刺：对诊断不明确的急腹症，尤其对小儿、老年人、昏迷病人及病史不清难以确诊者更为适用，但严重腹胀者不宜采用。对抽吸液需行颜色、混浊度、气味、涂片镜检及淀粉酶、胆红素测定和细菌培养，对判断病因有意义。

对疑盆腔内病变，可经直肠或阴道（已婚）穿刺检查。

【治疗】

（1）炎症性或穿孔性急腹症应早期手术治疗。如发病已超过 48h，病灶已局限包裹，全身症状好者，可行非手术疗法。

（2）梗阻性急腹症在考虑有血运障碍者，如绞窄性肠梗阻、嵌顿疝、梗阻化脓性胆管炎，应急诊手术治疗。

（3）绞窄性和扭转性急腹症应早期手术治疗。如病人已处于休克，要边抗休克边紧急手术治疗。

（4）出血性急腹症对腹腔内脏器破裂出血病人应紧急手术治疗。消化道出血病人，如一般状况允许可先非手术治疗，尤其对出血病因不清、部分不能确定者，更应以非手术治疗为宜；对出血量大，经非手术疗法不能维持血压，则以及时手术探查为宜。

（5）损伤性急腹症对证实有空腔脏器破裂、穿孔或内出血者，应及早手术探查。

第五节　胃、十二指肠溃疡

【概述】

胃、十二指肠溃疡（gastro—duodenal ulcer）是位于胃、十二指肠壁的局限性圆形或椭圆形的缺损。发病原因与胃酸分泌过多、胃黏膜屏障破坏、精神神经因素有关。

【病因及发病机制】

病因尚不完全明了。比较明确的病因为幽门螺杆菌（helicobacter pylori，HP）感染及非甾体抗炎药（non—steroid anti—inflammatory drug，NSAID）。

1.幽门螺杆菌感染　大量研究充分证明 HP 感染是消化性溃疡的主要病因。DU 和 GU 患者的 HP 感染率分别为 90% 以上和 80% 以上，根除 HP 可促进溃疡愈合、显著降低溃疡复发率，这些都足以证明 HP 在消化性溃疡发病中的作用。

正常人十二指肠黏膜不能生长 HP，但如有胃上皮化生，则能生长。十二指肠黏膜的胃上皮化生，主要是胃酸和胃蛋白酶不断刺激所致，可为 HP 定居和感染创造条件，引起十二指肠球炎，削弱了黏膜抵抗力，然后在某种情况下发生溃疡。HP 的毒素、有毒性作用的酶和 HP 诱导的黏膜炎症反应均能导致胃十二指肠黏膜的损害。DU 绝大多数与 HP 感染有关，HP 感染根治后能防止其复发是最有力的证据。我国过去单用呋喃唑酮能治愈 DU 亦支持这种观点。

2. 胃酸分泌过多　胃酸的存在是溃疡发生的决定因素，溃疡只发生于与胃酸相触的黏膜，抑制胃酸分泌可使溃疡愈合，充分说明了胃酸的致病作用。最典型的例子是胃泌素瘤（Gastrioma），有过度的胃酸分泌破坏黏膜屏障，加强胃蛋白酶的消化作用，结果可在球后甚至空肠上段产生多发性顽固性溃疡。

3. 非甾体抗炎药（NSAID）　某些药物可引起胃十二指肠黏膜损害，其中以 DSAID 最为明显。临床研究表明，长期服用 NSAID 可诱发消化性溃疡、阻止溃疡愈合、增加溃疡的复发率和穿孔、出血等并发症的发生率。NSAID 损伤胃十二指肠黏膜的机制除了直接局部作用外，这类药物还能抑制环氧合酶（COX），使前列腺素合成减少，从而使胃黏膜对胃酸–胃蛋白酶的防御作用减弱，导致黏膜损害，溃疡形成。

4. 遗传因素　消化性溃疡患者 一级亲属中的发病率明显高于对照人群，统计资料表明单卵双生儿患相同类型溃疡患者占 50%。遗传素质是发病因素之一。O 型血者十二指肠溃疡的发病率较其他血型高 30%~40%，近年来研究发现 O 型血者细胞表面的黏附受体有利于 HP 的定植，提示 O 型血者消化性溃疡家族聚集现象与 HP 感染环境因素有关，而不仅仅是遗传起作用。

5. 胃黏膜防御机制受损　正常情况下，各种食物的理化因素和酸性胃液的消化作用均不能损伤胃黏膜而导致溃疡形成，是由于正常胃黏膜具有保护功能，包括胃黏膜屏障完整性、丰富的黏膜血流、快速的细胞更新和修复、前列腺素、生长因子作用等，如何一个或几个因素受到损失，保护性屏障便遭到破坏。

6. 环境要素　本病发病有显著的地理环境差异和季节性，长期吸烟者本病发病率显著高于对照人群，这是由于烟草能使胃酸分泌增加，血管收缩，抑制胰液和胆汁的分泌而减弱其在十二指肠内中和胃酸的能力，导致十二指肠持续酸化；使幽门括约肌张力减低，胆汁反流，破坏胃黏膜屏障。因此，长期大量吸烟不利于溃疡的愈合，容易复发。

7. 精神因素　心理因素可影响胃液分泌，如愤怒使胃液分泌增加，抑郁则使胃液分泌减少。火灾、空袭、丧偶、离婚、事业失败等因素所造成的心理影响，往往可引起应激性溃疡，或促发消化性溃疡急性穿孔。

【临床特点】

主要临床表现为节律性疼痛：胃溃疡疼痛为餐后 0.5~1 小时发作，至下餐前缓解，疼痛规律为进食→疼痛→缓解。十二指肠溃疡为餐后 2~3 小时发作，持续到下次进餐前缓解，亦可发生于睡前或午夜（夜间痛），疼痛规律为空腹痛→进食→缓解。次要表现为呕吐、出血。

【辅助检查】

（1）纤维胃镜检查：为一种简便、可靠的诊断方法，可以看清病变所在部位，并可以取标本进行活检。

（2）X线钡餐胃肠透视：也是常用的检查方法，常与胃镜结合应用。

3.诊断要点

（1）上腹部疼痛伴反酸，有明显节律性，餐后延迟痛、饥饿痛和夜间痛。进食可使疼痛缓解。

（2）上腹部或剑突下或偏右侧局限性压痛。

（3）X线钡餐检查可见胃部有突向壁外的龛影，或十二指肠球部变形。

（4）纤维胃镜检查发现溃疡病变。胃溃疡必须取活检除外癌变。

4.鉴别诊断

（1）慢性胆囊炎胆石症：右上腹痛多为餐后发作，可伴有发热，超声检查多可以确诊。

（2）慢性胰腺炎：反复腹痛发作、呈持续性，伴有消瘦与营养不良。

【治疗】

胃十二指肠溃疡以内科治疗为主，发生如下并发症时，可考虑外科手术治疗。外科治疗溃疡病的手术方法有：

1.胃空肠吻合术

2.胃大部切除术 胃大部切除的手术方式很多，但基本可分为两大类。①毕罗（Billroth）Ⅰ式，是在胃大部切除后将胃的剩余部分与十二指肠切端吻合；②毕罗（Billroth）Ⅱ式，是在胃大部切除后，将十二指残端闭合，而将胃的剩余部分与空肠上段吻合。

3.胃迷走神经切断术 胃迷走神经切断术有三种类型：①迷走神经干切断术；②选择性迷走神经切断术；③高选择性胃迷走神经切断术。

4.快速处理有并发症的溃疡病多需要快速处理。

第六节 胃癌

【概述】

胃癌（gastric carcinoma）是人类发病率最高的恶性肿瘤。男女发病率之比为2:1，好发年龄在50岁以上。好发于胃窦部。饮食生活因素及幽门螺杆菌感染是其发生的主要因素。

【病因及发病机制】

在正常情况下，胃黏膜上皮细胞增殖和凋亡间保持动态平衡，一旦失控，多个癌基因被激活而抑癌基因被抑制，则可能逐渐导致癌的形成。胃癌的病因尚未阐明，目前认识到有多种因素共同参与胃癌的发病。

1.环境因素 环境因素与胃癌的发生有密切关系。日本是胃癌高发国家，日本移民到美国，其后代胃癌发病率明显下降。一般认为寒冷潮湿地区、泥炭土壤及石棉矿地区的居民发病率高；也有人认为某些化学元素及微量元素比例失调与胃癌发生有关，胃癌高发区水土中含硒、镍、钴、铜较高。

我国胃癌的发病率在不同地区差别也相当悬殊，病死率高的青海（40.62/10 万）与病死率低的广西（5.16/10 万）之间，相差 7.9 倍。

2.饮食因素 食品加工、贮存或烹饪的方法对胃癌发生有影响。流行病学家指出，长期吃霉变食品（含黄曲霉素）、油炸食品（含多环碳氢化合物）、熏制食品（含 3，4-苯并芘）、腌菜咸肉（含亚硝酸盐）、腐烂鱼类及高盐饮食可增加胃癌发生的危险性。因熏制的食物中有相当高的多环烃类物质，有致癌作用。多吃新鲜蔬菜、水果、乳制品、蛋白质及维生素 C 等则会降低危险性。

3.遗传因素 胃癌的家族聚集现象以及可发生于同卵孪生儿，支持了遗传因素对胃癌的发病亦起重要作用的观点。而更多学者认为遗传因素使致癌物质对易感者更易致胃癌。

4.幽门螺杆菌（HP）感染 1994 年世界卫生组织属下的国际癌肿研究机构 (IARC) 宣布 HP 是人类胃癌的第 I 类（肯定的）致癌源。HP 具有黏附性，其分泌的毒素有致病性，引起胃黏膜病变，由活动性浅表性炎症发展为萎缩、肠化与不典型增生，在此基础上易发生癌变。HP 还是一种硝酸盐还原剂，具有催化亚硝化作用而起到致癌作用。

5.癌前病变和癌前状态 如慢性萎缩性胃炎、腺瘤型胃息肉、残胃炎等癌前病变及胃黏膜肠化与不典型增生等癌前状态均易发生癌变。

【临床特点】
1.上腹痛，无规律，与饮食无关。
2.梗阻感，此多为贲门部癌。
3.呕吐、呕血、黑便。
4.体重减轻。
5.上腹部扪及肿块。
6.钡剂造影可见充盈缺损。
7.胃镜活检进行病理学诊断。

【治疗】
1.手术治疗 为目前治疗胃癌的主要方法，也是唯一可能治愈进展期胃癌的手段。因此对胃癌的手术治疗应采取积极态度，只要病人全身情况允许，无明确的远处转移，均应施行手术。如癌肿不能切除且有幽门梗阻者，可做胃空肠吻合术，解除梗阻，使病人能够进食以改善全身营养状况，创造条件接受其他治疗。

2.化学治疗　多作为胃癌术后的辅助治疗或不能手术的晚期胃癌的姑息治疗。但是，迄今尚无公认的最佳治疗方案。临床上一般认为较好的化学药物治疗方案有：FAM方案（氟尿嘧啶、多柔比星、丝裂霉素）。MFC方案（丝裂霉素、氟尿嘧啶、阿糖胞苷）。也可长期口服呋氟尿嘧啶。

3.放射治疗　胃癌细胞对放射治疗并不敏感，但放射治疗作为胃癌术前或术中的辅助治疗，有一定价值。术前放射治疗可以减少由于手术操作而引起的癌肿扩散和转移，也可以使肿瘤易于切除而提高切除率。

4.中药治疗　多数是配合手术或化疗进行综合治疗。可以减少化疗的不良反应和增强机体的抗病能力。根据具体情况辨证论治。以清热解毒，祛瘀散结，实则攻之，虚则补之为治疗原则。半枝莲、白花蛇舌草、藤梨根、肿节风等中药对胃癌有一定疗效。

第七节　肝脓肿

【概述】

肝脏受感染后，因未及时处理或不正确处理而形成脓肿。全身各部化脓性感染，尤其腹腔内感染，可通过胆管、门静脉、肝动脉或直接蔓延等途径进入肝脏，其他尚有创伤、异物等所引起者，亦有来源不明者。机体抵抗力减弱也是本病发病的重要内因。有细菌性和阿米巴性两种。

【病因及发病机制】

细菌性肝脓肿其致病菌以革兰阴性菌最多见，其中2/3为大肠杆菌，粪链球菌和变形杆菌次之；革兰阳性菌以黄色金葡球菌最常见。感染常为混合性。

细菌性肝脓肿是一种继发性病变，病原菌可经下列途径进入肝脏。

1.胆管系统　是最主要的侵入途径，也是细菌性肝脓肿最常见的病因。由于胆管系统的感染（胆囊炎、胆管炎、胆囊结石、特别是胆管泥沙样结石）、胆管狭窄、胆管梗阻（蛔虫、结石等）所导致的急性梗阻性化脓性胆管炎，在这种情况下细菌沿胆管上行，导致肝脏的化脓性感染而形成脓肿。胆管疾患引起的肝脓肿常为多发性，以肝左叶多见。

2.门静脉系统　腹腔内的感染性疾病，如坏疽性阑尾炎、憩室炎、化脓性盆腔炎、胰腺脓肿、消化性溃疡病、肠道恶性肿瘤、溃疡性结肠炎和脐部感染等均可引起门静脉属支的化脓性门静脉炎，脱落的脓毒栓子经门静脉侵入肝脏形成脓肿。目前这种途径的感染已大为减少，只占10%左右。

3.肝动脉　机体任何部位的化脓性感染，如急性上呼吸道感染、骨髓炎、皮肤感染、败血症、亚急性细菌性心内膜炎等，其病原菌均可经血循环由肝动脉侵入肝脏，当机体抵抗力低下时，进入肝脏的细菌得以繁殖，进而形成细菌性肝脓肿。

4.淋巴系统及邻近脏器感染的直接蔓延　与肝脏相邻部位的感染如唤醒胆囊炎、

膈下脓肿、肾周围脓肿、胃及十二指肠穿孔等，病原菌可经淋巴系统进入肝脏，亦可直接侵及肝脏。

5 肝外伤或肝手术后继发感染 开放性肝外伤时，细菌可从创口或随异物直接从外界带入肝脏发生脓肿；闭合性肝外伤时，特别是中央型肝损伤者，肝内形成血肿可导致内源性细菌感染；肝脏手术时由于局部止血不彻底或术后引流不畅，形成肝内积血、几页时均可引起肝脓肿。

6.医源性感染 近年来，由于临床上开展了许多侵入性诊疗技术，如肝穿刺活检术、经皮肝囊肿穿刺抽液注药术、经十二指肠胆管逆行造影或内置引流管等，操作中有可能将病原菌带入肝脏从而形成肝脏的化脓性感染。

7.其他 隐源性肝脓肿是指临床上查不出病因的肝脓肿。其实可能是由于肝内存在隐匿性病变，当机体抵抗力减弱时，导致隐匿病灶"复燃"，病菌开始在肝内繁殖，继而发生肝脓肿。也可能机体某个部位的感染性病灶，平时没有被发现，当机体抵抗力降低时，经上述途径进入肝脏形成肝脓肿，这种隐源性肝脓肿占 10%~15%。

【临床特点】

1.寒战高热 体温可高达 39~40℃，多表现为弛张热，伴有或无大量出汗、恶心、呕吐、食欲不振和全身乏力。

2.肝肿大和肝区疼痛 肝区持续性钝痛或胀痛，刺激性咳嗽和呼吸时疼痛加重，可伴有右肩牵涉痛。

3.较重的病例可有黄疸、贫血或水肿。

4.白细胞计数和中性粒细胞比例增高。

5.B 超 分辨直径>2cm 的脓肿病灶，并明确其部位和大小，为首选的检查方法。

6.胸腹透视 右叶脓肿可见右膈肌升高，运动受限；肝阴影增大或有局限性隆起；有时出现右侧反应性胸膜炎或胸腔积液。

7.在 B 超或 CT 定位下距病灶最近处进行肝脏穿刺抽脓，对诊断价值较大。

【治疗】

1.药物治疗 细菌性肝脓肿是一种严重的疾病，必须早期诊断，早期治疗。

（1）全身支持疗法：给予充分营养，纠正水和电解质及酸碱平衡失调，必要时多次小量输血和血浆以增强机体抵抗力。

（2）抗生素治疗：应使用较大剂量。由于肝脓肿的致病菌以大肠杆菌和金黄色葡萄球菌最为常见，在未确定病原菌之前，可首选对此两种细菌有效的抗生素，然后根据细菌培养和抗生素敏感试验结果选用有效的抗生素。

2.手术治疗 对于较大的单个脓肿，应施行切开引流，病程长的慢性局限性厚壁脓肿，也可行肝叶切除或部分肝切除术。多发性小脓肿不宜行手术治疗，但对其中较大的脓肿，也可行切开引流，常用的手术途径为：

（1）经腹腔切开引流：适用于多数病人，但术中应注意避免脓液污染腹腔，保证引流通畅。

（2）经腹膜外切开引流：主要用于右肝叶后侧脓肿，可经右侧第 11 肋骨床或切除其小段肋骨，在腹膜外用手指钝性分离至脓肿，行切开引流，但应注意勿损伤胸膜。

（3）手术治疗中注意事项：①脓肿已破入胸腔者，应同时引流胸腔；②胆道感染引起的肝脓肿，应同时妥善处理胆道病变和行胆道引流；③血源性肝脓肿应积极治疗原发感染灶。

第八节 肝癌

【概述】

原发性肝癌是我国和某些亚非地区常见癌症，全世界每年约发生肝癌 25 万余例，其中 45%发生在中国。我国肝癌的年死亡率约 10/10 万人，仅次于胃癌和肺癌居第三位原发性肝癌多见于中壮年男性，男女之比为（3~6）:1。它可发生在任何年龄组，以 30~60 岁最多见，低发区老年发病率高，在高发区患者的年龄较轻。

【病因及发病机制】

病因和发病机制迄今未明，可能与下列多种因素有关。

1.乙型和丙型肝炎病毒 约 1/3 原发性肝癌患者有慢性病毒性肝炎病史。流行病学显示，肝癌高发区人群 HbsAg 阳性率高于低发区，肝癌患者血清乙型肝炎标志物的阳性率高达 90%以上，说明乙型肝炎病毒与肝癌高发有关。近年研究表明，肝细胞癌中 5%~8%患者抗 HCV 阳性，提示丙型病毒性肝炎与肝癌的发病密切有关。乙型和丙型肝炎病毒作为肝癌的直接病因目前虽未得到证实，但肯定是促癌因素之一。很可能为其他致癌因素的作用提供一定的病变基础。

2.肝硬化 50%~90%原发性肝癌患者常合并肝硬化，病理检查发现肝癌合并肝硬化多为乙型肝炎后的大结节肝硬化。丙型病毒性肝炎发展成肝硬化的比例并不低于乙型病毒性肝炎。在欧美国家中，肝癌常发生在酒精所致的肝硬化基础上。肝细胞癌变可能在肝细胞损害后引起再生或不典型增生过程中发生。

3.黄曲霉毒素 动物实验证明，黄曲霉素的代谢产物黄曲霉毒素 B1 有强烈的致癌作用。流行病学调查发现在粮油、食品黄曲霉毒素 1B 污染严重的地区，肝癌发病率也较高，因此认为黄曲霉毒素 B1 可能是某些地区肝癌高发的因素。

4.饮用水污染 流行病学调查发现，某些地区饮池塘水的居民与饮井水的居民肝癌病死率有明显差异，饮池塘水的居民发病率高。研究认为池塘中生长的蓝绿藻产生的藻类毒素污染水源，可能与肝癌的发病有关。

5.其他 一些化学物质如亚硝胺类、偶氮芥类、有机氯农药等均是可疑的致癌物质。华氏睾吸虫感染可刺激胆管上皮增生，为导致原发性胆管细胞癌的原因之一。

【临床特点】

早期肝癌常无特异性表现，症状常有肝区持续性隐痛，夜间及劳累后尤甚，上腹饱胀，食欲减退，乏力消瘦，低热。多数患者在肝硬化基础上发生肝癌，可有鼻出血、牙龈出血等肝硬化的症状。肝癌进行性肿大或上腹扪及肿块，表明光滑或有结节感，多数已不属于早期。晚期常有黄疸、腹水、下肢水肿等，并发肝硬化患者有蜘蛛痣，腹壁静脉曲张、肝掌等。

【辅助检查】

早期诊断是原发性肝癌获得早期治疗的前提，一旦肝癌出现了典型症状与体征，诊断并不困难，但往往已非早期。所以，凡中年以上，特别是有肝病史者，发现有肝癌早期非特异的临床表现，如上腹不适、腹痛、乏力、食欲缺乏和进行性肝大者应考虑肝癌的可能，要做详细的与肝癌有关的定性、定位检查和观察。

（1）甲胎蛋白测定：定量>500ng/ml，持续 1 个月以上、并能排除妊娠、活动性肝病、生殖腺胚胎性肿瘤等，即可诊断为肝细胞癌。

（2）血液酶学检查：肝癌病人血清中 γ-谷氨酰转肽酶、碱性磷酸酶和乳酸脱氢酶的同工酶等可高于正常，但由于缺乏特异性，只作为辅助诊断。

（3）超声检查：应用 B 型超声检查，可显示肿瘤的大小、形态、所在部位以及肝静脉或门静脉内有无癌栓等，其诊断符合率可达 84%，能发现直径 2cm 或更小的病变，是目前较好的有定位价值的非侵入性检查方法，也是普查发现无症状早期肝癌的主要影像学手段。

（4）CT 检查：分辨率高，可检出直径 1.0cm 左右的早期肝癌，应用增强扫描有助于与血管瘤鉴别。对于肝癌的诊断符合率高达 90%。但费用昂贵，尚不能普遍应用。

（5）选择性腹腔动脉或肝动脉造影：对血管丰富的癌肿，有时可显示直径为 0.5~1cm 的占位病变，其诊断正确率高达 90%。可确定病变的部位、大小和分布，特别是对小肝癌的定位诊断是目前各种检查方法中最优者。

（6）放射性核素肝扫描（ECT）和 MRI：对提高诊断率有一定价值。

（7）肝穿刺针吸细胞学检查：有确定诊断意义，目前多采用在 B 型超声引导下的细针穿刺，有助于提检出性率，但有导致出血、肿瘤破裂和针道转移等危险，对经过各种检查仍不能确定诊断，但又高度怀疑或已定性诊断为肝癌的病人，必要时应做剖腹探查。

原发性肝癌的临床表现常与肝硬化及慢性肝炎无显著区别，而一旦典型症状出现，往往已是中、晚期。故对有肝病病史，不明原因的消瘦及肝区疼痛者，应尽早做进一步详细检查。

【治疗】

1.治疗原则 早期发现、早期诊断及早期治疗并根据不同病情阶段进行综合治疗，是提高疗效的关键，而早期施行手术切除仍是最有效的治疗方法。对无法手术的中、晚期肝癌，可根据病情采用中医中药治疗、化疗、冷冻治疗、肝动脉栓塞化疗等。

2.手术疗法 主要适用于直径小于 5cm 的"小肝癌"以及估计病变局限于一叶或半肝,无严重肝硬化,临床上无明显黄疸、腹水或远处转移,肝功能及代偿好,全身情况及心、肺、肾功能正常者,可进行手术探查或施行肝切除术。肝切除术式的选择应根据病人的全身情况、肝硬化程度、肿瘤大小和部位以及肝脏代偿功能等而定。癌肿局限于一个肝叶内者,可行肝叶切除;已累及一叶或刚及邻近叶者,可行半肝切除;如已累及半肝,但没有肝硬化者,可考虑行三叶切除。位于肝边缘区的肝癌,亦可根据肝硬化程度选用部分切除或局部切除。肝切除手术中一般至少要保留正常肝组织的 30%,或硬化肝组织的 50%,否则不易代偿。对伴有肝硬化的小肝癌,采用距肿瘤 2cm 以外切肝的根治性局部肝切除术,同样可获得满意的效果。

肝切除术后应注意预防和处理继发性出血、胆漏、腹腔内脓肿、脓胸、腹水和肝昏迷等并发症。

对于不能切除的肝癌,可根据具体情况,采用 -196℃液氮冷冻固化。肝动脉内栓塞化疗,都有一定疗效。肝动脉栓塞化疗可使肿瘤缩小,部分病人可因此而获得二期手术切除的机会。采用经股动脉插管超选择性肝动脉造影定位下,行肝动脉栓塞化疗,具有可以反复多次施行的优点。

3.中医中药疗法 中药治疗适用于所有的肝癌病人,包括与手术、化疗,放疗相结合,也可用于术后复发或晚期,肝功能代偿不良的病人。如中药羟喜树碱、斑蝥素,多依据病情辨证施治,攻补兼施。补法主要包括调理脾胃、养阴柔肝、补益气血等。攻法主要为活血化瘀、软坚散结、清热解毒等。

4.化学疗法 全身化疗主要配合肝癌手术切除、经探查已不能切除和弥漫型肝癌等使用。在有黄疸、腹水、肝功能代偿不全和全身衰竭时,一般不宜应用。根据癌灶大小及病人情况,用小剂量长疗程或中剂量间歇疗法,选用两种或两种以上药物化疗,效果较好,临床常选用的药物如氟尿嘧啶,250mg 溶于 5%葡萄糖溶液,每日 1 次,或 500mg,每周 2~3 次,静脉滴注。疗程总量 8~10g;亦可口服,用量为 5mg/(kg·d),分 4 次服。丝裂霉素,每次 4~6mg,每周 2 次,静脉滴注或推注,疗程总量 40~60mg,常与氟尿嘧啶合并使用,另外,还有喜树碱,多柔比星(阿霉素)等药物。

5.放射治疗 对一般情况较好,肝功能无严重损害,无黄疸、腹水,无脾功能亢进和食管静脉曲张,癌块较局限,尚无远处转移而无法切除的病人,可采用放疗为主的综合治疗。临床多采用深部 X 线、60 钴外照射治疗。

第九节　门静脉高压症

【概述】

正常门静脉压力为 1.25~2.35kPa,由于各种原因使门静脉血流受阻,血液淤滞时,则门静脉压力升高,从而出现一系列门静脉压力增高的症状和体征,叫作门静脉高压症。窦前性阻塞常见的原因是血吸虫病性肝硬化。窦后性阻塞的常见病因是肝炎后肝硬化。肝外型主要是肝外门静脉主干血栓形成，门静脉主要属支的阻塞所致。

【病因及发病机制】
门静脉高压症的病因，可分为肝内型和肝外型两种。
1.肝内型　按病理形态的不同又可分为窦前阻塞和窦后阻塞两种，窦前阻塞常见的原因是血吸虫病性肝硬化。窦后性阻塞的常见病因是肝炎后肝硬化。
2.肝外型　主要是肝外门静脉主干血栓形成，门静脉主要属支的阻塞所致。

【临床特点】
1.有慢性肝炎病史，或长期饮酒史、疫水接触史。
2.呈灰黑色慢性肝病面容、肝掌、蜘蛛痣、腹水。
3.上消化道出血，止血药物治疗一般无效。
4.黑便。
5.体检发现脾肿大。
6.肝功能检查常有转氨酶增高、血清胆红素增加、血浆蛋白减少、白/球比例倒置。
7.血常规检查白细胞、血小板及红细胞计数减少，尤以白细胞、血小板为甚。

【治疗】
1.上消化道大出血紧急处理　上消化道大出血是门静脉高压症十分严重的并发症。肝硬化病人中仅有40%出现食管胃底静脉曲张，而有食管胃底静脉曲张的病人中约有50%~60%可并发大出血。大出血后，病人不仅可因急性大出血发生休克，还有发生肝昏迷的可能，抢救措施如下：
（1）非手术治疗：对有黄疸、大量腹水、肝功能严重受损者，应尽量采用非手术治疗。
①及时补足血容量、输血，纠正失血性休克。
②双气囊三腔管压迫止血，原理是利用充气的气囊分别压迫胃底和食管下段的曲张静脉，以达止血目的。该管有三腔，一通圆形气囊，充气后压迫胃底；一通椭圆形气囊，充气后压迫食管下段；一通胃腔，经此腔可行吸引、冲洗和注入止血药物。
用法：先向气囊充气，一般胃气囊充气量为150~200ml，食管气囊为100~150ml。气囊充盈后，应是膨胀均匀，弹性良好。将充气囊置于水中，证实无漏气后，即抽空气囊，涂上液状石蜡，并认真做好病人思想工作，从病人鼻孔缓慢地把管插入胃内；边插边让病人做吞咽动作，直至管已插入50~60cm，抽得胃内容物为止。先向胃气囊充气后，用钳夹住该囊的管口，以免空气逸出。将管向外拉提，感到管子不能再被拉出并有轻度弹力时，即利用滑车装置，在管端悬以重量约0.5kg

的物品，作牵引压迫。接着观察止血效果，如仍有出血，再向食管气囊注气充盈。放置双气囊三腔管后，应抽除胃内容物，并用生理盐水反复灌洗，观察胃内有无鲜血吸出。如无鲜血，同时血压、脉搏渐趋稳定，说明出血已基本控制。

应用双气囊三腔管要注意下列事项：

A.病人应侧卧或头部转向侧面，便于吐出唾液，以免发生吸入性肺炎。

B.双气囊三腔管一般放置24h，如出血停止，可先排空食管气囊，后排空胃气囊，再观察12~24h，如确已止血，才将管慢慢拉出。

C.在进行双气囊三腔管压迫止血期间，要加强护理，经常吸尽病人咽喉部分泌物，以防吸入性肺炎的发生；还要严密观察，慎防气囊上滑，堵塞咽喉，甚至引起窒息。

D.放置双气囊三腔管的时间不宜持续超过5d，否则，食管或胃底黏膜因受压迫太久而发生溃烂、坏死。因此，每隔12h应将气囊放空10~20min；如有出血即充气压迫。

E.预防肝昏迷的发生，在采用双气囊三腔管压迫的同时，从三腔管的胃管内抽吸胃内积血，洗肠，排出结肠内积血，是防止血氨增高的重要措施。

③可使用垂体后叶素20U加入5%葡萄糖液200ml内缓慢静脉滴注，必要时4~6h后重复注射。

④生长抑素3 000μg静脉滴注，维持12h，连续维持。

⑤静注维生素K1或巴曲酶（立止血）等促凝血药物。

⑥经纤维内镜注射硬化剂或曲张静脉结扎（套扎）术治疗。可在急性出血期或出血停止后2~3d施行，并可反复进行。

（2）手术治疗：经非手术治疗失败，肝功能属于工、Ⅱ级的病人，应争取及时行急诊贲门周围血管离断术等断流手术。急诊分流术，包括采用介入放射方法行经颈内静脉肝内门体分流术（TIPPS）。

手术治疗的死亡率及预后与肝功能损害程度有密切关系，必须正确判断肝脏的储备力，慎重掌握手术适应证。

①分流术：要求肝功能处于工、Ⅱ级。有多种术式，包括脾肾静脉分流术、门腔静脉分流术、肠系膜上静脉与下腔静脉"桥式"分流术等。

②断流术：也有多种术式，常用贲门周围血管离断术。即脾切除，同时彻底结扎、切断胃冠状静脉，包括高位食管支，胃后支及贲门周围的血管，此手术对防止大出血效果较确切，操作较简便，又不影响门静脉的血流灌注，预后较好。而且脾切除可减少门静脉系统来自脾静脉的血量20%~40%，尚可同时纠正脾功能亢进所致的症状。

③单纯脾切除术：主要适用于血吸虫病性肝硬化，脾肿大、脾功能亢进而无明显食管静脉曲张者。

第十节　胆石症

【概述】

胆石形成的原因目前尚不明确，可能与代谢失调或胆管感染有关。胆石症分胆囊结石、胆总管结石和肝内胆管结石。胆石症常伴有炎症。临床表现为腹痛、发热、恶心、呕吐，有时伴有黄疸。

【病因及发病机制】

胆石形成原因迄今仍未完全明确，可能为一综合因素。

1.胆囊结石成因

（1）代谢因素：正常胆囊胆汁中胆盐、卵磷脂、胆固醇按比例共存于一稳定的胶态离子团中。一般胆固醇与胆盐之比为 1 :（20~30）之间，如某些代谢原因造成胆盐、卵磷脂减少或胆固醇量增加，当其比例低于 1 : 13 以下时，胆固醇便沉淀析出，经聚合就形成较大结石。如妊娠后期、老年者，血内胆固醇含量明显增高，故多多次妊娠者与老年人易患此病。又如肝功受损者，胆酸分泌减少也易形成结石。先天性溶血患者，因长期大量红细胞破坏，可产生胆色素性结石。

（2）胆系感染：大量文献记载，从胆石核心中已培养出伤寒杆菌、链球菌、魏氏芽孢杆菌、放线菌等，足见细菌感染在结石形成上有着重要作用。细菌感染除引起胆囊炎外，其菌落、脱落上皮细胞等可成为结石的核心，胆囊内炎性渗出物的蛋白成分，可成为结石的支架。

（3）其他：如胆汁的淤滞、胆汁 pH 过低、维生素 A 缺乏等，也都是结石形成的原因之一。

2.胆管结石成因

（1）继发于胆囊结石硒某些原因胆囊结石下移至胆总管，称为继发性胆管结石。多发生在结石性胆囊炎病程长、胆囊管扩张、结石较小的病例中。其发生率为 14%。

（2）原发性胆管结石可能与胆道感染、胆管狭窄、胆道寄生虫感染、蛔虫感染有关。当胆道感染时，大肠杆菌产生 β-葡萄糖醛酸苷酶，活性很高，可将胆汁中结合胆红素（直应）水解成游离胆红素（间应），后者再与胆汁中钙离子结合成为不溶于水的胆红素钙，沉淀后即成为胆色素钙结石。胆道蛔虫病所引起的继发胆道感染更易发生此种结石，这是由于蛔虫残体、角皮、虫卵及其随之带入的细菌、炎性产物可成为结石的核心。胆管狭窄势必影响胆道通畅，造成胆汁滞留，胆色素及胆固醇更易沉淀形成结石。当合并慢性炎症时，则结石形成过程更为迅速。总之，胆道的感染、梗阻在结石的形成中，互为因果，相互促进。

【临床特点】

单纯胆囊结石常无明显症状，只有当结石嵌于胆囊颈部时，患者表现为胆绞痛、恶心、呕吐、发热、右上腹局部压痛、肌紧张，莫菲征阳性。

【治疗】

1.非手术疗法

（1）适应证：①初次发作的青年患者；②经非手术治疗症状迅速缓解者；③临床症状不典型者；④发病已超过 3d，无紧急手术指征，且在非手术治疗下症状有消退者。

（2）常用的方法：包括卧床休息、禁饮食或低脂饮食、输液，必要时输血，纠iPk、电解质和酸碱平衡紊乱，应用广谱抗生素，尤对革兰阴性杆菌敏感的抗生素和抗厌氧菌的药物（如甲硝唑等），最宜按照细菌培养结果适当用药。腹胀者应予以胃肠减压。适时应用解痉止痛与镇静药：胆绞痛者宜同时应用哌替啶（度冷丁）和阿托品，两药合用效果好，由于吗啡能引起 Oddi 括约肌痉挛，故属禁忌。其他药物如亚硝酸异戊酯、硝酸甘油和 33% 硫酸镁等均有松弛括约肌作用，亦可选用。必要时在加强抗生素的情况下，使用激素治疗，以减轻炎症反应，增强机体应激能力。如有休克，应加强抗休克的治疗，如吸氧、维持血容量、及时使用升压药物等。经上述治疗多能缓解，待渡过急性期后 4~6 周，再行胆道手术。如此可使患者免受再次手术痛苦。

（3）体外震波碎石：对胆囊结石效果差，虽可碎石，但不一定能排净，仍有复发的可能，况且有一定并发症、价格昂贵。

2.手术治疗

（1）适应证：有症状的胆囊结石应行手术治疗。对于无症状的胆囊结石，如合并以下情况之一的也应行手术治疗：①结石直径超过 2~3cm；②合并瓷化胆囊；③合并糖尿病在糖尿病已控制时；④有心肺功能障碍者。后两种情况，一旦急性发作或发生并发症而被迫施行急诊手术时，危险性远较择期手术大。

（2）手术时机：①急性胆囊炎。无论非手术治疗与否，具备急症手术指征者，在短期术前准备后，宜在发病 48h 以内施行急症手术。已逾 48h 者宜行非手术治疗，但有不同见解。②慢性胆囊炎胆石症。若无明显禁忌证，胆道影像证实有结石存在或胆囊不显影者，均应择期施行手术。

（3）术前准备：①除做好病人的思想工作、消除顾虑、争取配合手术治疗外，应了解病人药物过敏史、激素应用情况，以防止严重过敏反应的发生及皮质功能不足造成术中、术后低血压或严重意外。②应充分了解有无严重的内科疾病存在，尤其是老年人，常有各器官系统的退行性改变，如心血管疾病、老年性慢性支气管炎与肺气肿、糖尿病、肝硬化、肾功能不全等，均可增加手术的危险性和并发症发生率，术前应与内科合作，改善有关疾病的状况，以增加安全性。胆囊炎胆囊结石的病人，有的因长时间的胆道感染、屡发胆道梗阻、肝实质损害、全身状况较差，常有营养不良、消瘦、纳差、低蛋白血症、贫血、黄疸等。术前需要有一段时间恢复，改善营养状况，纠正水、电解质及酸碱失衡，必要时输血、血浆、白蛋白等，并用中西医结合治疗，改善全身状况、增进食欲、增强手术的耐受力。③术前有肺部感染者，应予充分治疗，术前术后使用抗生素。④有蛔虫感染者，术前应驱蛔治疗。⑤进行有关的辅助检查。对肝功能应有较全面的了解，测定肾功能、胸透、心电图，必要时作胃肠钡餐检查等。乙肝标志物测定，阳性者手术后对所用器物进行消毒处理和对病人适时治疗。⑥对有关药物进行过敏试验：如碘、青霉素、有关麻醉药等过敏试验。⑦术晨禁食、必要时置胃肠减压管。

3.手术方法

（1）胆囊切除术：是胆囊结石、急慢性胆囊炎的主要外科治疗方法，可彻底消除病灶，手术效果满意。但非结石性胆囊炎效果不及结石者，故宜取慎重态度。胆囊切除后，胆管可代偿性扩大，对生理影响不大，仅胆汁不能充分浓缩、脂肪消化稍减弱，所以正确的胆囊切除对病人无害。手术方法有两种：由胆囊底开始的所谓逆行法和自胆囊颈开始的顺行法胆囊切除术。对适合病例，可采有腹腔镜胆囊切除术（LC）。

（2）胆囊造口术近年已不常用，仅适用于胆囊周围炎性粘连严重、切除胆囊困难很大，可能误伤胆（肝）总管等重要组织者；胆囊周围脓肿；胆囊坏疽、穿孔、腹膜炎；病情危重者；或年老、全身情况衰竭、不能耐受胆囊切除术者。目的是切开减压引流、取出结石，度过危险期，以后再酌情行胆囊切除术，因此，病人要蒙受再次手术之苦，故不可滥用。

4.术后处理 第1~2天禁饮食，待肠鸣恢复或排气后予以流食。抗生素用到体温正常为止。禁食期间静脉补液2 500~3 000ml/d（葡萄糖液、生理盐水等），给予维生素，必要时予以氨基酸或输血、血浆等。以哌替啶（度冷丁）、布桂嗪（强痛定）、阿法罗定（安侬痛）、异丙嗪等镇静止痛。

第十一节　急性梗阻性化脓性胆管炎

【概述】

急性梗阻性化脓性胆囊炎（Acate Obstructive Suppurative Cholangitis，AOSC），是由于胆管梗阻而引起的急性化脓性炎症。起病急，发展迅速而凶险，死亡率高。其原因主要为胆管系统压力高，大量细菌繁殖，并分泌出大量毒素，细菌的毒素进入血液，引起败血症。

【病因及发病机制】

病因不明。目前认为与自身免疫性疾病、慢性肠原性感染、病毒感染、中毒等因素有关。合并肠道炎性疾病者，50%~70%患者合并有溃疡型结肠炎。另外，还有可能合并有腹膜后纤维化，纵隔纤维化、胰腺纤维化、胰腺炎、眼眶部假性肿瘤、Crohn病、慢性甲状腺炎、类风湿性关节炎等疾病。

【临床特点】

（1）有胆管疾病发作史或胆管手术史。

（2）发病急骤，病情发展快，出现 Charcot 三联征（腹痛、寒战、高热、黄疸）。

（3）休克：病程晚期出现脉搏细弱、血压下降、发绀。进展迅速者，甚至在黄疸之前即出现。

（4）中枢神经系统症状：除出现 Charcot 三联征外，还可出现休克、中枢神经系统症状，即 Reynoles 五联征。

（5）右上腹及剑突下明显压痛和肌紧张，肝大，有明显的压痛，可触及肿大的胆囊。

第十二节　急性胰腺炎

【概述】

急性胰腺炎（acute pancreatitis）是常见的外科急腹症之一，是胰酶消化胰腺和其周围组织所引起的炎症。分间质性水肿型胰腺炎和出血坏死性胰腺炎。病因有很多种，主要与胆管疾病或过量饮酒有关。

【病因及发病机制】

（一）病因

1.机械性　胆管梗阻、胰管梗阻、十二指肠反流、手术等。胆石症是急性胰腺炎发病的两大主因之一，在我国，一半以上的急性胰腺炎患者的诱因为胆石症。有胆石症并发急性胰腺炎患者如不解决胆石症的问题，其急性胰腺炎可反复发作。

2.代谢性　酒精中毒、甲状旁腺功能亢进等。酒精中毒在急性胰腺炎的发病中也占重要地位，在整个急性胰腺炎患者中，以酒精中毒和胆石症为病因者可达 80%。

3.感染性　病毒如腮腺炎病毒、柯萨奇病毒 B、埃可病毒等。

4.血管性　低血容量休克、结节性多动脉炎等。

5.药物性　许多药物均与急性胰腺炎的发病有关，其中以糖皮质激素和口服避孕药最重要。

6.其他病因　肿瘤，包括胰腺癌、壶腹部癌和部分转移性癌；高脂蛋白血症等。

（二）发病机制

1.胰管梗阻　结石（如甲状旁腺功能亢进、恶性肿瘤骨转移）、虫卵、肿瘤、胰液蛋白沉积（可由酗酒引起），使胰管出现完全或不完全堵塞，一旦有胰腺分泌过量的情况出现（如暴饮暴食），如过量的分泌物不能通过胰管及时排泄，则会使胰管内压力增高而胀破胰管，胰液流入胰实质，引起胰腺破坏。

2.十二指肠液反流　十二指肠腔内压力异常增高（呕吐、肠系膜上动脉压迫综合征）或感染等因素引起肝胰壶腹部括约肌松弛，其诱发急性胰腺炎的机制与上述过程相似。

3.酒精中毒 酒精性胰腺炎的发病机制仍不很清楚，实验发现，单纯使用酒精并不能引起实验性胰腺炎。胰酶的分泌受胆碱能和促胰酶素的反应而引起富含酶的胰液的分泌增加，另外，长期饮酒者的胰腺溶酶体的脆性增加，溶酶体酶可激活胰蛋白酶。

【临床特点】

1.酗酒或饱餐后出现上腹剧痛，可向左腰背放射。

2.并发恶心、呕吐、腹胀。

3.不同程度和范围的腹膜刺激征。

4.血、尿淀粉酶升高。血清淀粉酶>500U/dl 及尿淀粉酶>300U/dl（Somogyi 法）。

5.B 超和 CT 可协助确诊。

6.既往有胆管疾病、高脂血症等病史。

【辅助检查】

（1）实验室检查：白细胞计数一般为（10~20）×10⁹/L，如感染严重则计数更高，并出现明显核左移。部分病人尿糖增高，严重者尿中有蛋白、红细胞及管型。血清淀粉酶：24h 内可被测得，升高>500U/dl（正常值 40~80U/d1），1 周内可降至正常。尿淀粉酶：升高稍迟（正常值 80~300U/d1），持续时间比血清淀粉酶长。血清脂肪酶：明显升高（正常值 23~300U/d1）。血清淀粉酶同工酶：升高。血清钙：正常值不低于 2.12mmol/L（8.5mg/d1）。在发病后 2d 血钙开始下降，以 4~5d 后为显著。

（2）X 线检查：腹部可见局限或广泛性肠麻痹（无张力性小肠扩张充气、左侧横结肠扩大积气）。小网膜囊内积液积气。胰腺周围有钙化影。还可见膈肌抬高，胸腔积液，偶见盘状肺不张，出现 ARDS 时肺野呈"毛玻璃状"。

（3）超声与 CT：均能显示胰腺肿大，渗液的多少与分布，对假性胰腺囊肿、脓肿也可显示。

【鉴别诊断】

应与急性胆囊炎、胆石症、溃疡病穿孔、急性肠梗阻及冠心病等相鉴别，依据诸病各自的特点与本病比较即可加以区别。

【治疗】

1.非手术治疗

（1）禁食和胃肠减压：持续胃肠减压，可抽出胃液，减少胃酸刺激十二指肠，减少促胰液素、缩胆囊素等的释放，使胰液分泌减少，胰腺得到休息，并可防治麻痹性肠梗阻。

（2）输液、补充热量、营养支持：维持水、电解质平衡，纠正低血钙、低血镁、酸中毒和高血糖等。

（3）解痉止痛：诊断明确时给予止痛药，同时给予解痉药。禁用吗啡止痛，因其可导致 Oddi 括约肌痉挛。

（4）应用抗生素：胰腺出血坏死和组织蛋白分解产物是细菌繁殖的良好培养基，故在重症病例中尤应尽早使用抗生素，可起到预防继发感染及防治并发症等作用。

（5）胰酶抑制药：①生长抑素疗效较好，有条件者应常规使用；②抑肽酶具有抗蛋白酶及胰血管舒缓素的作用；③给予 Hz 受体阻滞药如西咪替丁可间接抑制胰腺分泌。

（6）中药治疗：呕吐基本控制后，经胃管注入中药，常用复方清胰汤加减：银花、连翘、黄连、黄芪、厚朴、枳壳、木香、红花、生大黄（后下）。酌情每日 3~6 次。注入后夹管 2h。呕吐不易控制者也可用药物灌肠。

2.手术治疗适应证　①重症胰腺炎伴严重休克，弥漫性腹膜炎，腹腔内渗液多，肠麻痹，胰周脓肿及腹腔大出血者；②胆源性胰腺炎，或合并胆源性败血症者；③病情严重，非手术治疗无效，高热不退及中毒症状明显者；④上腹外伤，疑有胰腺损伤者，应立即手术探查；⑤多次反复发作，证实十二指肠乳头狭窄或胰管狭窄及结石者；⑥并发脓肿或假性胰腺囊肿者。

第十三节　胰腺癌

【概述】

胰腺癌是消化系统较常见的恶性肿瘤，40 岁以上好发，男性比女性多见。90% 的患者在诊断后一年内死亡。5 年生存率仅 1%~3%。

胰腺癌包括胰头癌、胰体尾部癌等，其中胰头癌，约占胰腺癌的 2/3。

【病因及发病机制】

胰腺癌的发病原因与发病机制迄今尚未阐明。流行病学调查资料提示发病率增高可能与长期吸烟、高脂肪和高动物蛋白质饮食、酗酒、某些化学致癌物、内分泌代谢紊乱、胰腺慢性疾病及遗传等因素有关。一般认为可能由于多种因素长期共同作用的结果。

吸烟是胰腺癌发生的独立因素，发病率高可能与芳香胺类物质接触有关。饮酒与胰腺癌发病的关系尚无定论。有人认为胰腺癌的发生于长期饮用大量葡萄酒有关。流行病学调查显示胰腺癌的发病率与饮食中动物的脂肪有关，高甘油三酯和（或）高胆固醇、低纤维素饮食似可促进或影响胰腺癌的发生。多数学者认为长期接触某些化学物质可能对胰腺有致癌作用，如某些金属、焦炭、煤气、石棉酚胺、烃化物等化学制剂者，胰腺癌的发病率明显增加。

【临床特点】

1.腹痛　持续而进行性加重的上腹部饱满、闷胀和隐痛。

2.黄疸和腹水　梗阻性黄疸是胰头癌最突出的症状，呈进行性加重可伴茶色尿，色似酱油，陶土色大便，癌细胞腹膜种植或门静脉回流受阻时腹水形成。

3.消化道症状　食欲减退，厌食油腻和动物蛋白食物，消化不良或腹泻。

4.乏力和消瘦及恶病质。

【辅助检查】

（1）实验室检查：①血清生化学检查可见血、尿淀粉酶一过性升高，空腹或餐后血糖升高，糖耐量试验有异常曲线。胆道梗阻时，血清总胆红素和直接胆红素升高，碱性磷酸酶、转氨酶也可升高，尿胆红素阳性。②大多数胰腺癌血清学标记物可升高，包括癌胚抗原（CEA）、胰腺癌特异抗原（PaA）、胰腺癌相关抗原（PCAA）及糖类抗原 19.9（CAl9.9）。

（2）影像学检查：①超声可显示肝内、外胆管扩张，胆囊胀大，胰管扩张（正常直径≤3-mm），胰头部占位病变。②胰头癌肿块较大者胃肠钡餐造影：可显示十二指肠曲扩大和反 3 字征。③胰腺区动态薄层 CT 增强扫描可获得优于超声的图像。④逆行胰胆管造影（ERCP）可显示胆管和胰管近壶腹侧影像或肿瘤以远的胆、胰管扩张的影像。也可在 ERCP 的同时在胆管内置入内支撑管，达到术前减轻黄疸的目的。⑤经皮肝穿刺胆道造影（PTC）：可显示梗阻上方肝内、外胆管扩张。在 PTC 的同时行胆管内置管引流（PTCD）可减轻黄疸和防止胆漏。⑥磁共振胰胆管造影（MRCP）能显示胰、胆管梗阻的部位、扩张程度，具有重要的诊断价值，无创，可多角度成像，定位准确，无并发症。

【治疗】

1.手术治疗　①胰十二指肠切除术；②保留幽门的胰头十二指肠切除术；③姑息性手术。包括：用胆肠吻合术解除胆道梗阻；用胃空肠吻合术解除或预防十二指肠梗阻；为减轻疼痛，可在术中行内脏神经节周围注射无水乙醇的化学性内脏神经切断术或行腹腔神经结节切除术。

2.辅助治疗　术后可采用吉西他滨（健择）或以氟尿嘧啶和丝裂霉素为主的化疗，也有主张以放射治疗为基本疗法的综合性治疗。

第十四节　肠瘘

【概述】

肠瘘是指肠管与其他空腔脏器、体腔或体腔外有异常的通道，肠内容物进入其他脏器、体腔或体外并引起感染体液丧失、内稳态失衡，器官功能受损及营养不良等改变。肠腔与其他空腔脏器如胆道、尿路、生殖道或其他肠段相通时称为肠内瘘；肠管与体表相通的瘘称为肠外瘘。

【病因及发病机制】

1.创伤性

(1) 手术：最常见。包括：①灌肠；②吻合口愈合不良；③切口裂开；④感染、腹腔脓肿；⑤异物遗留、引流物。

(2) 外伤：包括①开放伤；②闭合伤。

(3) 其他：放射损伤、内镜、人造物损伤。

2.非创伤性

(1) 感染最常见。包括：①化脓性；②炎性肠道瘘管；③特异性感染。

(2) 先天性因素。

(3) 肿瘤。

(4) 肠梗阻。

(5) 医疗造口。

【临床特点】

肠瘘的临床表现可因瘘管的部位及其所处的病理阶段不同而表现各异。

1.腹膜炎期 多发生于腹部手术后 3—5 天。

(1) 局部：由于肠内容物的外漏，对周围的组织器官产生强烈刺激，病人有腹痛、腹胀、恶心呕吐、乏力、大便次数增多或由于麻痹性肠梗阻而停止排便、排气。肠外瘘者，可于体表找到瘘口，并见消化液、肠内容物及气体排出，周围皮肤被腐蚀，出现红肿、糜烂、剧痛，甚至继发感染，破溃出血。

瘘口排出物的性状有助于判断瘘的位置。十二指肠瘘等高位肠瘘的漏出液中往往含有大量的胆汁，胰液等，日排出量大，多呈蛋花样、刺激性强，腹膜刺激征明显，病人的全身反应严重；而结肠瘘等低位肠瘘排出量小，刺激性弱，但其内含有粪渣，有臭气。

(2) 全身：继发感染的病人有体温升高，达 38℃以上；病人可出现严重的水、电解质及酸碱平衡失调等全身症状，严重脱水者可出现低容量性休克现象，表现为脸色苍白、皮肤湿冷和血压下降。病人若未得到及时、有效处理，则有可能出现脓毒血症、多系统多器官功能障碍或衰竭，甚至死亡。

2.腹腔内脓肿期 多发生于瘘发生后 7—10 天，肠内容物漏入腹腔后引起纤维素性渗出等炎性反应，若漏出物和渗出液得以局限，则形成腹腔内脓肿。病人除了继续表现为发热外，尚可因脓肿所在部位而有不同的临床表现，如恶心呕吐、腹痛、腹胀、腹泻或里急后重等；部分病人的腹部可触及压痛性包块。若腹腔冲洗和引流通畅，病人的全身症状可逐渐减轻。

3.瘘管形成期 大多发生于肠瘘发生后 1—2 个月，在引流通畅的情况下，腹腔脓肿逐渐缩小，沿肠内容物排出的途径形成瘘管。此时病人的感染已基本控制，营养状况逐渐恢复，全身症状减轻甚至消失，仅留有瘘口局部刺激症状或肠粘连表现。

4.瘘管闭合 瘘管炎症反应消失、愈合，病人临床症状消失。

【辅助检查】

1.实验室检查

（1）血常规：由于体液及营养素的丢失，可出现血红蛋白值、红细胞比容下降；白细胞计数及中性粒细胞比例升高，严重感染时可出现中毒颗粒、核左移，血小板减少下降等。

（2）血生化检查：血生化检查可有低钾、低钠等血清电解质紊乱的表现；反映营养剂免疫状态的血清蛋白、转铁蛋白、前清蛋白水平和总淋巴细胞计数下降。肝酶谱（GPT、GOT、AKP、r–GT 等）及胆红素值升高。

2.特殊检查

（1）口服染料或药用炭：是最简便实用的检查手段。通过口服或楼管内注入亚甲蓝或骨炭末等，观察和初步判断瘘的部位和瘘口大小。

（2）瘘管组织活检及病理学检查：可明确是否存在结核、肿瘤等病变。

3.影像学检查

（1）B超及CT检查：有助于发现腹腔深部脓肿、积液及其与胃肠道的关系等。

（2）瘘管造影 适用于瘘管已形成者。有助于明确瘘的部位、长度、走向、大小、脓腔范围及引流通畅程度，同时还可了解其周围肠管或与其相通肠管的情况。

【治疗】

在肠瘘发病的不同阶段应给予不同的处理措施。

1.腹膜炎期及腹腔内脓肿期

（1）纠正水、电解质及酸碱平衡失调：根据病人每天的出入液量、脱水程度和性质、尿量、血电解质及血气分析检测结果，及时调整和补充液体、电解质，以维持内环境平衡。

（2）控制感染：根据肠瘘的部位及常见菌群或药物敏感性试验结果合理应用抗菌药。常用药物有广谱第二、三代头孢菌素类、氨基糖苷类，必要时加用抗厌氧菌感染的药物。

（3）有效冲洗和引流：于腹膜炎期在瘘口旁置双腔套管行负压引流及腹腔灌洗术。已形成脓肿者，可在 B 超定位引导下穿刺或手术引流，以消除感染灶、促进组织修复和瘘管愈合。

（4）营养支持：早期应禁食，予以完全胃肠外营养。待腹膜炎控制，肠蠕动恢复、瘘口流出量明显减少且肛门恢复排便时，即可逐渐改为肠内营养和经口饮食。

（5）抑制肠道分泌：近年来，多采用抑制消化液分泌的制剂，以抑制胃酸、胃蛋白酶、胃泌素、胰腺外分泌的分泌，抑制胃肠蠕动，达到降低瘘的排出量、减少液体丢失的目的。

（6）回输引流的消化液：将引流出的肠液收集在无菌容器内，经处理后再经空肠造瘘管回输入病人肠道，以恢复消化液的胃肠循环机胆盐的肝肠循环，从而减少水、电解质和消化酶的丢失、紊乱及并发症发生。

2.瘘管形成期　该期病人病情多稳定，除了以上治疗外，重点为纠正营养摄入不足，提高机体抵抗力，促进瘘口愈合，无法愈合者则为进一步手术治疗创造有利条件。

(1) 加强营养：应视肠瘘位置和漏出量选择不同途径和方式的营养支持；包括胃肠外营养、肠内营养和经口饮食。

(2) 堵塞瘘管：部分病人在内环境稳定、营养状态改善后，瘘口可自行愈合。无法愈合者，可在控制感染后，采用堵塞瘘管的方法，阻止肠液外流，以促进瘘口自行愈合，具体方法包括：

1) 外堵法：包括油纱布堵塞、医用胶注入瘘管内填塞粘合法、盲端橡胶管或塑料管堵塞等。该方法适用于经过充分引流、冲洗后，已经形成完整、管径直的瘘管。

2) 内堵法：在瘘管内外放置硅胶片或乳胶片堵压，适用于须手术方能治愈的唇状瘘管短且口径大的瘘。

(3) 手术治疗：在瘘发生 2—3 个月后，经以上手术治疗瘘口仍不能自行封闭时，应考虑手术修复。手术方式的选择应根据肠瘘位置及病变情况而定。

1) 肠段部分切除吻合术：切除瘘管所在肠袢后行肠段端端吻合。此法最常用且效果好。

2) 肠瘘局部楔形切除缝合术：较简单。适合于瘘口较小且瘘管较细的肠瘘。

3) 肠瘘旷置术：瘘管近远端作短路手术。适合于瘘管周围广泛粘连、切除困难者。

4) 小肠浆膜补片覆盖修补术。

第十五节　肠梗阻

【概述】

任何原因引起肠内容物正常运行或顺利通过发送障碍，称为肠梗阻。按病因分为：机械性肠梗阻，动力性肠梗阻，血动性肠梗阻。按梗阻有无血运障碍分为：单纯性肠梗阻，绞窄性肠梗阻。根据梗阻的部位可分为高位和低位肠梗阻两种，根据梗阻的程度可分为完全性和不完全性肠梗阻，按发展过程快慢可分为急性和慢性肠梗阻。若一段肠管两端均受压且不通畅者称闭袢性肠梗阻，闭袢肠管中的气体和液体无法减压，易发生血运障碍。

【病因】

肠梗阻是由不同原因引起的一组临床综合征，特点是肠内容物不能顺利通过肠道而引起一系列的症状，可以是机械性或麻痹性。前者与妊娠及分娩关系不大，一旦产后发病，亦属偶发；而后者可以发生在剖宫产术后，一般发病在 24 小时以后，极个别症状出现较早。有一种结肠假梗阻 (colonic pseudo-obstruction,) 亦称为 Ogilvie 综合征，是剖宫产的一种少见并发症，临床表现与结肠机械性梗阻相似，若不及时处理可并发结肠穿孔，后果严重。

麻痹性肠梗阻主要由于神经抑制或毒素刺激，使肠壁肌肉运动紊乱。机械性肠梗阻则除一般由于粘连带等常见的原因外，孕期因激素变化导致肠平滑肌松弛，常常引起便秘，也可以导致急性机械性肠梗阻，一般用灌肠难以解除。

【临床特点】

1.腹痛、呕吐、腹胀、停止自肛门排气排便四大症状和腹部可见肠型或蠕动波，肠鸣音亢进，压痛和腹肌紧张。

2.机械性肠梗阻具有上述典型临床表现，早期腹胀可不显著。麻痹性肠梗阻无阵发性绞痛等肠蠕动亢进的表现，相反肠蠕动减弱或消失，腹胀显著，而且多继发于腹腔内严重感染、腹膜后出血、腹部大手术后等。

3.有下列表现者，应考虑绞窄性肠梗阻的可能。

(1) 发病急，开始即为持续性剧烈腹痛，或在阵发性加重之间仍有持续性疼痛。有时出现腰背部痛，呕吐出现早、剧烈而频繁。

(2) 病情发展迅速，早期出现休克，抗休克治疗症状改善不显著。

(3) 明显腹膜刺激征，体温上升、脉率快、白细胞计数增高。

(4) 腹胀不对称，腹部有局部隆起或触及有压痛的肿块。

(5) 呕吐物、胃肠减压抽查液、肛门排出物为血性或腹腔穿刺抽出血性液体。

(6) 经积极非手术治疗而症状体征无明显改善。

(7) 腹部 X 线检查见孤立、突出胀大的肠袢、不因时间而改变位置或有假肿瘤状阴影；若肠间隙增宽，提示有腹腔积液。

4.高位小肠梗阻的特点是呕吐发生早且频繁，腹胀不明显。地位小肠梗阻的特点是腹胀明显，呕吐出现晚而次数少，可吐粪便样容物。

5.完全性梗阻呕吐频繁，如为低位梗阻腹胀明显，完全停止排气排便。

【治疗】

1.基础治疗

(1) 纠正水、电解质紊乱和酸碱失衡：不论采用手术和非手术治疗，纠正水、电解质紊乱和酸碱失衡都是极重要的措施。最常用的是静脉输注葡萄糖液、等渗盐水；如梗阻已存在数日，也需补钾，对高位小肠梗阻以及呕吐频繁的病人尤为重要。输液量和种类须根据呕吐情况、缺水体征、血液浓缩程度、尿排出量和比重，并结合血清钾、钠、氯和二氧化碳结合力监测结果而定。单纯性肠梗阻，特别是早期，上述生理紊乱较易纠正。单纯性肠梗阻晚期和绞窄性肠梗阻，尚须输给血浆、全血或血浆代用品，以补偿肠腔或腹腔内的丧失。

(2) 胃肠减压：是治疗肠梗阻的重要方法之一。胃肠减压一般采用较短的单腔胃管。通过胃肠减压，吸出胃肠道内的气体和液体，可以减轻腹胀，降低肠腔内压力，减少肠腔内的细菌和毒素，改善肠壁血循环和全身情况。

(3) 防治感染和毒血症：应用抗生素对于防治细菌感染，从而减少毒素的产生有一定作用。一般单纯性肠梗阻可不用抗生素，但对单纯性肠梗阻晚期，特别是绞窄性肠梗阻以及手术治疗的病人，应该使用。

此外，还可应用镇静药、解痉药等对症治疗，但止痛药应慎用。

（4）中医中药

①针灸疗法：常用于麻痹性肠梗阻：主穴，合谷、天枢、足三里；配穴，大肠俞、大横。如呕吐较重者，可加上脘、下脘、曲池等穴位。

②生油疗法：常用于治疗蛔虫性、粘连性和粪块阻塞性肠梗阻，用菜油或花生油 60~100ml，每日 1 次，口服或经胃管注入。

③中药治疗：肠梗阻的治疗应以通里攻下为主，辅以理气开郁及活血化瘀等法。常用方剂有复方大承气汤、甘遂通结汤、肠粘连松解汤和温脾汤等。

2.手术治疗 各种类型的绞窄性肠梗阻、肿瘤、先天性肠道畸形引起的肠梗阻，以及非手术治疗无效的病人，应行手术治疗。

由于急性肠梗阻病人的全身情况常较严重，所以手术的原则和目的是：在最短手术时间内，以最简单的方法解除梗阻和恢复肠腔的通畅。具体方法要根据梗阻的病因、性质、部位及全身情况而定。

（1）小肠梗阻：对单纯性小肠梗阻，一般应急直接解除梗阻的原因，如松解粘连、切除狭窄肠段等，或将梗阻近、远侧肠襻做侧侧吻合手术。对绞窄性小肠梗阻，应争取在肠坏死以前解除梗阻，恢复肠管血液循环。

（2）急性结肠梗阻：对单纯性结肠梗阻，一般采用梗阻近侧（盲肠或横结肠）造口，以解除梗阻。如已有肠坏死，则宜切除坏死肠段并将断端外置作造口，等以后二期手术再解决结肠病变。

第十六节　直肠癌

【概述】

直肠癌是乙状结肠直肠交界处至齿状线之间的癌，是消化道常见的恶性肿瘤，占消化道癌的第二位。

【病因】

直肠癌的发病原因尚不清楚，可能与下列因素有关。

1.饮食及致癌物质 流行病学调查显示，高脂、高蛋白食物能使粪便中甲基胆蒽物质增多，甲基胆蒽可诱发结肠癌、直肠癌。少纤维食物使粪便通过肠道速度减慢，致癌物质与肠黏膜接触时间增加。

2.直肠慢性炎症 如溃疡性结肠炎、血吸虫病使肠黏膜反复破坏和修复而癌变。

3.癌前病变 如直肠腺瘤，尤其是绒毛状腺瘤更为重要。

4.遗传因素 抑癌基因突变和遗传不稳定性导致成为大肠癌的易感人群。遗传因素表现为有为数不少的结、直肠癌家族被发现。

【临床特点】

1.排便习惯的改变　出现腹泻或便秘，有里急后重、排便不尽感，随着肿瘤的增大，肠腔狭窄，大便逐渐变细。

2.便血　为直肠癌常见的症状。在癌肿浸润至黏膜下血管时开始有出血，开始出血量少，见于粪便表面，有时出血呈间歇性，癌肿侵及大血管时，偶见大出血，出现休克症状。癌肿溃烂感染后有黏液排出。

3.腹部不适　病变在直肠上段，随着肠腔的逐渐狭小出现梗阻症状，如腹部膨胀、肠鸣音亢进和阵发性腹痛。

4.全身恶病质　癌肿晚期，癌细胞已侵及其他脏器，患者出现食欲减退、消瘦、乏力、贫血、黄疸、腹水及排尿不畅，骶部、腰部有剧烈疼痛。

【辅助检查】

（1）大便潜血试验：绝大多数阳性，也可作为筛查手段。

（2）内镜检查：直肠镜、乙状结肠镜可在门诊进行，不须肠道准备。手术前应行纤维结肠镜检，因为结、直肠癌有 5%~10% 为多发癌。

（3）钡灌肠：排除多发肿瘤。

（4）腔内超声：可检查有无周围脏器侵犯和侵润肠壁深度。

（5）CT

（6）腹部超声：了解有无肝脏等转移。

（7）肿瘤标志物：癌胚抗原（CEA）的水平与 Dukes 分期呈正相关，主要用于预后估计和监测复发。

应提高对便血、大便习惯改变等症状的警惕性，常规进行直肠指检。

【治疗】

手术切除是主要的治疗方法，术前放疗、化疗可一定程度地提高手术疗效。

1.手术治疗

（1）局部切除：适于早期瘤体小、局限于黏膜或黏膜下层、分化程度高的直肠癌。有经肛门局部切除和骶后径路局部切除。

（2）腹会阴联合直肠癌根治术（Miles 手术），多用于距齿状线 5cm 以下的直肠痛和肛管癌，需永久性乙状结肠单腔造口。

（3）经腹直肠癌切除术（Dixon 手术），主要适于距齿状线 5cm 以上的直肠癌，不必行乙状结肠单腔造口。

（4）经腹直肠癌切除、近端造口、远端封闭手术（Hartmann 手术），适于全身情况差，不能耐受腹会阴联合直肠癌根治术或急性梗阻不宜行经腹直肠癌切除术的。

（1）放射治疗

（2）化疗：用于 Dukes A 期以上病例，常用的化疗方案有氟尿嘧啶+左旋咪唑或亚叶酸钙，或再联合应用铂剂。

第十七节 结肠癌

【概述】

结肠癌是我国常见的恶性肿瘤之一，其好发部位依次为乙状结肠、盲肠、结肠肝、脾曲、降结肠、升结肠、横结肠，以 41~51 岁发病最高。

结肠癌的病因虽未明确。但其相关因素渐被认识。如过多的动物脂肪及动物蛋白饮食；缺乏新鲜蔬菜及纤维素食品；缺乏适度的体力活动。家族性肠息肉病已被公认癌前期疾病，结肠腺瘤、溃疡性结肠炎以及结肠血吸虫病肉芽肿与结肠癌发生有密切的关系。

【病因及发病机制】

结肠癌的病因尚未明确，但其相关的高危因素渐被认识，如过多的动物脂肪及动物蛋白饮食，缺乏新鲜蔬菜及纤维素食品；缺乏适度的体力活动。遗传易感性在结肠癌的发病中也具有重要地位，如遗传性非息肉性结肠癌的错配修复基因突变携带的家族成员，应视为结肠癌的一组高危人群。有些病如家族性息肉病，已被公认为癌前期病变；结肠腺瘤、溃疡性结肠炎及结肠血吸虫病肉芽肿，与结肠癌的发生有较密切的关系。

【临床特点】

1.排便习惯与粪便性质的改变 常为最早出现的症状，多表现为排便次数的增加，腹泻、便秘、粪便中带血、脓或黏液。

2.腹痛。

3.腹部肿块。

4.肠梗阻症状及贫血。

【治疗】

1.手术治疗

（1）术前准备：除常规的术前准备外，结肠手术必须做好肠道准备，包括①清洁肠道：手术前 2d 进少渣或无渣饮食；术前 1~2d 服缓泻药，若有便秘或不全性肠梗阻，酌情提前几天用药；清洁灌肠应根据有无排便困难于术前 1 日或数日进行。②肠道消毒：杀灭肠道内致病菌，尤其是常见的厌氧菌，如脆弱拟杆菌等，以及革兰阴性需氧杆菌。前者主要用甲硝唑（灭滴灵）；后者可用磺胺类、新霉素、红霉素、卡那霉素等。肠道准备充分，可减少术中污染，有利愈合。

（2）手术方法：右半结肠切除术适用于盲肠、升结肠及结肠右曲部的癌肿。左半结肠切除术适用于降结肠、结肠左曲部癌肿。横结肠切除术适用于横结肠癌肿。乙状结肠癌肿的根治切除术根据癌肿的具体部位，除切除乙状结肠外，加做降结肠切除或部分直肠切除。

2.药物治疗

（1）化学药物治疗：手术后的病人化疗，一般 12~18 个月内可使用 2~3 个疗程，常用药物主要是氟尿嘧啶（5-FU），也可联合应用丝裂霉素、环磷酰胺等，5-FU 每个疗程总量可用 7~10g。可口服或静脉给药，最好加入葡萄糖液中滴注，每次250mg，每日或隔日 1 次。如果反应较大，如恶心、食欲减退、无力、白细胞和血小板减少等，可减少每次用量，或延长间隔期。骨髓抑制明显者应及时停药。口服法胃肠道反应比静脉给药大，但骨髓抑制反应轻。用药期间必须注意支持治疗，并用减轻毒性作用的药物。

癌肿未能切除的病人行化疗，有减轻症状和控制肿瘤生长的作用，但效果较差，维持时间短，如病人一般情况差，反而加重病情，不宜应用。

（2）免疫治疗：可提高病人抗肿瘤的能力，近年来发展很快，诸如干扰素、白细胞介素、转移因子、肿瘤坏死因子等，已逐渐广泛应用，不但可以提高病人的免疫能力，而且可以配合化疗的进行。

（3）中药治疗：可改善症状，增强机体的抗病能力，减轻放疗、化疗的不良反应，有的中药有直接的抗癌作用，如白花蛇舌草、半枝莲、山慈菇、龙葵等。用药时可辨证、辨病兼顾，加入清热解毒、活血攻坚、滋阴养血、除痰散结、调补脾胃等方面的药物。

第十八节　腹部疝

【概述】

腹部疝指腹部脏器通过腹壁薄处向体表突出。常见腹股沟斜疝、腹股沟直疝、股疝、脐疝。

【病因及发病机制】

腹壁强度降低和腹内压力增高是腹外疝发病的两个主要原因。

1.腹壁强度降低　引起腹壁强度降低的潜在因素很多，最常见的因素有：①某些组织穿过腹壁的部位，如精索或子宫圆韧带穿过腹股沟管、股动静脉穿过股管、脐血管穿过脐环等处；②腹白线因发育不全也可成为腹壁的薄弱点；③手术切口愈合不良、创伤、感染、腹壁神经损伤、老年、久病、肥胖所致肌萎缩等也常是腹壁强度降低的原因。生物学研究发现，腹股沟疝患者体内腱膜中胶原代谢紊乱，其主要氨基酸成分，羟脯氨酸含量减少，腹直肌前鞘中的成纤维细胞增生异常，超微结构中含有不规则的微纤维，因而影响腹壁的强度。另外发现，吸烟的直疝患者血浆中促弹性组织离解活性显著高于正常人。

2.腹内压力增高　慢性咳嗽、慢性便秘、排尿困难（如包茎、膀胱结石）、腹水、妊娠、举重、婴儿经常啼哭等是引起腹内压力增高的常见原因。正常人虽时有腹内压增高情况，但如腹壁强度正常，则不致发生疝。

【临床特点】

临床表现为患者站立、行走、劳动或腹内压突然增高时疝内容物向体表突出，平卧休息时可推送其回纳至腹腔，患者多无自觉症状。若疝内容物不能还纳入腹腔，可造成嵌顿或绞窄疝，产生剧烈疼痛、局部压痛及肠梗阻。

【护理】

1.术前护理

（1）同普外科手术前护理常规。

（2）了解并观察患者有无咳嗽、腹胀、便秘及排尿困难等可能引起腹压增高的体征，指导患者积极接受治疗。

（3）手术前应放置导尿管或嘱患者排尿，避免术中损伤膀胱。

（4）术前指导患者进行床上排尿训练，避免术后出现尿潴留。

2.术后护理

（1）同普外科术后护理常规。

（2）体位：术后平卧，双腿屈曲，膝下垫枕，使腹部松弛，减少切口的张力。1~2日后可抬高床头15°~30°。术后不宜过早下床活动，一般应卧床1周左右，老年患者、巨大疝及复发疝患者应适当增加卧床时间。

（3）预防血肿：术后一般在切口处压1kg的沙袋24小时左右，减少切口出血。腹股沟疝修补术后的患者，可用绷带托起阴囊2~3日，以防止或减少切口渗出液流入阴囊引起肿胀。

（4）饮食：手术中操作未触及肠管者，患者可于翌日开始进食，如涉及肠管，应在恢复肠蠕动（排气）后进食。应食用易消化、少渣、高营养食物，避免引起腹胀及便秘。

（5）减少增加腹压的因素：指导患者多做床上活动，预防肺部并发症。咳嗽、打喷嚏时，要按压切口，必要时给患者服用镇静剂；保持排便通畅。便秘时，不要骤然用力，应协助使用润肠剂或缓泻剂。

（6）病情观察：腹股沟疝手术有可能损伤膀胱造成术后血尿，发现患者尿色有改变时，应及时留取尿标本送检并通知医生。

（7）健康指导：术后3~6个月或者不要从事重体力劳动；预防感冒及便秘；适当锻炼身体，加强肌肉功能，预防复发。

（黄海峰 韩建峰）

第十一章　耳鼻喉科常见疾病治疗

第一节　化脓性耳廓软骨膜炎

化脓性耳郭软骨膜炎 (suppurdtive perichondrjtis of aurile) 是耳郭软骨膜的急性化脓性炎症，软骨因血供障碍而逐渐坏死。多由于耳郭外伤、手术、针刺等使致病菌侵入造成。可引起较重的疼痛并可导致软骨坏死及耳郭畸形，致病菌多为绿脓杆菌及金葡菌。软骨膜发炎时，造成充血水肿、渗出增加，致软骨膜下积脓，将软骨与软骨膜分离，因而软骨失去血供，且由于脓液压迫，最终导致软骨坏死液化，使耳郭失去正常软骨支架。愈后发生纤维化，瘢痕挛缩，卷曲变形，成为菜花耳，严重影响外形。

步骤一：病史采集

1.现病史应注意询问患者是否有进行性持续性耳痛，还有耳痛波及的范围。有无耳前、耳后、腮腺等处淋巴结肿大，压痛。有无烦躁不安、失眠、体温升高、食欲减退等症状。

2.过去史应注意询问有无耳郭皮炎、湿疹、外耳道炎病史。有无外伤及手术史。

3.个人史有无耳郭先天性疾病。

步骤二：体格检查

初期耳郭弥漫充血肿胀、触痛明显、继而呈进行性持续性耳痛，变形、弹性消失，常延及耳后皮肤，除耳垂外，整个耳郭均可波及。耳前、耳后、腮腺等处淋巴结肿大，压痛。

步骤三：辅助检查

1.对早期患者检查以穿刺液培养+药敏试验、心电图、粪常规、尿常规、血液常规检查为主。

2.对重症或症状控制不理想者，可加检查血培养+药敏试验、葡萄糖测定。

步骤四：诊断

1.耳郭有外伤，手术、耳针等继发感染史。

2.耳郭发热、剧痛，体温上升，血中性粒细胞增多。

3.耳郭红肿，触痛明显。脓肿形成有波动感。脓肿破溃，则形成脓瘘管。

4.耳淋巴结肿大压痛。

5.脓液培养致病菌多为绿脓杆菌或金黄色葡萄球菌。

6.如感染不能控制，软骨坏死，耳郭皱缩变形（菜花耳）。

步骤五：治疗

1.早期以全身抗感染治疗为主。由于常为绿脓杆菌感染，应选用高效广谱抗生素，如阿莫西林、三代头孢等。局部应用热敷、理疗、鱼石脂软膏外敷促进炎症吸收。

2.脓肿形成时应早期切开引流，较局限者可行脓肿局部切开引流，排出脓液，用刮匙将脓腔搔刮，彻底清除坏死组织，置橡皮条引流，术后每日换药至完全愈合。

3.感染严重，脓肿范围广泛波及大部耳郭者，应行彻底清创，以防止软骨坏死继续扩大，增加畸形严重性。手术应采用全麻或强化+局麻。沿对耳轮内侧的舟状窝做弧形切口，达软骨膜下，彻底引流脓液，掀起皮肤软骨膜瓣，彻底刮除全部感染肉芽及坏死软骨直至见到正常软骨。然后以盐水冲洗，再以2%碘酒棉片涂布及贴附脓腔内面，用70%乙醇脱碘后，再以链霉素或庆大霉素液冲洗术腔。然后将皮肤软骨膜瓣复位。不置引流，切口不缝合，用70%乙醇棉球按耳部形状仔细充填压迫，使耳郭铸模状，填满耳甲腔、三角凹、舟状凹及全部耳郭，以尽量保持耳郭外形，然后覆盖纱布包扎。术后患者疼痛常明显缓解，一周后再换药，如术后疼痛减轻不明显，应及时打开敷料检查，必要时再行清创引流。术中可用多黏菌素B或广谱抗生素液冲洗术腔。

4.愈后如畸形重，以后再行成形术。

步骤六：注意事项

1.耳部手术和局部治疗时应严格消毒，遵循无菌消毒原则，避免损伤软骨。

2.对耳郭的各种外伤，均应彻底清创，严防继续感染。

3.积极治疗易继发耳郭感染的疾病。

第二节　耳郭假性囊肿

耳郭假性囊肿又名耳郭浆液性软骨膜炎、耳郭非化脓性软骨膜炎、耳郭软骨间积液等，系指耳郭外侧面的囊肿样隆起，内含浆液样渗出物，发病年龄以30~50岁青壮年居多，男性多于女性，多发生于一侧耳部。

步骤一：病史采集

1.现病史应注意询问患者是否有进行性持续性耳痛，还有耳痛波及的范围。有无耳前、耳后、腮腺等处淋巴结肿大，压痛。有无烦躁不安、失眠、体温升高、食欲减退等症状。

2.过去史应注意询问有无耳郭皮炎、湿疹、外耳道炎病史。有无外伤及手术史。

步骤二：体格检查

检查时发现囊肿多位于耳郭内侧上半部可见有一局限性隆起，局部皮肤无红肿，触之压痛，但张力较高，小者有实体感，较大者有波动感，一侧者居多。

步骤三：辅助检查

此病一般在门诊治疗。若住院者检查以穿刺液培养+药敏试验、尿常规、粪常规、胆红素总量（STB）、直接胆红素（SDB）、间接胆红素（SIB）、总蛋白（TP）、白蛋白（Alb）、球蛋白（G）、血液常规检查为主。

步骤四：诊断

（一）诊断要点

1.无明显诱因，自发生长。也见于耳郭受机械刺激，影响局部循环者。

2.为偶尔发现耳郭局限性无痛性隆起，逐渐增大，可有胀、痒、灼感。

3.检查可见半球形囊性隆起，常在单侧耳郭前部，尤其是前上部，以三角窝耳甲腔或舟状窝多见；触之无压痛，皮肤色泽正常，有弹性或波动感，周围境界清楚；穿刺可抽出淡黄色浆液性液体。其中，蛋白质丰富，细菌培养示无细菌生长。抽尽后如不处理，很快又会积液。

4.病理检查，从皮肤到囊壁的组织层次为：皮肤、皮下组织、软骨膜及软骨层，积液在软骨间。囊壁衬里即软骨层内侧面覆纤维素层，无上皮细胞结构，可与真性囊肿鉴别。

（二）鉴别诊断

1.耳郭化脓性炎症　症状重，有渐进性持续性耳痛，可伴全身症状；检查见耳郭红肿、增厚，触痛明显。

2.真性囊肿囊壁衬里有上皮覆盖。

3.血肿暗室中透射检查，肿胀处不透光。

步骤五：治疗

1.理疗用于少量积液，以阻止渗出，促进吸收。

2.穿刺无菌操作下进行。穿刺后可以注入2%碘酊少许，加压包扎或石膏固定。

3.切开严格无菌操作下，用CO_2激光或手术刀切除全层囊壁，开一小窗，搔刮囊壁，通常引流，加压包扎，以促进囊壁塌陷，紧贴粘连，直至愈合。

步骤六：注意事项

1.反复抽取囊内液。该方法易于复发。

2.在严格无菌操作的前提下，于囊肿最突出部全层切开囊壁，做一小引流窗，排净积液后，用敷料轻压囊壁并覆盖之，约1周后局部愈合。

3.沿耳郭打一石膏托，起局部压迫作用，1~3周后拆除石膏，效果良好。

第三节　外耳道异物

外耳道异物（foreign bodies in exterhal acoustic meatus）多见于儿童，手持小玩物塞入耳内，如珠子、花籽、豆类等；成人也可发生，如挖耳或清理外耳道时将火柴杆、棉花等遗留于外耳道内；也可因意外情况，如外伤、爆炸异物进入耳内，或嬉戏等将异物塞入耳内。

步骤一：病史采集

1.现病史应注意询问患者是否有听力障碍、不适、耳疼或耳内响动难以忍受。

2.过去史应注意询问有无蚊虫、豆类、小石子、煤渣等进入外耳道史。

步骤二：体格检查

检查外耳道可清晰看到异物，由于患者就诊时已自行掏挖，致异物常嵌顿于外耳道峡部，但如为长期存留被忽略的异物，可被耵聍包裹，或继发感染引起外耳道肿胀狭窄，影响异物观察。

步骤三：辅助检查

一般患者可在门诊处理，无须特殊检查。若小孩不能合作或异物紧卡于外耳道峡部或异物已进入鼓室者可查血、尿常规检查，耳镜检查，一般摄片检查。

步骤四：诊断

（一）诊断要点

据异物大小、种类、形状可引起不同临床症状。①小而光滑无刺激异物可久留于外耳道而无症状；②异物较大可阻塞外耳道，产生听力障碍、不适；③锐利异物可刺激产生疼痛，甚至损伤外耳道及鼓膜；④活的昆虫在外耳道内躁动，可产生明显耳疼，耳内响动难以忍受。

（二）鉴别诊断

本病随异物性质而异，可久存外耳道而无症状。亦可继发外耳道炎、中耳炎应注意鉴别。

步骤五：治疗

据异物大小、性质和位置决定取出方法，确诊异物后原则为尽量取出，伴急性炎症者宜控制炎症后再取。

1.昆虫类异物可先滴入香油、3%氯霉素甘油等，使其死亡或用2%丁卡因、70%乙醇、对皮肤无毒性的杀虫剂等滴人，使其麻醉或瘫痪后再冲洗或镊取。对飞虫可试以亮光诱导其出耳。

2.圆球形异物可用环形刮匙或异物钩等小心沿外耳道壁，经异物周围间隙伸达异物后方，转动器械，钩住异物后将其拉出，忌用镊子或钳子夹取，以防推人深部，嵌在峡部或损伤鼓膜。

3.已泡胀的异物可先用95%乙醇滴人，使其脱水缩小，再取出。

4.细小异物可冲洗法冲出。

5.不合作小儿可在短暂全麻下取出。

6.异物过大或已进入骨部深处难以从外耳道取出者，可做耳内或耳后切口取出。

步骤六：注意事项

本病以预防为主，重视宣教工作。得病后尽快到专科医院去诊治，以免异物嵌顿在外耳道深部或进入鼓室。

第四节　急性化脓性中耳炎

急性化脓性中耳炎（acute suppurative otitis media）。是指由于细菌直接侵入中耳引起的中耳黏膜及骨膜的急性感染性炎症改变。本病好发于婴幼儿及学龄前儿童。致病菌常见为乙型溶血性链球菌、肺炎链球菌和葡萄球菌等，由于抗生素广泛应用，溶血性链球菌感染比例下降，而金黄色溶血性葡萄球菌感染率增加，幼儿则以嗜血流感杆菌更为多见，绿脓杆菌、变形杆菌也可致之，感染主要通过三种途径。①咽鼓管途径：最常见；②外耳道鼓膜途径：不符合无菌操作的鼓膜穿刺、鼓室置管、鼓膜外伤，致病菌由外耳道直接侵入中耳；③血行感染：极少见。

步骤一：病史采集

1.现病史　应注意询问患者是否有发热、呕吐、腹泻。有无耳痛、听力减退、传导性聋。有无耳流脓、充血、肿胀和膨隆。

2.过去史　应注意询问有无急性上呼吸道感染，有无鼻、鼻窦、腺样体、扁桃体炎症或急性传染病，如麻疹、猩红热等。

3.个人史　了解患儿有无喂奶姿势不当等，询问患者有无不清洁的水中游泳或跳水、不适当的擤鼻等病史。

步骤二：体格检查

听力减退，呈传导性聋。耳流脓。鼓膜弥漫性充血、肿胀和膨隆。鼓膜穿孔，可见外耳道积脓及脓液自穿孔处呈搏动样流出。听力检查呈传导性聋。

步骤三：辅助检查

一般诊断较易，可选择检查粪常规、尿常规、血液常规检查、穿刺液培养+药敏试验、电测听、一般摄片检查。有颅内并发症可做耳鼻咽喉的CT检查、颅脑的MRI检查。

步骤四：诊断

（一）诊断要点

根据病理变化进展，本病病程可分为感染期、化脓期、融合期或并发症期和消退期。

1.感染期　为急性化脓性中耳炎早期，咽鼓管、鼓室和乳突黏膜及骨膜充血肿胀，中耳有浆液纤维素性渗出，致鼓室内液体增加，压力升高，鼓膜膨隆。

临床表现开始为耳堵，迅速进展为耳痛，小儿多有发烧，烦躁不安、哭闹等，患耳听力减退、耳鸣。检查可见鼓膜边缘、锤骨柄充血及光椎标志消失，随鼓室内压力增加，鼓膜膨隆，听力呈传导性耳聋。

2.化脓期病变进展，鼓室内压力继续增加，使鼓膜毛细血管受压，造成局部贫血及小静脉血栓形成，鼓室内黏膜及黏膜下组织坏死，大量积脓，鼓膜终致穿孔，脓液经穿孔排出。

临床表现于鼓膜临近穿孔前呈现耳内剧烈跳痛，一旦穿孔耳内出现流脓，疼痛减轻，体温下降，听力可有好转。检查可见外耳道内有多量黏脓分泌物，鼓膜穿孔常位于紧张部前下方，多为针尖大小，或由于穿孔处黏膜肿胀，而仅表现为一搏动生小亮点、鼓膜仍红肿增厚。X线检查，乳突气房由于黏膜充血、水肿、积脓，呈云雾状模糊，但无骨质破坏现象。

3.融合期或并发症期' 化脓病变由鼓室波及乳突全部气房，由于黏膜肿胀及黏稠分泌物积存，可致鼓窦入口完全阻塞，妨碍乳突充分引流，乳突气房内充满水肿、肉芽性黏膜及脓性分泌物，而致压力增加，使气房骨隔及周围骨板渐被吸收，形成融合性乳突炎，并可向周围扩展引起并发症。

临床表现于耳流脓后症状无缓解，或缓解后发烧及耳痛又复加重，小儿可伴高热惊厥，或全身中毒症状，精神食欲欠佳等。检查可见耳后鼓窦区乳突皮质有压痛或肿胀，外耳道后上壁塌陷，鼓膜表现与前述相同，或由于外耳道后上壁下塌及松弛部高度红肿膨隆，而影响全部鼓膜观察，耳道内常有多量脓性分泌物，有并发症发生时，可表现有骨膜下脓肿、面瘫、眩晕、脓毒血症及脑膜炎等。X线片或CT示乳突气房模糊，气房间隔不清或消失，呈现骨质融合破坏。

4.消退期 经适当治疗或鼓膜穿孔引流，急性感染病变逐渐消退，分泌物迅速减少，黏膜充血肿胀逐渐消退，鼓膜小穿孔可自行愈合，不遗留瘢痕，或形成萎缩瘢痕，成为鼓膜薄弱处，此期患者体温已趋正常，耳痛渐消失，流脓停止，听力渐恢复。鼓膜检查充血减轻至消失，正常标志恢复，小穿孔愈合后多不遗留听力障碍。

(二) 鉴别诊断

1.外耳道炎、疖肿主要表现为耳内疼痛、耳郭牵拉痛、外耳道口及耳道内肿胀，晚期局限成疖肿。

2.急性鼓膜炎大多并发于流感及耳带状疱疹，耳痛剧烈，无耳漏，听力下降不明显。检查见鼓膜充血形成大疱。

步骤五：治疗

1.全身治疗：着重于抗感染治疗，一经诊断，立即开始全身应用抗生素或磺胺类药物。若已流脓，应做耳内分泌物细菌培养及药敏试验，用药量及用药时间应充足，流脓停止不能作为停药指征，用药期应在2周左右或流脓停止后5。7d，其他治疗包括注意适当休息，多饮水，对症给予止痛药及退烧药。

2.1%麻黄碱滴鼻或喷雾于鼻咽部，可减轻鼻咽黏膜肿胀，有利于恢复咽鼓管功能。

3.局部药物治疗：如鼓膜已穿孔流脓者，耳内给予3%过氧化氢溶液、抗生素溶液滴耳，如0.3%氧氟沙星等。并发于上感或有鼻炎鼻窦炎者应同时给予血管收缩剂滴鼻，以利咽鼓管引流。

4.鼓膜切开：药物治疗不能有效控制炎症，全身症状及耳痛重，鼓膜膨隆明显者，则应行鼓膜切开，以利排脓。

5.乳突单纯凿开术：自抗生素广泛应用于临床以来，需行乳突手术者已极少见，但并发融合性乳突炎或有并发症发生趋势或已发生者，应尽早行乳突凿开术，清除乳突病变气房，尽量不干扰听骨链，以保存听力。

步骤六：注意事项

本病常见，诊断及治愈率高，及早彻底治疗是防止迁延成慢性化脓性中耳炎或产生颅内、外并发症的关键，故应予足够重视。

第五节　鼻息肉

鼻息肉为一常见鼻病，是中鼻道、鼻窦黏膜由于水肿而突出的炎性组织，是多种机制导致的慢性炎性过程的终末产物。由于体积逐渐增大和重力，息肉常脱垂于总鼻道内。

步骤一：病史采集

1.现病史　主要以持续性鼻塞为主，并随息肉体积增大而加重，鼻腔分泌物增多，时有喷嚏，多伴有嗅觉减退或消失，鼻塞重者说话呈闭塞性鼻音，睡眠打鼾，若息肉阻塞咽鼓管口，可引起耳鸣和听力减退，阻塞鼻窦引流可引起鼻窦炎，患者鼻背、额部及面部胀痛不适。

2.过去史　既往有无支气管哮喘、阿司匹林耐受不良、变态性真菌性鼻窦炎及囊性纤维化病史。

步骤二：体格检查

主要是观察鼻腔内变化。巨大鼻息肉可引起外鼻变形，鼻背增宽、双眼分离过远、鼻侧向两旁扩展，形成"蛙鼻"，鼻腔内可见稀薄浆液性或黏稠、脓性分泌物。

步骤三：辅助检查

鼻内镜和后鼻镜检查以明确息肉的部位和范围。X线、CT扫描显示鼻腔软组织影像，同时受累各鼻窦密度增高。

步骤四：诊断

（一）诊断要点

1.持续性鼻塞，嗅觉减退。影响鼻窦引流时，可引起鼻窦炎。向后阻塞耳咽管咽口，则可出现耳鸣和听力减退。

2.检查见鼻腔内有一个或多个表面光滑、灰色、半透明肿物，如荔枝肉状，触之柔软、可移动。一般不易出血，但亦可见表面充血。触之易出血者，称出血性息肉。

3.鼻内镜和后鼻镜检查以明确息肉的部位和范围。

4.X线、CT扫描显示鼻腔软组织影像，同时受累各鼻窦密度增高。

（二）鉴别诊断

对新生儿或幼儿的单侧鼻内新生物，应首先考虑脑膜—脑膨出等先天性疾病，不可擅自取活检。对成年人鼻腔息肉，应注意与下列疾病鉴别。

1.鼻腔内翻性乳头状瘤　多发生于一侧鼻腔，手术时易出血，有术后复发及恶变倾向。病理检查可明确诊断。

2.鼻咽纤维血管瘤纤维血管瘤基底广，多在鼻腔后段及鼻咽部，偏于一侧，不能移动。表面可见血管，色灰白或淡红，触之较硬，易出血，有鼻塞、鼻出血史，多见于男性青少年。

3.鼻腔恶性肿瘤凡单侧进行性鼻塞，反复少量鼻出血或有血性脓涕且臭、面部麻木、剧烈偏头痛、一侧鼻腔内有新生物等临床表现时，必须施行活检，明确诊断。

4.脑膜-脑膨出 系部分脑膜和脑组织通过筛板的先天缺损处向鼻腔内突出，可发生于新生儿或幼儿。表面光滑、触之柔软，有弹性，不能移动，为单一肿物，无蒂。肿块多位于鼻腔顶部、嗅裂或鼻中隔的后上部。本病少见，如有可疑，应做鼻腔、鼻窦及受累部分颅内结构的 CT，以明确病变的范围。

5.注意与并发症的鉴别

（1）支气管哮喘：大量临床资料表明，鼻息肉患者中 20%~30%并有哮喘或哮喘病史。早年曾认为与鼻肺反射有关，近则认为二者均系呼吸黏膜嗜酸性粒细胞增多性炎性反应，推测鼻息肉组织产生的 IL-5 及其他细胞因子作用所致。如此类患者再有阿司匹林耐受不良，则为阿司匹林耐受不良三联征或 Widal 三联征。

（2）鼻窦炎和增生性鼻窦病（HSO）：中鼻道与鼻窦黏膜连续或因窦口阻塞，易有鼻窦炎的发生。窦黏膜水肿增厚，如继发感染，可有化脓性炎症。而 HSD 主要表现为窦黏膜有较多嗜酸性粒细胞、浆细胞浸润和伴有腺体增生。

（3）分泌性中耳炎：当息肉体积增大或并发鼻窦炎时，通过对咽鼓管咽口压迫或炎性刺激，可导致咽鼓管功能障碍，发生分泌性中耳炎。

步骤五：治疗

1.糖皮质激素疗法

（1）初发较小的息肉，皮质类固醇息肉内注射，可使息肉缩小，以糖皮质激素类气雾剂如氟替卡松、雷诺考特、伯克纳等；鼻内喷雾，可阻止息肉生长甚至消失。息肉较大者，可口服泼尼松 30 mg/d，共 7d，然后每天递减 5mg，再接用糖皮质激素喷雾剂，可连续应用 2~3 个月。

（2）鼻息肉术后以糖皮质激素喷雾剂喷入鼻腔，坚持 4~12 周，可防止和延续息肉复发。期间如有合并鼻窦感染，应积极给予抗生素治疗。

2.手术摘除对于引起明显鼻塞、药物治疗无效或对鼻周造成侵袭性损害的大息肉，可手术摘除并行鼻窦开放术。如有窦内黏膜突起形成多处息肉应一并去除，但要区分水肿之黏膜，因后者术后经治疗可望恢复正常。近年鼻内镜手术的进步和术后处理的进步可使复发率降至 15%左右。

伴有支气管哮喘和（或）阿司匹林不耐受的鼻息肉病患者术后复发率高，尤以后者为甚。鼻息肉摘除术后，哮喘可以缓解或至少无明显变化。为避免手术诱发支气管哮喘，患者应尽量在全身麻醉下进行手术。术前 1 周给予泼尼松 30 mg/d，口服，术日晨肌注地塞米松 10 mg，术后仍以泼尼松 30 mg/d，维持 1 周，再改用鼻内糖皮质激素，应用 4~12 周。

第六节　急性鼻窦炎

急性鼻窦炎是鼻窦黏膜的急性化脓性炎症，多继发于急性鼻炎。

步骤一：病史采集

1.现病史 询问患者有无过度疲劳、受寒、受冷等诱因，有无鼻塞、脓涕、头痛等局部症状，有无畏寒、食欲不振、周身不适等全身症状。儿童患者注意询问有无呕吐、腹泻、抽搐等症状。

2.过去史 既往有无鼻中隔偏曲、中鼻甲肥大、鼻息肉等病史。询问患者有无糖尿病、贫血病史。有无鼻窦开放性骨折、擤鼻不当等病史。有无上呼吸道感染病史。

步骤二：体格检查

注意局部有无红肿、压痛。

步骤三：辅助检查

鼻镜检查及鼻腔内窥镜检查有助于诊断。鼻窦 X 线摄片检查为诊断急性鼻窦炎的重要辅助手段。

步骤四：诊断

（一）诊断要点

1.急性上颌窦炎

（1）鼻塞较重且较持续：脓涕晨起少，下午多。与鼻窦开口位置及引流因素有关。

（2）头痛的一般规律：患侧颊颞部痛，尤其是上颌窦前壁尖牙窝处明显，上牙槽及牙根部痛。晨起不痛，上午轻，午后加重；站立或久坐后加重，侧卧时使患侧在上减轻。

（3）嗅觉障碍轻。

（4）检查时见患侧面颊部可有肿胀，尖牙窝、眶下、上牙槽处压痛。中鼻道黏膜充血肿胀，内有大量脓液。

（5）影像学检查：上颌窦黏膜增厚，窦腔密度增高，有时可见液平面。

（6）全身症状有食欲不佳，烦躁不安，畏寒发热，精神萎靡等。

（7）牙原性上颌窦炎：症状与急性上颌窦炎同，因系厌氧菌感染，脓涕有恶臭，且口腔检查可见牙周或牙根感染、龋齿、残根、牙根肉芽肿等。全身症状急剧而严重。

2.急性额窦炎

（1）鼻塞轻，脓涕，疼痛多位于额部、眶、眶内上角。上午重，下午轻。

（2）患侧内眦及上睑肿胀，中鼻道前部有脓液流出。

（3）影像学检查见额窦弥漫性密度增高影，有时可见液平面。X 线或 CT 扫描显示额窦弥漫性密度增高影或有液平面。

3.急性筛窦炎

（1）鼻塞及嗅觉障碍严重。脓涕早晨多，下午轻。

（2）前、后组筛窦表现有所不同，前组者多流向前鼻孔，后组筛窦脓涕流向咽部。

（3）患侧内眦，鼻根部肿胀，压痛点位于内眦深部，鼻镜检查见中鼻道及筛泡处充血最明显，脓液多位于中鼻道及嗅裂。

（4）鼻窦 X 线和 CT 扫描可见筛窦密度增高影。

4.急性蝶窦炎

（1）鼻塞较轻。嗅觉障碍重。脓涕早晨少，下午多，多流向咽部。

（2）眼球深部疼痛，可放射至头顶或耳后部。一般规律是早晨轻，下午重。

（3）检查见中鼻甲红肿，嗅裂有脓流向咽部。无颜面部的红肿及局部叩痛点。

（4）CT扫描提示蝶窦密度增高，并往往同时发现其他鼻窦的炎症反应。

（二）鉴别诊断

急性鼻炎和急性鼻窦炎鉴别见表11-1。

表11-1　急性鼻炎和急性鼻窦炎的鉴别

项目	急性鼻炎	急性鼻窦炎
发病	多在受凉等诱因后	多在原发病的急性期或恢复期发生
病程	一般不超过2周	可数周，并易转化为慢性鼻窦炎
症状	喷嚏、黏脓涕、鼻塞	除前述外，以头痛为主，有时牙痛
鼻腔分泌物量	由多至少，2周内消失	量多
鼻腔分泌物性质	浆液性转黏脓性	黏脓性转纯脓性，牙原性者多具恶臭
前鼻镜检查	下鼻甲病变为主，中鼻道及嗅裂无脓	下鼻甲、中鼻甲及中鼻道病变均明显，中鼻道及嗅裂有脓
局部压痛或叩痛	无	常有
导管冲洗或穿刺	无脓	有脓(需掌握操作时机)
影像学检查(X线和CT)	阴性	阳性

步骤五：治疗

（一）急性上颌窦炎

1.全身应用磺胺或青霉素类抗生素：过敏者选广谱抗生素，牙原性者加用抗厌氧菌抗生素。

2.1%麻黄碱滴鼻剂：应取头侧位滴鼻，促进窦口的开放和周围黏膜的水肿消退，引流脓液。

3.上颌窦冲洗：急性上颌窦炎无并发症者，在全身症状消退，化脓灶已趋局限化时可施行上颌窦穿刺。有时一次穿刺冲洗即愈。小儿或全身情况不好时，可代以负压吸引。也可用特制上颌窦导管，经总鼻道伸入到下鼻甲中点稍后处，远端高抬进入中鼻道内，使管口向外旋转和前后推拉，感觉进入窦口而不能移动时，开始用温生理盐水冲洗。此法创伤较穿刺小，但有些中鼻道狭窄者，较难找到上颌窦自然开口。

4.物理治疗：局部热敷或给予红外线、超短波照射。尤对颜面软组织受累肿胀者有良好效果。

5.提高机体抵抗力，彻底治疗诱因。

6.如为牙原性上颌窦炎，则须治疗牙疾。其他治疗与急性鼻窦炎同。

（二）急性额窦炎

1.全身应用抗生素必要时给予解热镇痛剂。

2.鼻黏膜收敛剂　1%麻黄碱或用1%丁卡因加20%，麻黄碱混合液棉片，放于中鼻道前段最高处，使额窦口黏膜消肿后，可通畅引流，减轻疼痛。

3.物理治疗　可选用超短波和红外线。

4.手术治疗如全身症状控制而局部疗效不理想，可经鼻内镜行鼻窦功能性手术，开放鼻额管，通畅引流。

5.合并严重的并发症可行额窦环钻术，同时置入引流管冲洗，待症状消退后拔除。

（三）急性筛窦炎

基本同急性额窦炎。

（四）急性蝶窦炎

1.一般治疗：同急性上颌窦炎。

2.全身症状基本控制，局部疗效不明显可在鼻内镜下行蝶窦穿刺冲洗。

步骤六：注意事项

1.增强体质，改善周围环境的卫生条件。

2.预防感冒和急性传染病。

3.找出并消除引起急性鼻窦炎的病因，积极治疗有关的局部与全身性疾病。

4.忌用手擤鼻，保持鼻窦引流通畅，防止感染扩散。

第七节　慢性鼻窦炎

慢性鼻窦炎系急性鼻窦炎反复发作或治疗不彻底、全身抵抗力低下等引起，各种病因所致的鼻窦慢性化脓性感染。常见致病菌主要为链球菌、葡萄球菌、肺炎球菌等，多为混合感染。常为多发性，以筛窦和上颌窦为多见。

步骤一：病史采集

1.现病史　患者是否鼻塞、黏脓涕、嗅觉障碍、头闷、头胀痛及由感染灶引起的全身不适。

2.过去史　是否患有急性鼻窦炎，有无鼻息肉、鼻甲肥大、鼻中隔偏曲、鼻腔肿瘤或鼻腔填塞等影响鼻腔鼻窦通气的病因。有无鼻腔病毒感染。

3.个人史患者是否体弱、营养不良，烟酒过度等。

步骤二：体格检查

注意观察鼻腔内变化。

步骤三：辅助检查

主要有X线、CT扫描、鼻咽纤维镜及鼻内镜等。其中，不同的鼻窦有不同的最合适的x线投照位。内窥镜可直视下检查病变，通过30°和70°镜可清晰看到鼻腔外侧壁，上鼻道及嗅裂，后鼻孔等部位。分泌物培养和药物敏感试验有助于临床制定治疗方案。

步骤四：诊断

1.常表现为鼻塞、黏脓涕、嗅觉障碍、头闷、头胀痛及由感染灶引起的全身不适。

2.鼻腔黏膜慢性充血、肿胀或肥厚。

3.X线摄片示窦壁黏膜增厚,窦腔混浊,透光度减低。

步骤五：治疗

包括保守治疗,传统手术治疗和鼻内镜鼻窦外科治疗。

1.传统的手术方法　①上颌窦鼻内开窗术；②上颌窦根治术；③鼻内筛窦切除术；④鼻外筛窦切除术；⑤经上颌窦筛窦切除术；⑥额窦钻孔术；⑦鼻外额窦手术；⑧蝶窦切开术；⑨面中部掀翻式径路鼻腔和鼻窦手术。

2.鼻内镜手术此处介绍其疗效评定标准（以鼻内镜检查为准）,且近期随访不少于6个月,远期随访1年以上。

（1）治愈：症状消失,内镜检查见窦口开放良好,窦腔黏膜上皮化,无脓性分泌物。

（2）好转：症状明显改善,内镜检查见窦腔黏膜部分区域水肿肥厚,肉芽组织形成,有少量脓性分泌物。

（3）无效：症状无改善。内镜检查见术腔粘连,窦口狭窄或闭锁,息肉形成,有脓性分泌物。

第八节　鼻出血

鼻出血既是鼻腔、鼻窦疾病常见症状之一也是某些全身性疾病或鼻腔、鼻窦邻近结构病变的症状之一,但以前者为多见。

步骤一：病史采集

1.现病史是否有鼻出血,出血量大或反复出血。了解出血的速度及量、哪一侧,既往出血病史及伴随的症状。

2.过去史有无外伤或医源性损伤,如鼻及鼻窦外伤,鼻窦气压骤变,颅底骨折,鼻部手术后,剧烈咳嗽,挖鼻,用力擤鼻,鼻腔异物及经鼻插管等损伤局部的血管及黏膜,颅中窝骨折伤及海绵窦和颈内动脉导致致死性的鼻出血。

3.家族史询问有无家族史。

步骤二：体格检查

体格检查注意有无鼻骨骨折、鼻窦骨折等。行鼻腔检查前应清除鼻内的凝血块,并用浸有1‰的肾上腺素棉片置于患侧,数分钟后取出,可使出血减少,以便观察鼻内情况。检查时首先注意鼻中隔前下区,如未见出血点,应再注意检查各鼻甲、鼻道及鼻顶等处。凡鼻腔后部出血流入咽部者需用后鼻孔镜、鼻咽纤维镜或鼻内镜检查。此时需仔细检查鼻腔,注意有无充血、糜烂、溃疡、静脉曲张及血痂附着等,并注意出血是否来源于鼻窦。如出血较剧或出血部位隐蔽或出血已自止者,则难以确切发现出血点。

步骤三：辅助检查

实验室检查出凝血时间、血小板计数、毛细血管脆性试验。

步骤四：诊断

鼻出血属急症，患者就诊后，应在最短时间内确定其出血的部位，估计出血总量，并判断其出血的原因，以便及时做出有效的治疗。病因不明确的，须在止血之后，才有充分时间探明原因。

1.确定出血的部位多发生于单侧，如发现两侧鼻孔皆有血液，常为一侧鼻腔的血液向后流，由后鼻孔反流至对侧。因此询问病史时，应明确哪侧鼻腔先出血，以便做进一步重点检查。

判定出血来源对血管结扎术有实际意义。自后鼻孔出血，或出血点位于中鼻甲后方蝶窦前壁的，多为蝶腭动脉破裂所致；出血位于中鼻甲以上的，为筛前动脉破裂所致；凡出血处位于鼻中隔前下区的前方或下方，用手指压迫患侧上唇，则出血停止，放松后，复显出血，为上唇动脉破裂。

2.估计出血总量估计出血量时，不能完全根据患者的主诉，须注意临床检查。出血量达 500 ml 时，则有头晕、眼花、口渴、乏力、面色苍白等症状。如有出汗、血压下降、脉速无力，则失血量在 500~1 000 ml。血压及脉搏对估计老年人的出血量，有重要意义。高血压患者如血压降至正常，则为严重失血征象。长期反复出血可致红细胞的下降及血红蛋白降低。

3.判断出血原因 止血后进行病因分析，详细询问病史，进行局部或全身系统检查，以及必要的临床化验，以确定出血的原因。

步骤五：治疗

1.一般治疗

（1）医生遇鼻出血症状时必须镇静，对患者安慰及鼓励，以免因精神紧张致血压升高，加剧出血。必要时可给予镇静剂，一般用巴比妥类药物，但对老年人则以苯海拉明或异丙嗪（非那根）为宜，心力衰竭时避免用吗啡以免抑制呼吸。

（2）半卧位休息注意营养，给予高热量易消化的食物。对年老体弱者或出血较多者，应注意有无失血性休克、贫血、心脏损害等情况并及时处理。失血严重的须予以输血输液。有休克者，应首先处理休克，注意保温、侧卧，及时吸氧。

（3）止血药物的适当应用如酚磺乙胺（止血敏）、氨甲苯酸（止血芳酸）、巴曲酶（立止血）、凝血酶原。

（4）给予足量的维生素 C、维生素 K、静脉注射高渗钙剂，以促进凝血。

（5）积极治疗原发疾病，改善全身状况。如积极治疗慢性肝肾突病、高血压、血液病、各种原因导致的凝血功能障碍。但对高龄高血压患者及有严重动脉硬化的患者，不宜盲目降压，因心脏供血不足时血压过低易致动脉血栓的形成，易致其他脏器的栓塞。

2.局部治疗

（1）指压法：可作为临时急救措施，用手指紧压双侧鼻翼，用口深呼吸，患者应保持直立位，一般为 5~10 min。

（2）局部止血药物：适用于鼻腔前段较轻的出血，以棉片浸以 1% 麻黄素、1‰ 肾上腺素、巴曲酶（立止血）、凝血酶原等紧塞鼻腔 5 min~2 h。

（3）烧灼法：适用于反复少量出血且能找到固定出血点者。

目前较多采用的是激光（YAG 激光、CO_2 激光或 KTP/532 激光，后者效果好）、射频、微波止血的方法，优点是温和，损伤小，易掌握，烧灼前应施以表面麻醉。

（4）填塞法：用于出血较剧、渗血面大而出血部位不明者。利用填塞物填塞鼻腔，压迫出血部位，使破裂的血管形成血栓而达到止血目的。

①鼻腔可吸收止血物填塞：适用于血液病所致的鼻出血。可吸收材料包括淀粉海绵、氧化纤维素类、吸入性明胶海绵、纤维蛋白绵和可吸收的止血纱布。填塞时可蘸上止血药物，优点是填塞物可被吸收，避免取出填塞物时再出血。

②前鼻孔充填止血法：在鼻出血部位直接用油纱条或碘仿纱条加压相当时间，使破损血管重新闭合。

（5）气囊或水囊压迫止血：用橡皮膜制成的各种形状的止血气囊，置于鼻腔内出血部位，囊内充气或充水压迫止血。此法可用于代替后鼻孔填塞术。现有特制的鼻腔和后鼻孔止血气囊。

（6）血管结扎法：对严重外伤，肿瘤侵蚀较大血管或动脉瘤破裂所致的出血使用该法。中鼻甲下缘平面以下出血者可考虑结扎或栓塞上颌动脉或颈外动脉；中鼻甲下缘平面以上的出血者则应结扎筛前动脉；鼻中隔前部出血可结扎上唇动脉。

（7）血管栓塞法：严重的鼻出血可用介入放射法找到责任血管并进行栓塞。

（8）特殊疗法：反复严重的鼻出血可行局部硬化疗法、鼻中隔黏膜下剥离术、鼻中隔黏膜划痕术、鼻中隔黏膜下矫正术、鼻中隔皮片成形术。对鼻腔或鼻窦肿痛引起的鼻出血，应视具体情况，或先止血，或施用手术加以切除，或采用放疗。

步骤六：注意事项

反复鼻出血又名习惯性出血、特发性出血、顽固性鼻出血。鼻出血时好时发，长期不愈，每次出血量虽不多，但日积月累，多有继发性贫血，亦有突然变为鼻出血者。合并有严重全身性疾病，较难止血，应积极治疗原发病。

第九节　急性喉炎

急性喉炎是指以声门区为主的喉黏膜的急性弥漫性卡他性炎症（acute laryngitis）常常是上呼吸道感染的一部分，喉黏膜因炎症而充血、肿胀。常因受凉、疲劳、烟酒过度而诱发本病，也与发音、用嗓音过度或化学气体及粉尘吸入等职业环境有关。

步骤一：病史采集

1.现病史　了解患者有无感冒、用声过度、说话过多、大声喊叫、剧烈久咳等。

2.过去史　既往有无创伤史，如异物损伤、检查器械损伤或手术中气管插管损伤喉部黏膜等病史。

3.个人史 有无吸入有害气体（如氯气、氨气等）、粉尘或烟酒过度等。

步骤二：体格检查

喉镜检查可见喉黏膜弥漫性充血，尤其是声带充血，声带由白色变为粉红色或红色。有时可见声带黏膜下出血，声带因肿胀而变厚，但两侧声带运动正常。

步骤三：辅助检查

一般患者喉镜检查有助于诊断。必要时行 X 线胸片、支气管镜检查、细菌培养等检查，有助于鉴别诊断。

步骤四：诊断

（一）诊断要点

急性喉炎常发于感冒之后，故有鼻塞、流涕、咽痛等症状，并可有畏寒、发热、乏力等全身症状。局部症状有：

1.声嘶是急性喉炎的主要症状。开始时声音粗糙低沉，以后变为沙哑，严重者完全失声。

2.咳嗽、咯痰 因喉黏膜发生卡他性炎症，故可有咳嗽、咯痰，但一般不严重，如伴有气管、支气管炎症时，咳嗽咯痰会加重。

3.喉痛 急性喉炎可有喉部不适或疼痛，一般不严重，也不影响吞咽。

（二）鉴别诊断

1.咽白喉有声哑、低热，全身中毒症状重，咽喉部白膜涂片有白喉杆菌。

2.急性声门下喉炎多见于 5 岁以下儿童，哮吼样咳嗽。可有呼吸困难。

3.过敏性喉水肿起病急，声哑及呼吸困难明显，喉镜检查喉黏膜较苍白，水肿明显。

步骤五：治疗

1.禁声，使声带得到休息。

2.抗生素，及早使用足量广谱抗生素。

3.激素，用于症状重、声带肿胀明显的病例，一般口服即可。

4.药物雾化吸入，可用庆大霉素 8 万 U 加 5 mg 地塞米松，雾化吸入 1~2 次/d，5 d 1 个疗程。

第十节 急性会厌炎

急性会厌炎（acute epiglottis）是耳鼻咽喉科急重症之一，又称急性声门上喉炎，是由病毒和细菌引起的会厌急性感染，也可由变态反应、物理、化学刺激引起。主要表现为会厌及杓会厌襞的急性水肿伴有蜂窝织炎性变，可形成会厌脓肿，病情发展极快，如处理不及时或处理不当，极易导致死亡。

步骤一：病史采集

1.现病史 应注意询问患者是否有咽喉疼痛、咽喉堵塞感。是否有发冷、发热、全身不适、酸痛、食欲不振、吞咽困难及呼吸困难等。

2.过去史　应注意询问有无感冒、咽炎、扁桃体炎病史。

3.个人史　应注意询问有无吸烟史及酗酒史，并记录吸烟的每日支数及吸烟年数。有无异物及放射线或有害刺激气体接触史等。

步骤二：体格检查

患者呈急性病容，咽部一般无充血或仅有轻度充血，间接喉镜下见会厌水肿，尤以会厌舌面明显，重者会厌肿胀如球状，杓会厌襞充血、水肿，杓间区充血、水肿，如形成会厌脓肿，则可见会厌舌面肿胀处有黄色脓点或溢脓小瘘口。一侧或两侧颈上部淋巴结肿大、压痛。

步骤三：辅助检查

一般患者检查以血液常规检查、咽喉镜、心电图、尿常规检查为主。疑有肺部等并发症者应加做口咽喉皮肤部拭子涂片培养。

步骤四：诊断

（一）诊断要点

1.患者起病急，病情发展快，主要表现为全身中毒症状、吞咽困难及呼吸困难。

（1）全身症状，患者有发热、全身不适、酸痛、食欲不振等。

（2）吞咽困难，轻者自感有物堵塞于咽部，张口流涎，重者吞咽时咽痛明显，以致不敢进食。饮水时可致呛咳。

（3）呼吸困难，轻者不感到有呼吸困难，仅说话时发音有时不清。重者以吸气性呼吸困难为主，有吸气性喘鸣。暴发型者病情发展极快，可迅速引起窒息，如不及时行气管切开，可导致死亡。

2.压舌根向下见高度红肿的会厌。

3.间接或直接喉镜下见会厌红肿、水肿有时有脓点或溃疡。

（二）鉴别诊断

此病应与急性喉气管支气管炎、咽水肿、咽白喉、喉异物相鉴别。

步骤五：治疗

1.抗感染治疗：首选头孢类抗生素，足量静点。加用足量类固醇激素与抗生素联合应用会取得更好效果。

2.吸氧：对有轻度呼吸困难者可给予持续吸氧。

3.激素治疗：用于病情严重者。

4.气管切开：对于起病急，发展快有明显呼吸困难者，会厌及杓会厌襞高度肿胀，经保守治疗未见好转者或已发生昏厥、休克者，应及时行气管切开术。

5.支持及对症治疗。

步骤六：注意事项

1.注意预防感冒及异物刺伤后感染。一旦发病应早期抗生素治疗。

2.咽炎、扁桃体炎或劳累、烟酒过度致身体抵抗力下降之后易患此病。

第十一节　慢性喉炎

慢性喉炎（chmnic laryngitis）指喉部的非特异性感染，即喉黏膜的非特殊性慢性炎症。

步骤一：病史采集

1.现病史　应注意询问患者是否有声嘶，讲话多时加重。有无喉部干燥不适，发音疲劳感到喉痛。有无喉部分泌物增多。有无咯痰，并注意了解痰液性状。

2.过去史　应注意询问有无鼻腔、鼻窦或咽部慢性炎症、急性喉炎、下呼吸道的慢性炎症等病史。

3.个人史　应注意询问有无吸烟史，并记录吸烟的每日支数及吸烟年数。有无长期吸入有害气体或粉尘接触史。还应注意询问职业情况，本病多见于长期用嗓的人员，如教师、商店营业员、纺织厂的职工，因用声过多或长期在嘈杂的环境中大声讲话。

步骤二：体格检查

声音嘶哑，时轻时重，喉不适、疼痛，干咳，病程较长。喉部分泌物增多，不易咳出。喉镜或纤维喉镜检查：

（1）单纯性喉炎：黏膜弥漫性充血，声带无光泽，呈淡红或暗红色，表现有少许黏稠分泌物。

（2）肥厚性喉炎：黏膜暗红，声带弥漫或局限性增厚闭合不良，声带增厚。

（3）萎缩性喉炎：黏膜干燥无光泽，有干痂附着。

步骤三：辅助检查

一般患者以检查咽喉镜、心电图、粪常规检查、尿常规检查、血液常规检查为主。疑有喉癌者可做耳鼻咽喉的CT检查。

步骤四：诊断

（一）诊断要点

1.声嘶是慢性喉炎的主要症状，声嘶程度可轻重不等。有些患者晨起时发声尚正常，但讲话多时出现声嘶；另有一些患者晨起时声嘶较重，讲一段时间话后或喉部分泌物咳出后声嘶反而减轻。大多数患者噤声一段时间后声嘶缓解，但讲话多了声嘶又加重。

2.喉部不适、干燥感说话时有喉痛感。

3.喉部分泌物增加形成黏痰，讲话时感费力，须咳出后讲话才感轻松。

（二）鉴别诊断

1.喉癌　喉癌多发生于40岁以上的男性，有持续声哑，喉镜检查可见有结节样或菜花样新生物，常发生于声带中段，做组织活检可明确诊断。

2.声带麻痹　声带麻痹常因喉返神经受损伤所引起，如甲状腺手术、甲状腺癌、颈部转移性癌、食管癌、纵隔肿瘤、主动脉弓瘤、肺结核等均可使该神经受累。此外，中枢f生疾病也可致声带麻痹。临床上左侧声带麻痹较右侧多见。喉镜检查可见患侧声带不能运动。

3.官能性失音官能性失音是因为情绪变化而引起的暂时性发声障碍。患者谈话呈微弱的耳语声，但咳嗽及尖声正常。喉镜检查声带无异常。用暗示疗法声音能很快恢复。

步骤五：治疗

1.去除病因：如避免长时间过度用声，戒除烟酒，改善工作环境，积极治疗鼻腔鼻窦的慢性炎症，解除鼻阻塞，控制咽部及下呼吸道的感染。

2.雾化吸入：用庆大霉素注射液 4 万~8 万 U 和地塞米松 5 mg，放人雾化器中，接上氧气或空气泵使药液雾化，也可用超声雾化器使药液雾化，让患者吸入雾化药液，1 次/d，4~6 次/疗程。

3.各种漱口液及含片的使用。

4.理疗，针灸，中药如清音丸、六神丸等。

步骤六：注意事项

1.消除病因，戒除烟酒，改善发音方法，避免用声过度。

2.应及时治疗急性喉炎，防止演变成慢性。

3.加强劳动防护，对生产过程中的有害气体、粉尘等需妥善处理。

第十二节　声带息肉及声带小结

声带息肉

声带息肉好发于一侧声带的前、中 1/3 交界处边缘，为半透明、白色或粉红色表面光滑的肿物，多为单侧，也可为双侧，是常见的引起声音嘶哑的疾病之一。是喉部常见疾病，是慢性炎症的一种，临床上将声带息肉分为两型，一是局限性声带息肉。表现为声带边缘前中1/3 交界处有表面光滑半透明、带蒂的新生物。二是广基息肉样变。

步骤一：病史采集

1.现病史应注意询问患者是否有不同程度的声哑，喉鸣及呼吸困难。有无喉部不适、干燥感。有无喉部分泌物增加。有无咯痰，并注意了解痰液性状。

2.过去史应注意询问有无上呼吸道感染、慢性咽炎病史。

3.个人史应注意询问职业情况，本病多见于职业用声或过度用声的患者，如教师、商店营业员、纺织厂的职工。

步骤二：体格检查

不同程度的声哑。喉镜检查：在声带一侧前、中 1/3 交界处边缘，呈灰白色或淡红色光滑的赘生物，有蒂或广基或弥漫性声带边缘呈灰白腊肠状肿块。

步骤三：辅助检查

一般以检查以尿常规检查、血液常规检查为主。有肿瘤可疑者应做组织病理、咽喉镜、耳鼻咽喉的 CT 检查。

步骤四：诊断

(一) 诊断要点

1.较长时间声嘶其程度和息肉大小及部位有关，通常息肉大者声嘶重，反之声嘶轻。息肉长在声带游离缘处声嘶明显，长在声带表面对发声的影响小，广基大息肉可引起失音。

2.声带息肉大者可以堵塞声门引起吸气性喉喘鸣和呼吸困难。

3.喉镜检查可见一侧声带前、中 1/3 附近有半透明、白色或粉红色的肿物，表面光滑可带蒂。带蒂的息肉有时随呼吸上下活动。少数患者可出现整个声带弥漫性息肉样变。

（二）鉴别诊断

1.喉癌有的喉癌外表光滑，故有怀疑时需做病理检查鉴别。

2.喉室脱垂为喉室黏膜向外脱出引起，检查肿块来自喉室。

步骤五：治疗

1.早期可用噤声、消炎、激素、雾化吸入、理疗等治疗。

2.保守疗法无效，可做手术切除。

（1）纤维喉镜下手术，适用于小的息肉。

（2）间接喉镜下切除，手术简单易行。

（3）直接喉镜下切除，用于间接喉镜失败者。

（4）悬吊喉镜下切除，用于比较大的息肉，局麻效果不满意的患者。

3.术后进行发音训练。

步骤六：注意事项

1.手术前后应酌情用抗生素及类固醇激素。

2.疑似早期喉癌者应早期切除送病理检查。

3.声带息肉早期治疗得当，部分可以消除，但息肉已经形成者需手术治疗。

4.手术治疗预后较好，但形成瘢痕影响发音者约占 20%，术后复发者约占 25%。

声带小结

声带小结又称为歌者小结，典型的声带小结为双侧声带前、中 1/3 交界处对称性结节状隆起。为声带前、中 1/3 交界处黏膜间质水肿，血管扩张，后期有纤维增生和玻璃样变。

步骤一：病史采集

1.现病史　应注意询问患者是否有声哑，喉鸣及呼吸困难。有无喉部不适、干燥感。有无喉部分泌物增加。有无咯痰，并注意了解痰液性状。

2.过去史　应注意询问有无慢性咽炎病史。

3.个人史　应注意询问职业情况，本病多见于职业用声或用声过度的人，如歌唱演员、教师及喜欢喊叫的儿童。

步骤二：体格检查

喉镜检查见双侧声前中 1/3 交界处有对称性结节状隆起。病程短的早期小结呈粉红色息肉状；病程长者，则呈白色结节状小的隆起，表面光滑。发声时两侧的小结相靠而妨碍声带闭合。

步骤三：辅助检查

一般以检查以尿常规检查、血液常规检查为主。有肿瘤可疑者应做组织病理、咽喉镜、耳鼻咽喉的 CT 检查。

步骤四：诊断

（一）诊断要点

主要为声嘶，早期程度较轻，为声音稍粗或基本正常，仅用声多时感疲劳，时好时坏，呈间歇性。以后逐渐加重，由间歇性发展为持续性。

（二）鉴别诊断

1.喉癌 有的喉癌外表光滑，故有怀疑时需做病理检查鉴别。

2.喉室脱垂 为喉室黏膜向外脱出引起，检查肿块来自喉室。

步骤五：治疗

1.早期声带小结噤声，让声带充分休息，可自行消失、发声训练，使用正确的发音方法，儿童的声带小结也可能在青春发育期自行消失。忌烟、酒及避免进刺激性食物。

2.保守治疗无效者 可在表面麻醉下经电子喉镜或纤维喉镜行声带小结切除或激光治疗，也可在全麻支撑喉镜下行喉显微手术将小结切除。术后应噤声2周，并用抗生素及糖皮质激素雾化吸入。

步骤六：注意事项

1.疑似早期喉癌者应早期切除送病理检查。

2.消除病因，戒除烟酒，改善发音方法，避免用声过度。

3.加强劳动防护，对生产过程中的有害气体、粉尘等需妥善处理。

第十三节　喉运动神经麻痹

喉运动神经麻痹（laryngeal paralysis）是指喉肌的运动神经受损害引起的声带运动障碍。喉麻痹可分为中枢性和周围性两种，中枢性是由中枢神经系统的出血、血栓、肿瘤、感染和外伤引起；周围性由喉返神经及其周围的外伤、肿瘤及炎症所致。周围性喉麻痹较中枢性多见，而左侧喉返神经麻痹多于右侧。

喉上神经外支麻痹

喉上神经外支为运动神经，支配环甲肌；喉上神经内支为分布于一侧喉腔上部黏膜的感觉神经，喉上神经损伤常为外支和内支的损伤，但内支的麻痹可由对侧代偿而无症状，外支损伤表现为患侧环甲肌瘫痪。

步骤一：病史采集

1.现病史应注意询问患者是否有发声困难及障碍。有无呼吸困难。有无面部肌肉运动障碍。

2.过去史应注意询问有无急性、慢性喉咽病史。有无喉部肿瘤病史。有无外伤史及手术史。

3.个人史应询问患者有无吸烟史，并记录吸烟的每日支数及吸烟年数。有无饮酒史。有无长期吸入有害气体、铜、铝、铬、铅、粉尘接触史。

步骤二：体格检查

单侧喉上神经外支麻痹时，健侧环甲肌发音时仍可收缩，将甲状软骨向健侧扭转 5°~10°，环状软骨健侧的一半上提，在间接喉镜下检查时声门偏斜，前联合偏向健侧，后联合偏向患侧。双侧喉上神经外支麻痹时，则声门裂不偏斜，但声带呈波纹状，闭合不全，发音低沉而漏气，推环状软骨缩短环甲间距，则症状及体征可暂时消失。因伴有双侧内支麻痹，故可出现明显饮食，涎液误吸入气管。

步骤三：辅助检查

喉肌电图检查应及时查。x 线检查有助于具体了解本病情况。

步骤四：诊断

1.发声力弱，音调粗、低沉、漏气，声时缩短、易疲劳、发高音和唱歌均感困难。

2.单侧喉上神经外支麻痹时，在间接喉镜下检查时声门偏斜，前联合偏向健侧，后联合偏向患侧。双侧喉上神经外支麻痹时，则声门裂不偏斜，但声带呈波纹状，闭合不全，发音低沉而漏气，则症状及体征可暂时消失。

3.喉肌电图检查有异常改变，X 线检查发高音时环甲间距无改变。

步骤五：治疗

病因治疗，发音训练，多数患者可代偿。如无效时，可手术治疗，如用甲状舌骨肌代替环甲肌等。

喉返神经麻痹

单侧喉返神经损伤后，引起除杓间肌之外的患侧声带内收肌和外展肌瘫痪。双侧喉返神经损伤引起包括杓间肌在内的患侧声带内收肌及外展肌瘫痪。由甲状腺病变及手术操作引起的喉返神经损伤性瘫痪较多见。

步骤一：病史采集

1.现病史　应注意询问患者是否有声音嘶哑、发声困难及障碍。有无呼吸困难。有无面部肌肉运动障碍。

2.过去史　应注意询问有无急性、慢性喉咽病史。有无喉部肿瘤病史。有无外伤史及手术史。

3.个人史　应询问患者有无吸烟史，并记录吸烟的每日支数及吸烟年数。有无饮酒史。有无长期吸入有害气体、铜、铝、铬、铅、粉尘接触史。

步骤二：体格检查

喉镜检查注意声带的位置及声带松弛度等。

步骤三：辅助检查

喉肌电图检查应及时查。x 线检查有助于具体了解本病情况。

步骤四：诊断

(一) 诊断要点

1.可有喉外伤或甲状腺手术史。

2.患者有声音嘶哑、易疲劳、破裂声、说话费力、不能持久，活动后呼吸困难。

3.喉镜下声带位于旁正中位，后期健侧声带代偿性内收超过中线向患侧靠拢，发音时健侧杓状软骨推挤于患侧前方。

(二) 鉴别诊断

应注意与风湿性环杓状关节炎及气管插管、喉外伤引起的声带固定及环杓关节脱位相鉴别。

步骤五：治疗

病因治疗和对症治疗。单侧喉返神经麻痹可由健侧声带功能代偿，患者可无明显症状，一般不需手术治疗。对某些特殊职业的患者，可考虑行改善发音功能的手术。对双侧喉返神经麻痹的患者，如有严重呼吸困难、立即行气管切开术，日后经观察 3~6 个月若无好转者，可行改善呼吸及发音功能的手术。

第十四节　喉痉挛

喉痉挛可见成人喉痉挛和小儿喉痉挛。

成人喉痉挛

成人喉痉挛是由喉内肌在病因作用下发生的肌肉运动异常，影响呼吸功能。

步骤一：病史采集

1.现病史应注意询问患者是否有咳嗽、咯痰，注意询问咳嗽的时间、性质和痰液的性质。有无声嘶、喉鸣、喉部干痒、疼痛、发热、畏寒、疲倦、食欲不振、呼吸困难、发绀等。

2.过去史应注意询问有无急性咽炎、鼻炎等病史。有无病感染病史、结核病史等。有无中枢神经系统病变史。有无肿瘤史及手术史。

3.个人史应注意询问患者有无先天性喉部疾病。应注意询问有无吸烟史及酗酒史，并记录吸烟的每日支数及吸烟年数。有无异物及放射线或有害刺激气体接触史等。

步骤二：体格检查

由局部刺激引起的喉反射性痉挛较常见，会发现咽喉部有异物，或喉部炎症刺激、变态反应、麻醉不良的气管插管、喉部检查和治疗及刺激性气体的吸入引起痉挛。常见颈部及纵隔淋巴结肿大。

步骤三：辅助检查

一般不需要特殊辅助检查。

步骤四：诊断

（一）诊断要点

突然发作性呼吸困难，以吸气性梗阻伴喉喘鸣为主要症状。呼气时无梗阻及喘鸣。患者有窒息感，惊慌失措。但为时短暂，常在一次深吸气后自行缓解。在发病过程中患者神志清醒。一次发作后常有多次不定期发作。

（二）鉴别诊断

应注意与咽喉肿瘤、颈部肿瘤、肺尖部结核、延髓麻痹、癫痫大发作、狂犬病、破伤风等疾病相鉴别。

步骤五：治疗

病因治疗，对于局部刺激或喉返神经受刺激引起的喉痉挛，症状缓解后应针对病因治疗。对中枢神经系统疾病引起者，在与相关专业配合治疗病因的同时适时地做气管切开术，发作时吸入亚硝酸异戊酸或亚硝酸甘油片含于舌下可缓解症状。

步骤六：注意事项

如能确诊为神经官能性喉痉挛，告知患者勿惊恐躁动，保持镇静，常在深吸气后可逐渐缓解，发作时热饮或热敷、拍打颈背部者也能缓解。

小儿喉痉挛

小儿喉痉挛又称蝉鸣性喉痉挛、痉挛性喘鸣、痉挛性哮吼等。因喉肌痉挛声门闭合而产生的喘鸣声。多见于3岁以下婴幼儿。

步骤一：病史采集

1.现病史应注意询问患者是否有喉鸣、手足抽搐、神志不清或呼吸暂停、呼吸困难。有无喉部不适、干燥感。有无喉部分泌物增加。有无咯痰，并注意了解痰液性状。有无发热、发绀。

2.过去史应注意询问有无咽及气管、支气管病史。有无胃肠道疾病史。有无上呼吸道感染病史。有无手术史。

3.个人史应注意询问有无吸烟史，并记录吸烟的每日支数及吸烟年数。有无长期吸入有害气体或粉尘接触史。有无甲状旁腺分泌不足或血钙过低。

步骤二：体格检查

发作时检查患儿吸气性呼吸困难及喉喘鸣、面色发绀、三凹征阳性。发病后检查喉部正常。

步骤三：辅助检查

一般不需要特殊辅助检查。

步骤四：诊断

（一）诊断要点

根据突然发病，骤然缓解，无声音嘶哑，无发热，仅有吸气性呼吸困难及喉喘鸣可做出诊断。

（二）鉴别诊断

应注意与咽喉肿瘤、肺尖部结核、延髓麻痹、癫痫大发作、狂犬病、破伤风等疾病相鉴别。

步骤五：治疗

发作中要松解衣领、冷水洗面部、拍击臀部等可使痉挛消退。严重者可吸氧。窒息的行人工呼吸，一般不做气管切开术。在症状缓解后针对病因治疗，如补充钙剂，加强营养，防治呼吸道及消化道疾病等。

（马庆　陈琪）

第十二章　小儿外科常见疾病治疗

第一节　先天性脑积水

先天性脑积水（congenitalhydrocephalus）是脑室系统和蛛网膜下隙过量脑脊液积聚而扩大，产生颅内压增高征象。

【病因】

一是脉络丛的肿瘤使分泌细胞增殖和肥大，从而使脑脊液分泌增多，或脑膜的炎症导致脑表面静脉怒张和脉络丛充血，而使液体产生异常增多；二是脑脊液循环通路的任何一部位发生梗阻；三是脑脊液吸收障碍。

【病理】

脑脊液急剧增加，在压迫脑组织初期可使脑组织弹性减弱，随着病情的发展，大脑皮质受压变薄，而后出现脑萎缩。第三脑室扩张使下丘脑受压萎缩，中脑受压使眼球垂直运动障碍，颅内压增高使双侧横窦受压，颈内静脉血流受阻，颈外静脉回流增加，从而出现头皮静脉怒张。

【诊断】

(一) 临床表现

1.病史：家族中有否具有遗传因素的中脑导水管狭窄的脑积水，患儿有否头部外伤史、脑膜炎史、难产及产伤史等。

2.体格检查

(1) 头围测量：正常新生儿枕额径为 33~35cm，6 个月为 44cm，1 岁为 46cm，2 岁为 48cm，3 岁为 50cm，6 岁为 52cm，如果出生后一年中的任何一个月内，头围增长速度超过 2cm，应高度怀疑脑积水。怀疑脑积水时应定期测定头围。

(2) 头面不相称，头大面小。

(3) 颅缝不闭或裂开，颅骨变薄，头颅叩诊呈破壶音，严重患儿头颅透光试验呈阳性。

(4) 中脑受压后检查眼部可见攀淙谚征。

3.症状

（1）不会说话的患儿出现哭叫、抓头、摇头症状，较大儿童则可诉说头痛。

（2）常见颅内压增高症状，如恶心、呕吐。

（3）神经系统症状则表现为表情呆滞，智力发育比正常同龄儿差，学习能力差，可不同程度地出现痉挛性瘫痪或锥体束征。

（二）特殊检查

1.脑超声检查：提示双侧侧脑室对称性扩大。

2.头颅 X 线片：提示颅骨变薄，骨缝增宽，较大儿童则表现为颅缝分离，脑回压迹增多、加深。

3.^{131}I 标记人血白蛋白后注入脑室，再行放射性核素扫描，观察脑室系统阻塞部位及脑室大小。

4.脑室造影：经前囟穿刺注入造影剂，了解脑室扩大的程度及皮质的厚度，以及阻塞部位及原因。

5.酚红试验：前囟穿刺侧脑室注入中性酚红 1ml，20 分钟后做腰穿，将取得的脑脊液加入氢氧化钠，若出现酚红色，则表明阻塞部位在蛛网膜下隙或为蛛网膜颗粒闭塞，不出现酚红则表明是脑室系统受阻。

6.CT 检查：迅速、安全、无痛，可立即确诊，还可知阻塞的部位、原因，脑室扩大的程度及皮质的厚度，是目前最常用的检查方法。

7.MRI：与 CT 具有同样的优点和效果，可使颅内结构图像更为清晰，使一些脑积水的病因和病理状态一目了然。

【治疗】

脑积水保守治疗往往无效，主要是通过手术进行治疗。

1.减少脑脊液分泌的手术：

（1）脉络丛切除术。

（2）脉络丛电灼术。

2.解除梗阻原因的手术：

（1）肿瘤梗阻切除术。

（2）先天性瓣膜穿破术。

3.脑脊液的分流术：

（1）颅内分流，在脑室与蛛网膜下隙建立通路，手术指征可受到一定限制。

（2）颅外分流，将脑脊液引流到其他脏器和体腔。①脑室—心房分流术。②脑室—腹腔分流术。③脑室—胸腔分流术。

第二节　脑脓肿

脑脓肿（brainabscess）是一种严重的颅内感染性疾病。早期诊断，彻底清除感染灶，充分而有效的抗菌治疗是本病的关键。

【病因】

1.直接由邻近感染灶蔓延：如中耳炎、乳突炎、鼻窦炎、头皮疖肿、颅骨骨髓炎等。

2.血源性：小儿多由肺、支气管、先天性心脏病、胆管等感染经血行播散到脑内。

3.外伤性：继发于颅脑损伤后。

4.医源性：开颅手术后。

5.无原发灶的隐源性脑脓肿。

【病理】

儿童脑脓肿一般经过急性脑炎期、化脓期、包膜形成期三个阶段；最后，形成脓腔大、壁薄，周围脑组织水肿明显的病理特征。

【诊断】

(一) 临床表现

1.病史：注意了解近期有无全身性感染史和外伤史，如中耳炎、乳突炎、先天性心脏病以及头颅外伤等。

2.症状及体检：发热、颅内压增高以及脑膜刺激征，脓肿形成后有脑部局灶定位症状，失语、偏瘫、视野缺损或失明、运动失调等，严重者可出现脑疝。

(二) 实验室检查

血常规白细胞增加，红细胞沉降率增快，腰穿脑脊液化验细胞数增多，但要慎防脑疝。

(三) 特殊检查

1.X 线检查：X 线头颅平片可发现乳突炎、鼻窦炎、颅内金属异物、气颅等，偶见脓肿包膜钙化影。

2.超声检查：脑超声波检查可见中线移位。

3.CT 检查：平扫为边界清楚或不太清楚的低密度灶，增强后脓肿周边呈均匀环状高密度影，但中心密度不变，脓肿周边可有水肿带，脑室受压，中线移位。

4.MRI：鉴别早期脑坏死与水肿、脓液与水肿的能力比 CT 敏感和强，脓肿包膜形成后鉴别能力不及 CT 敏感。

5.脑电图、放射性核素 99mTc 扫描、脑血管造影对诊断都有帮助。

(四) 鉴别诊断

应与脑膜炎、脑炎、脑积水、脑肿瘤、颅内血肿等鉴别。脑膜炎、脑炎发病急，白细胞增高显著，脑脊液改变明显，无中线移位；脑积水可见典型犟涼谵征，无炎症症状；脑肿瘤无明显感染症状，CT 可鉴别；颅内血肿有难产、产伤、头部外伤史，X 线平片与 CT 可以帮助鉴别。

【治疗】

(一) 内科治疗

1.脱水、对症、加强支持疗法。

2.控制感染和治疗原发感染灶，应用抗生素。

（二）手术治疗

1.穿刺抽脓：适用于不能耐受开颅手术及脑深部、功能区脓肿或单房单发大脓肿；经患儿囟门或颅骨钻孔穿刺抽尽脓液后用抗生素冲洗脓腔。术后需 CT 随访，直到脓肿症状、体征消失，必要时可再次穿刺抽脓。

2.导管引流：适用于小脑幕上表浅脓肿，钻颅或开窗后置管于脓腔引流。

3.脓肿切除：适用于多房或肉芽肿样的脑脓肿，或脓腔内有异物。

第三节　先天性食管闭锁

先天性食管闭锁及气管食管瘘是一种严重的发育畸形，发病率约为 3000 个新生儿中有 1 例，多见于早产未成熟儿，常伴有心血管系统、泌尿系统或消化道其他畸形。早期诊断手术成活率达 90%，晚期因易并发肺炎而死亡率较高。

【病因】

畸形发生于胚胎的第 3~6 周，气管和食管均由前肠衍变而来。胚胎早期，前肠壁两侧各出现一条纵沟向管腔内凹陷，管腔内相应部位出现两条纵嵴。当两条纵嵴发育逐渐靠拢后，将前肠分隔为腹侧的气管和背侧的食管。胚胎第 5~6 周原始食管上皮增生填充管腔，随后上皮细胞间出现空泡化，管腔再通形成正常食管。如果食管的空泡化或再通障碍，就形成食管闭锁；若前肠分隔不全，则形成食管气管瘘。

【病理及分型】

第四节　先天性膈疝

先天性膈疝（congenitaldiaphragmatichernia，CDH）指腹腔内部分脏器穿过先天性发育不全的膈肌缺损处进入胸腔，为新生儿常见的畸形之一。按其发生部位可分为胸腹膜裂孔疝、食管裂孔疝和胸骨后疝三种。

胸腹膜裂孔疝（190chdalekhernia）

【病因】

胚胎早期，胸腔和腹腔是一个相互贯通的体腔，在胚胎的第 8~10 周才形成横膈，将胸腔与腹腔分开。由于某些因素使膈肌发育延迟或停顿，就会出现薄弱区或缺损，腹腔内脏就会通过这些部位进入胸腔形成胸腹膜裂孔疝。

【病理】

由于左侧膈肌闭合较右侧晚，故左侧多见，占 85%~90%

疝内容物最常见的为小肠，其次是肝脏、胃、脾脏也可进入胸腔。中肠进入胸腔后可发生肠旋转不良。腹内脏器进入胸腔后，压迫肺脏，可导致肺发育不良。

【诊断】

（一）临床表现

1.患儿出生后出现呼吸困难、发绀，且进行性加重。

2.患侧呼吸运动减弱，心尖冲动向健侧移位，叩诊为鼓音或浊音，呼吸音减弱或消失，有时可闻及肠鸣音。

（二）X 线检查

1.胸片：纵隔向健侧移位，胸腔内可见充气肠管，有时见肝、脾阴影，患侧肺明显受压。

2.胃肠道碘油造影检查：能更清楚地了解疝入胸腔内的肠管情况。

【治疗】

新生儿发病有明显呼吸困难时应急诊手术，无明显呼吸困难时则择期手术。

手术进路：左侧膈疝可经腹手术，其优点为进入胸腔内的腹内脏器容易复位，同时处理消化道畸形，手术创伤小；右侧膈疝则需经胸手术。

【预后】

先天性膈疝的预后取决于下列两个主要因素：

1.肺发育不全的程度。

2.有无合并其他畸形。

【随诊】

先天性膈疝应长期随诊，以了解患侧肺发育情况，直到肺功能基本恢复正常为止。

食管裂孔疝（hiatushernia）

【病理及分型】

1.食管裂孔滑动疝：由于膈食管韧带、膈肌脚、胃悬韧带发育不良和松弛，使食管裂孔明显增大，导致食管腹腔段、贲门及部分胃底进入胸腔。当平卧位或腹内压升高时进入胸腔，立位或腹内压降低时则回到腹腔，故称为滑动疝。由于抗反流机制改变，常合并胃食管反流。

2.食管裂孔旁疝：胃底、胃体及胃大弯疝入胸腔，而贲门位置仍在膈下，故很少发生胃食管反流。

【诊断要点】

1.食管裂孔疝无并发症时，无明显症状。

2.胃食管反流症状。

3.食管裂孔旁疝并发胃扭转时，有剧烈腹痛、呕吐、呕血等症状。

4.辅助检查：胸片见胃泡位于胸腔内。钡餐或碘油造影检查可清楚显示胃进入胸腔，还可发现胃扭转。对滑动疝应采取卧位和立位两种体位检查，以了解食管腹腔段，贲门及胃底的滑动情况。

5.胃食管反流的检查。

【治疗】

1.非手术治疗：随着小儿的生长发育，饮食及体位改变，症状可自行消失，所以1岁以前应保守治疗，包括：①少量多次黏稠饮食。②睡眠时取头高脚低位。③纠正营养不良。④抗酸药，包括 H2 受体拮抗药和促胃肠动力药。

2.手术治疗：适应证有：①非手术治疗无效。②胸腔内胃泡较大，尤其位于右侧者。③食管炎并发溃疡出血，瘢痕狭窄。手术方法是尼森（Nissen）胃底折叠术。

【预后】

保守治疗有50%以上可以治愈，手术有90%~95%可获得满意效果。

【随诊】

术后注意有无反流复发、食管狭窄等并发症。

第五节　先天性膀胱疾病

膀胱不发育或发育不全

1.膀胱不发育（agensisofthebladder）：极为罕见，是由于尿生殖窦发育反常产生膀胱不发育。这类病婴常伴有上尿路及其他系统严重畸形，出生时多为死胎或生后不久因。肾盂肾炎而死亡，其临床意义不大。男婴可有前列腺、精囊腺缺如，输尿管开口于直肠或通达脐尿管引流，女婴输尿管可直接开口于前庭、阴道，产生完全性尿失禁而暂存活者与两侧输尿管异位开口相似。

2.小膀胱：可以是发育异常或发育不全。发育异常见于重复膀胱外翻或半膀胱外翻，膀胱小、纤维化不易扩张。另外小膀胱也可见于先天性膀胱阴道瘘或双侧输尿管开口异位。

3.重复膀胱（duplicationofbladder）：极为罕见，可分为全部重复、部分重复和多房性重复三类。

（1）膀胱全部重复：两个膀胱完全分开，有进入各自膀胱的输尿管，常伴有外生殖器及下消化道的异常。男性伴有重复阴茎和尿道，女性伴有重复直肠、重复子宫、重复阴道。

（2）膀胱部分重复：可分为左右、前后或上下两个膀胱，膀胱中部有横隔，每个膀胱有自己的输尿管，两个膀胱相通进入同一尿道。

(3) 多房性膀胱：膀胱内出现矢状位或额状位分隔，其形状各异，形成多房性或葫芦状膀胱。重复膀胱除合并其他畸形外，可继发感染、梗阻、结石。静脉肾盂造影、排尿性膀胱尿道造影可获得诊断。B超和膀胱镜检查也是有效的检查方法。手术是唯一的治疗方法，根据畸形情况选择不同的方法，包括切除膀胱中隔、解除梗阻，如有输尿管开口异位或狭窄，需做输尿管膀胱再吻合术，如肾无保留价值，可行患肾切除。

脐尿管异常

脐尿管异常 (uraehalabnormality) 指胎儿出生后脐尿管未闭锁或仅部分闭锁、脐尿管窦道和膀胱顶部憩室等畸形。脐尿管瘘和脐尿管囊肿是常见的脐部疾病。

【诊断】

1.脐尿管瘘 (patenturachus)：脐尿管完全未闭，脐部与膀胱相通。脐部有清亮的尿液溢出，在哭闹、咳嗽等腹压增高时明显。需与脐肠瘘鉴别，脐肠瘘溢出的为肠液，浑浊带色的液体。经排尿性膀胱尿道造影一般可显示脐尿管。静脉内注入靛胭脂或将亚甲蓝经导尿管注入膀胱，若脐部溢出的液体着色即可明确诊断。

2.脐尿管囊肿 (urachalcyst)：脐尿管两端均闭锁，而中间部分未闭。囊肿位于脐下正中腹壁深层，介于腹横筋膜和腹膜之间。囊肿内液体为囊壁上皮的渗出物。囊肿大小不等，多无症状。巨大囊肿可在下腹正中触及囊性包块，可引起腹痛和局部压迫症状，如囊肿合并感染，则有局部肿痛、发热。若形成脓肿可向腹壁外穿破，偶尔向膀胱或盆腔方向穿破。应与卵巢囊肿、卵黄管囊肿相鉴别。B超检查可以协助诊断，膀胱造影显示膀胱顶部受压。

【治疗】

1.脐尿管瘘一旦确诊应尽快手术切除全部瘘管，如果有下尿路梗阻存在，应同时解除梗阻。

2.脐尿管囊肿诊断确定后行囊肿切除，术中应注意避免切开腹膜，如有急性感染，应先切开引流，待炎症消退后再行囊肿切除。

3.脐尿管窦道和膀胱顶部憩室常无症状，经造影证实后宜手术切除，以免日后发生癌变。

膀胱憩室

膀胱憩室 (diverticulumofthebladder) 是指先天性膀胱壁肌层局限性薄弱而膨出或继发于下尿路梗阻的膀胱壁自分离的逼尿肌之间突出而形成憩室。

【病因】

先天性膀胱憩室是先天性膀胱壁肌层局限性薄弱，膀胱壁向外呈囊状突出，多为单发，憩室壁含有肌层；继发性憩室主要病因为下尿路梗阻，由于膀胱内压长期增高，使膀胱壁自分离逼尿肌束之间突出而形成憩室，憩室呈多发性，其壁不含肌层，最常见于尿道瓣膜、尿道憩室、瘢痕性尿道狭窄及梗阻性神经源性膀胱等；发生于膀胱顶部的憩室一般为脐尿管的残留。

【病理】

憩室为圆形或卵圆形，大小不一，有一小口与膀胱相通。憩室内尿潴留可继发感染、结石和恶变，巨大憩室可压迫输尿管使之移位产生梗阻。

【诊断】

1.如有梗阻、感染，可出现排尿困难、尿频、尿急、尿路感染等症状。

2.巨大憩室可出现两段排尿症状，排尿时憩室内潴留的尿液不能排出，当膀胱内尿液排空后，憩室内的尿液进入膀胱，第二次排尿。

3.憩室内伴有感染，可形成结石，出现血尿。

4.静脉尿路造影显示膀胱内憩室和输尿管受压移位。

5.排尿性膀胱尿道造影取斜位或侧位，在膀胱注入造影剂和膀胱排空后分别摄片，可见憩室大小、形态和位置。

6.在膀胱充盈和排空后 B 超检查有利于诊断。

7.膀胱镜检查，可了解憩室开口与输尿管开口的关系。

【治疗】

1.解除下尿路梗阻、控制感染，行憩室切除。

2.憩室较小时，不必切除，对症处理。

3.若憩室大，输尿管口靠近憩室或位于憩室内，则需做憩室切除，输尿管膀胱再吻合术。

膀胱外翻

膀胱外翻（extrophyofthebladder）指尿生殖窦及其覆盖的骨骼系统在腹侧完全缺损的一种严重畸形，临床上较少见，发病率为 1/50000~1/10000，男性为女性的 1.7~2.3 倍，如不治疗，约 50%于 10 岁左右死亡，而 2/3 病例于 20 岁前死亡，通常死于肾积水和尿路感染。

【病因】

目前尚不十分清楚，有认为由于泄殖腔膜向前移位，使下腹壁的中胚层结构不发育。主要病变有：①下腹壁及膀胱前壁缺损，膀胱后壁外翻突出于腹壁外。②耻骨联合分离。③伴有尿道上裂。另外，部分病例伴有隐睾、肛门直肠畸形、脊柱裂、腹股沟斜疝等。

【诊断】

（一）临床表现

临床上分为完全性和不完全性膀胱外翻两类，以前者多见。

1.完全性膀胱外翻：下腹壁中部、膀胱前壁及尿道背侧缺损，被外翻的膀胱后壁所占据。

2.膀胱黏膜显露呈暗红色，其边缘与皮肤融合，触之易出血。

3.在外翻的膀胱黏膜上可见尿液从输尿管口喷出，下腹、会阴及大腿内侧受尿液浸渍而潮红，周围皮肤常发生皮炎。

4.在男性阴茎短而扁阔上翘，而女性除有尿道上裂外，阴蒂对裂、阴唇阴阜分开，阴道显露。

5.因耻骨分离，股骨外旋，步态摇摆。

6.不完全性膀胱外翻时，腹壁缺损小，膀胱黏膜突出不多。耻骨在中线正常联合

7.常伴有尿路感染

（二）特殊检查

1.骨盆平片：了解耻骨联合分离程度。

2.静脉尿路造影：了解上尿路有无畸形、梗阻、积水。保护肾功能、控制排尿、修复腹壁及外生殖器。

1.重建膀胱和尿道：生后 72 小时以内做膀胱内翻缝合、腹壁修补，不需做髂骨截骨术，待 3~4 岁时再行膀胱颈重建、尿道上裂修复术；有人主张 8~18 月龄时做双侧髂骨截骨、膀胱内翻缝合、腹壁修补；也有人主张一期完成髂骨截骨、膀胱内翻缝合、腹壁修补、抗反流输尿管移植、膀胱颈重建和尿道上裂修复术。

2.对无法施行修复重建手术或修复失败、严重反复尿路感染伴·肾积水者，可考虑行尿流改道术。

术后应定期随访，了解排尿情况和有无尿路感染。B 超检查、排尿性膀胱尿道造影或静脉尿路造影检查了解有无上尿路扩张、反流，膀胱容量及残余尿量。若膀胱容量过小，需做膀胱扩容手术，若严重失禁则需做尿流改道术。

第六节　隐睾

隐睾（cryptorchidismorundescendedtestis）是指睾丸未能按正常发育过程自腰部腹膜后下降至阴囊，亦称睾丸下降不全。是小儿泌尿生殖系最常见的一种畸形，早产儿、低体重儿发生率达 30%，正常新生儿发生率为 3%左右，3 个月后为 1%左右，说明生后 3 个月睾丸下降仍在进行。大多数隐睾为单侧，约 15%为双侧。有研究表明下降不全的睾丸不仅自身发育障碍，而且导致健侧睾丸的继发性病变。

【病因】

隐睾的病因尚不十分清楚，目前认为可能与下列因素有关：

1.内分泌失衡：下丘脑一垂体一睾丸轴失衡，使睾酮减少，延缓了胚胎的睾丸下降。

2.解剖因素：睾丸下降过程无腹膜紧随其后，或下降过程中有机械性梗阻均能

阻碍睾丸下降。

3.睾丸自身缺陷：如果睾丸在胚胎发育过程中已经受损，也不能正常下降。

4.神经因素：在妊娠最后 3 个月时，阴部股神经产生降钙素使睾丸引带有节律的收缩，引导睾丸经腹股沟管降至阴囊内。因此神经因素对隐睾的发生可能起一定的作用。

【病理】

1.肉眼观：睾丸发能差，小于健侧且质地松软，有时可见睾丸附睾分离，个别见睾丸萎缩失去睾丸形态。

2.组织学检查：以生精小管变细，精原细胞减少以及生精小管周围胶原组织增生为主，睾丸停留位置越高，时间越长其病理变化越明显。

【诊断】

（一）临床表现

阴囊空虚。单侧者阴囊发育不对称，患侧阴囊发育差，空虚。双侧者表现为阴囊发育差，甚至无明显阴囊，阴囊内无睾丸。

（二）特殊检查

1.B 型超声波检查：在腹股沟管内可探测到睾丸组织，因睾丸发育差，其准确性不高。

2.腹腔镜检查：腹腔镜能较准确地判断睾丸的位置及发育，尤其是对不能触及的隐睾意义大，能发现隐匿于腹腔内的睾丸。

（三）诊断

阴囊内空虚，不能扪及睾丸可明确诊断。应注意回缩性睾丸和滑动性睾丸的鉴别。回缩性睾丸是指睾丸可推入阴囊内，松手后可在阴囊内停留一段时间，属生理现象。滑动性睾丸是指睾丸虽可推入阴囊内，松手后立即退回原位，属隐睾。

【治疗】

隐睾诊断明确应尽早治疗。

1.激素治疗：绒毛膜促性腺激素（HCG）每次 1000~1500U 肌内注射，每周 2 次共 9 次，或者每次 1000U 肌内注射，隔日一次共 10 次。总量控制在 10000~15000U 之间。激素治疗适用于 1 岁以内患儿，6 个月后即可开始使用，在术前未使用者术后仍可使用，能改善睾丸血循环，促进睾丸发育。

2.手术治疗：激素治疗无效和就诊年龄已超过 1 岁者应进行手术治疗，即隐睾治疗必须在 2 岁以前完成。手术方式有：①睾丸下降固定术。②自体睾丸移植术。③萎缩睾丸切除术，此术式不宜用于双侧隐睾患儿。

3.腹腔镜在隐睾诊断及治疗中的应用：对于高位隐睾应用腹腔镜不仅可明确诊断，还可以进行手术治疗，并且有手术操作精细、分离范围小、最大限度地减少损伤血供等优点。

第七节　两性畸形

两性畸形（hermaphroditismintersex）指各种因性染色体异常、性腺发育异常及其相关的内分泌混乱所引起的内、外生殖器官和第二性征的发育畸形。外生殖器表现为模棱两可或非男非女。临床上分为真两性畸形和假两性畸形。

【病因】

两性畸形是一种内、外生殖器和性腺的综合畸形，病因复杂，目前尚不十分清楚。可能与下列因素有关：①性染色体基因突变、缺乏或丢失。②胚胎发育障碍所致性腺发育异常。

③内分泌紊乱。④相关酶的缺乏。

【诊断】

(一) 临床表现

外生殖器可从单纯阴蒂肥大到基本为正常阴茎，但多数处于模棱两可之间，常伴有尿道下裂和尿生殖窦。

1.真两性畸形：临床上较少见。染色体核型多数为 46，XX，少数为 46，XY 或 46，XX/46，XY 嵌合体。病儿体内同时存在有睾丸和卵巢两种性腺。据性腺的情况分三种类型：

(1) 交替型：一侧为睾丸，另一侧为卵巢。

(2) 双侧型：两侧各有一个卵睾（即睾丸和卵巢的混合体）。

(3) 单侧型：一侧是卵睾，另一侧是睾丸或卵巢，此型多见。外生殖器介于两性之间。多数被认为男性，亦有少数接近女性。部分病例到青春期后有周期性血尿（月经），血及尿内雌激素、雄激素及 17-酮类固醇值低于正常。诊断需腹腔镜或剖腹探查及性腺组织活检。

2.男性假两性畸形：性染色体为 46，XY，有睾丸，但内外生殖器发育不正常，分三型。

(1) 外生殖器为女性（睾丸女性化综合征）：是一种连锁隐性遗传，又是限性常染色体显性遗传。性腺为睾丸，常位于腹股沟或大阴唇内。外生殖器为女性，阴蒂小，小阴唇发育差，阴道短浅呈盲闭，无子宫颈、子宫和输卵管。表现型为女性，青春期乳房发育，无腋毛、阴毛，无月经。

(2) 外生殖器完全为男性：性腺为睾丸，约半数有隐睾，有发育幼稚的子宫和输卵管。表现型为男性，成年后多能结婚、生育。

(3) 外生殖器模棱两可：性腺为睾丸，但外生殖器反常，从几乎接近正常男性到几乎正常女性之间。青春期有或无乳腺发育，无月经，不育。依外生殖器的不同表现，有的被当作男性，也有的被当作女性抚养。

3.女性假两性畸形：染色体为 46，XX，性腺为卵巢，有女性内生殖器。畸形主要为外生殖器，表现为不同程度的男性化。阴蒂肥大，酷似男性的阴茎。最常见的原因为先天性肾上腺皮质增生，是一种常染色体隐性遗传病。由于皮质激素合成中有酶的缺陷，使皮质激素，尤其是氢化可的松的合成不足，使激素分泌过多，尿-17酮和孕三酮均增高。最常见的类型为单纯男性化，缺少21-羟化酶抑制了促性腺激素，从而影响青春期发育，乳房不发育，提前出现生长高峰。其他类型有男性化合并高血压型，男性化合并失盐型。

（二）实验室检查

1.染色体检查：抽血做血细胞性染色体检查，了解性染色体核型，男性为46，XY，女性为46，XX。

2.生化测定：测定尿17-酮类固醇和17-羟类固醇。

3.内分泌检查：对较复杂的病例应抽血查雄性激素和雌性激素的水平以及相关酶的测定。

（三）特殊检查

1.尿生殖窦造影：用金属尿道探小心探查会阴部开口的走向及深度，注入造影剂做尿生殖窦造影。

2.盆腔B超和CT扫描检查：了解内生殖器和性腺的情况。

3.腹腔镜检查：可直接观察内生殖器和性腺，必要时同时取性腺组织送病理检查。

【治疗】

1.决定性别的手术应在1.5岁前完成，以免给病儿日后遗留心灵上的创伤或发生心理变态。

2.性别的选择主要依据性腺、外生殖器的发育情况、心理性别、社会性别、双亲的愿望等综合考虑决定。但从外科手术的角度上考虑，做人工阴道手术比人造阴茎容易，且功能较好。

3.真两性畸形：通常选择女性，切除睾丸，婴幼儿期或青春期做人工阴道手术。若阴茎发育好，选择男性者，则切除卵巢、保留睾丸，但性腺为卵睾无论选择何种性别均应切除，以防恶变。到青春发育期前给予相应的性激素，以补充体内的缺乏与不足。

4.男性假两性畸形：外生殖器为男性者，可切除子宫和输卵管。估计手术后不能有男性功能者，应使之向女性发展，尽快做睾丸切除和外阴整形，必要时做人工阴道手术。人工阴道手术有人主张在婴幼儿期施行，但失败率较高，多数主张在青春期后手术。到青春期给予雌性激素以维持第二性征。

5.女性假两性畸形：一般选择女性，切除肥大的阴蒂或做整形手术，有生育可能，需长期给予糖皮质类固醇，尿17-酮类固醇降至正常后，继续给予最小维持量。

第八节　女孩外生殖器发育异常

双子宫双阴道

胚胎发育过程中，左右中肾旁管头段发育为输卵管，中段及尾段则融合为一个管道形成子宫、子宫颈和阴道的大部分。双子宫双阴道（duplicationofthevaginaanduterus）是由于左右中肾旁管的中、尾段融合不全所致，以双角子宫或双子宫伴阴道重复畸形多见。

【病理】

1.中肾旁管部分融合不全所致畸形：

（1）双角子宫：在子宫体和底部分裂为两角，轻者为一个宫腔，重者形成两个子宫腔。两个子宫角可呈对称性，大多为一侧大，另一侧小呈发育不良的残角子宫。

（2）子宫纵隔膜：中肾旁管融合后子宫内纵隔膜未消失形成。

2.中肾旁管完全不融合：呈双子宫并双阴道畸形，重复子宫和阴道可在中线两侧对称分布；大多数位于中线一侧，前后分布。

【诊断】

双子宫及双阴道畸形若无梗阻畸形，儿童期多无症状，往往在进入青春期后才出现周期性腹部疼痛，下腹部包块，尿生殖窦造影、B超及CT可明确诊断。

【治疗】

合并生殖道梗阻者需行手术治疗。

子宫阴道积液

子宫阴道积液（hydrometraandhydrocolps）是由于处女膜和（或）阴道闭锁所引起的先天性生殖道疾病。

【病因】

1.生殖道梗阻：中肾旁管胚胎期要经历填塞充实到吸收空化的过程形成生殖道，若空化过程受阻，则形成处女膜闭锁或阴道闭锁。

2.子宫腺体分泌：受母体雌激素刺激，胎儿子宫颈及阴道腺体过度分泌，合并生殖道梗阻时，则大量的分泌液积聚于子宫、阴道腔形成子宫阴道积液。

【诊断】

（一）临床表现

1.下腹部肿块：出生后腹部膨隆，下腹部可扪及肿块，肿块位于耻骨联合上方，表面光滑，易误为充盈的膀胱，但导尿后肿块不消失。

2.外阴部肿物：外阴部未见阴道开口，在小阴唇之间可见一囊性膨出物，呈青紫色，按压腹部肿块尤为明显，如果闭锁于阴道中上段则无此表现。

3.排尿及排便困难：膨胀的子宫和阴道压迫膀胱尿道引起排尿困难，压迫直肠导致肠梗阻。

4.腹膜炎：极少数情况子宫内积液经输卵管进入腹腔，导致腹膜炎。

（二）特殊检查

1.X线检查：X线平片示下腹部致密阴影，膀胱造影及钡剂灌肠显示膀胱及直肠受压。

2.B超检查：子宫阴道明显扩张，内为无回声区。

（三）诊断

1.下腹部出生后肿块。

2.阴道外 1:1 闭锁及囊性膨出物。

3.穿刺可抽出乳白色黏液，镜检有上皮细胞、白细胞及红细胞。

4.阴道镜检可发现阴道高位闭锁。

5.B超提示子宫阴道积液。

【治疗】

1.会阴部闭锁膜切开术：适于处女膜闭锁和阴道下段膜状闭锁。

2.经腹会阴隔膜切开术：阴道中上段闭锁，闭锁膜较厚者经腹将阴道前壁切开，吸出积液，然后经此切口指引在会阴部行阴道隔膜切开。

子宫阴道积血

子宫阴道积血（hematometraandhematocolpos）与上述的子宫阴道积液病理基础相同，但发病年龄有所不同。其特点有①患儿进入青春期，第二性征已开始发育，但无月经。②周期性腹痛：疼痛间隔时间或疼痛加重的间隔时间为 1 个月左右。③下腹部肿块明显增大。④外阴部可见紫色突出物，穿刺为陈旧性血液。

其治疗包括：①闭锁隔膜或处女膜切开术，原则和方法同子宫阴道积液。②广谱抗生素治疗。

小阴唇粘连

小阴唇粘连（adherentlabiaminora）是两侧小阴唇的内侧缘因局部炎症导致粘连，仅有阴蒂下方有一小孔排尿。多见于婴幼儿，临床上主要表现为尿线方向异常，常被误认为阴道闭锁，部分患儿有排尿时哭闹，家长发现排尿时小阴唇粘连处稍隆起，查体见小阴唇在中间粘连，阴道口被遮掩，阴蒂下方有一小孔。治疗：小阴唇粘连分离术。方法是用血管钳尖插入阴蒂下方的小孔向下分离显露尿道口和阴道口，局部涂少许抗生素药膏。

尿道黏膜脱垂

尿道黏膜脱垂（prolapseofurethralmucosa）主要见于女性患儿，是由于尿道黏膜过多黏膜下组织结构疏松，加上长期严重咳嗽及便秘所导致部分患儿有腹压剧烈增加的病史。

【诊断】

（一）临床表现

1.症状：外阴部疼痛出血，有时排尿困难。

2.体征：阴道1:1上方暗红色肿块、水肿，肿块中央有孔可插入导尿管。

（二）鉴别诊断

1.输尿管囊肿：肿块位于尿道一侧，导尿管经肿块周围插入膀胱，手法复位后膀胱造影显示膀胱内负影。

2.膀胱葡萄状肉瘤：经尿道脱出物为灰白色，极易脱落，病理检查可明确诊断。

【治疗】

（一）保守治疗

症状轻微，经温水坐浴后易复位者，在针对病因治疗的同时局部用1:5000高锰酸钾溶液坐浴，以及复位后卧床休息。

（二）手术治疗

尿道黏膜严重脱垂、反复发作和手法复位失败甚至已嵌顿坏死者应手术治疗。

1.尿道黏膜环形切除术：将脱垂之尿道黏膜提起，边切边缝做环形切除，术后留置导尿管。

2.尿道黏膜环扎术：置导尿管，然后在脱垂黏膜基底部用丝线结扎，待其坏死脱落。一般较少使用此术式。

外阴阴道炎

外阴阴道炎（vulvovaginitis）分为非特异性感染和特异性感染两种，临床上以前者多见。受母体雌激素的影响，女婴外阴及阴道分泌物与成人相似，呈酸性，随着雌激素的代谢，阴道分泌物逐渐变成碱性，且会阴部上皮层菲薄，对病原菌的抵抗力低下，易于发生外阴阴道炎。

（一）非特异性外阴阴道炎（nonspecificvulvovaginitis）

1.致病菌包括溶血性链球菌、葡萄球菌、变形杆菌、大肠杆菌和肺炎链球菌等，有时同时合并两种或多种细菌感染。

2.临床上表现为外阴部疼痛，红肿及脓性分泌物，有时出现排尿困难，阴道分泌物可进行细菌培养和药物敏感试验。

3.治疗：①抗生素治疗：可结合细菌培养选用抗生素。②局部处理：用1:5000高锰酸钾溶液坐浴，根据病情每天3~5次，每次坐浴时间约为15分钟。

（二）特异性感染所致的外阴阴道炎（specificvulvovaginitis）

1.淋球菌性外阴阴道炎（goncoccalvulvovaginitis）：①致病菌是淋病双球菌，其感染途径主要经衣物及生活用品间接接触传染，新生儿可经产道垂直传染。②临床症状为外阴红肿、疼痛、排尿困难及阴道口分泌物，有时合并淋球菌性眼结膜炎。通过阴道分泌物涂片镜检可见双球菌。③治疗多采用青霉素类抗生素治疗，同时要进行污染物的消毒处理。

2.真菌性外阴阴道炎（myclOticvulvovaginitis）：①多为白色念珠菌感染，往往是由母亲传染或长期使用广谱抗生素所致。②表现为外阴红肿、阴道有白色凝乳状分泌物，甚至阴道内可见白色真菌斑块，阴道分泌物涂片可明确诊断。③治疗：长期使用抗生素者应停止用药。另外，用制霉菌素口服和局部用药。

3.滴虫性阴道炎 （trichom miasis）：滴虫性阴道炎小儿少见，可见于青春前期的女孩，大多数由染病的母亲传染所致。表现为外阴红肿，黄色稀薄分泌物，呈泡沫状，分泌物涂片检查可见滴虫。诊断明确后立即用药物治疗，甲硝唑 30~50mg/(kg·d) 口服，必要时甲硝唑栓剂局部用药。

（刘聪）

第十三章　神经外科常见疾病治疗

第一节　颅内肿瘤

【概述】

颅内肿瘤又称脑瘤，分为原发性和继发性两大类。原发性颅内肿瘤发生于脑组织、脑膜、脑神经、垂体、血管及残余组织等。继发性肿瘤是指身体其他部位恶性肿瘤转移或侵入颅内的肿瘤。常见的有：

1.神经胶质瘤　又称胶质细胞瘤，简称胶质瘤。是发生于神经胶质、室管膜、脉络丛上皮和神经实质细胞（神经元）的肿瘤。可发生于大脑、小脑、脑干、脊髓和脑室。是颅内肿瘤中最多见的。占颅内肿瘤的 36%~52.4%。其中以星形细胞瘤多见，多形胶质母细胞瘤次之、室管膜瘤占第三位。男性比女性多见。

2.脑膜瘤　是常见的良性颅内肿瘤，占颅内肿瘤的 15%~20%，仅次于胶质瘤。其好发于成年人，老年人与儿童较少，女性发病率稍高于男性。

脑膜瘤起源于蛛网膜内皮细胞，少数起源于脉络丛组织。其好发部位为大脑凸面、矢状窦旁、大脑镰旁，其次为蝶骨嵴、鞍结节、小脑脑桥角机小脑幕等部位。

脑膜瘤多为良性，通常呈实质性，极少数可伴有囊变。肿瘤多为单发，常由颈外与颈内（或椎基）动脉双重供血，血循环相当丰富。肿瘤常侵犯或浸润硬脑膜与颅骨，特别多见于大脑凸面脑膜瘤，矢状窦旁或蝶骨嵴脑膜瘤，使该处颅骨增生而形成隆起，或造成颅骨破坏而变薄。

3.垂体腺瘤　是一种常见的颅内良性肿瘤，其发生率仅次于胶质细胞瘤和脑膜瘤，居第三位，据北京市神经外科研究所报道，垂体腺瘤占颅内肿瘤 12.4%，男女发病率无明显差异，31~40 岁年龄组发病率最高。垂体腺瘤发病率近年来有增高的趋势，主要可能与内分泌诊断技术的发展，神经放射学的进步以及脑垂体显微外科技术的提高等因素有关，有人认为饮食中含性激素或口服避孕药物可能也是原因之一，但目前尚无确切资料证实这一点。

4.听神经瘤　源发于听神经鞘膜，是颅内较常见的一种良性肿瘤。占颅内肿瘤的 8%左右。一般发生于成人，儿童少见，且多数发生于 30~50 岁，男女均有发病可能，且几乎都是一侧性，罕为双侧性。

听神经瘤是一包膜完整、表现光滑，本身可呈圆形或椭圆形，体积可只有几毫米至 8cm 或几乎占据整个一侧后颅窝，并可经天幕裂孔向上生长。所以自肿瘤形成、增大后使周围重要结构及颅神经受压而出现临床上称之为小脑脑桥角综合征。

它的临床症状及体征与肿瘤的大小而成正比，而手术的成功率及全切除率以及颅神经的保存率是与肿瘤的大小成反比。

5.颅内转移瘤 在临床上并不少见，它是由颅外其他组织、器官和原发性肿瘤转移至颅内所致，占颅内肿瘤的 10%左右，据国内外文献报道，有相当部分或者发病至开颅手术后才确认为转移癌，且未能寻及原发病灶。转移癌一般以血行转移为主，约 90%以上发生在大脑半球，且多发生在顶和顶后部位。

【病因及发病机制】

颅内肿瘤和其他肿瘤一样，病因尚不完全清楚。有一些相关的因素如病毒感染、致癌物质、放射线、遗传、胚胎残余等，被认为与脑瘤发生有联系，但每一种学说，只适合阐述某类肿瘤的病因。有一些相关因素与人类脑瘤的关系迄今未完全证实。

【临床特点】

颅内压增高症状和局部定位症状，如：感觉障碍、偏瘫、视力视野改变、共济失调等，鞍区肿瘤患者不定期有内分泌功能紊乱的表现，如：性功能低下，生长激素分泌旺盛等。

【治疗】

1.以手术切除为主，辅以放疗、药物和免疫治疗

（1）良性肿瘤应争取全切，粘连较紧者可行次全或部分切除。

（2）恶性胶质瘤、转移瘤和其他恶性肿瘤，可作肿瘤切除。

（3）颅咽管瘤、垂体腺瘤手术前、手术中和手术后应用激素治疗。

（4）有意识障碍或出现脑疝症状者应紧急手术探查。

2.头痛、呕吐严重者应予以脱水治疗

（1）50%葡萄糖液 60 ml，8h 1 次，静脉注射。

（2）20%甘露醇 250ml，静脉滴注。

3.化疗

（1）PCV 方案：丙卡巴肼 100mg/m²，口服，第 1~14 天；洛莫司汀（环己亚硝脲）75 mg/m²，口服，第 l 天；长春新碱 1.4mg/m²，静脉注射，第 1、8 天。每 4 周重复 1 次。

（2）ATC 方案：多柔比星 45 mg/m²，静脉注射。第 1 天；替尼泊苷（鬼臼噻吩苷）60mg/m²，静脉滴注，第 2、3 天；洛莫司汀 60mg/m²，口服，第 4、5 天。每 5 周重复 1 次。

（3）替尼泊苷（威猛）每疗程剂量为 300 mg/m²，给药 3~5d。

（4）洛莫司汀每 6~8 周口服 1 次，每次 120~140mg/m²。

4.免疫疗法

（1）干扰素 100 万 u，肌内注射，l~3 周。

（2）转移因子 2ml 于上臂内侧或大腿内侧腹股沟下方皮下注射，每周 1~2 次。

5.放疗可采用深部 X 线机、60 钻机或直线加速器治疗等。

6.中药

（1）麝香 1g、乳香 9g、没药 9g、腰黄 9g、陈胆星 9g、一见喜 9g，研末后每次吞服 4.5g，每日 3 次。

（2）蛇六谷（先煎）30g、半枝莲 30g、半边莲 30g、贯仲 30g、苍耳草 30g。每日 1 剂，早、晚分服，连服 2 周。

【注意要点】

1.头痛、呕吐、视盘水肿是颅内压增高的典型征象，称为颅内压增高的三征。

2.脑瘤可分为：

（1）胶质瘤：星形胶质瘤、室管膜瘤、髓母细胞瘤、松果体瘤。

（2）脑膜瘤。

（3）听神经瘤。

（4）垂体瘤：垂体嫌色细胞瘤、嗜酸性腺瘤、嗜碱性腺瘤。

（5）颅咽管瘤。

（6）血管网织细胞瘤。

（7）转移瘤。

3.根据肿瘤生长的部位、大小、对邻近组织的影响，可出现一些定位体征，对诊断有意义：

（1）大脑半球肿瘤（常见胶质瘤、脑膜瘤、转移瘤）：有精神症状、轻偏瘫、偏盲、失语和癫痫。

（2）垂体区肿瘤（常见垂体瘤、颅咽管瘤）：内分泌障碍，视力下降，双颞侧偏盲。第Ⅲ、Ⅳ、Ⅵ脑神经麻痹。

（3）松果体区肿瘤（常见松果体瘤、胚胎瘤、胶质瘤）：Parinaud 征阳性（眼球上视障碍）、瞳孔光反应迟钝、听力减退、性器官早熟。

（4）小脑半球肿瘤（星形细胞瘤、成髓细胞瘤、血管网状细胞瘤等）：同侧共济失调，肌张力低，步态不稳，闭眼难立征阳性，向病侧倾倒，强迫头位。

（5）小脑脑桥角肿瘤（听神经瘤、脑膜瘤、胆脂瘤等）：患侧听力减退.前庭功能丧失，第Ⅴ、Ⅶ、Ⅷ脑神经损害，面部感觉减退，角膜反射迟钝。小脑功能障碍，眼球震颤，共济失调，步态不稳。

（6）脑干肿瘤（胶质瘤等）：表现为交叉性瘫，即肿瘤同侧脑神经核下性麻痹，对侧运动或感觉障碍；脑神经损害出现较早，颅内压增高征出现晚或无。

（7）侧脑室肿瘤（脑膜瘤、脉络丛瘤、室管膜下瘤、中枢神经细胞瘤等）：大多为良性肿瘤，生长缓慢，常产生脑积水而引起非特异性的症状和体征。

4.Weber 征：中脑肿瘤时，同侧动眼神经麻痹，对侧偏瘫。

5.Millard-Gubler 征：脑桥肿瘤时，同侧展神经和面神经麻痹，对侧偏瘫。

6.Wallenberg 征：延脑肿瘤时，同侧咽反射消失，吞咽困难，发音障碍，对侧或双侧锥体束征阳性。

7.放疗是颅内肿瘤的辅助治疗。放射线对生长旺盛、分化幼稚的细胞有较强的杀伤作用。放射源可采用 X、β、γ 射线及高速发射的电子、中子和质子。放疗的剂量多在 50~60Gy 之间，分割剂量每日≤2 Gy，每周 5 次，持续 5~6 周。

8.γ 刀即多源聚焦钴束放疗，采用 201 个 60 钴源围绕头部呈半球状排列，由准直器将 γ 射线朝向病灶聚焦照射。适用于颅内 3~3.5 cm 直径以下的肿瘤，其聚焦精度为 0.1 cm。

9.X 刀即等中心直线加速器放疗，照射精度不如 γ 刀。X 刀及 γ 刀虽然已广泛应用于听神经瘤、垂体瘤、脑膜瘤、松果体区肿瘤、转移瘤、胶质瘤及其他部分切除的残留肿瘤.但只能作为手术后的辅助治疗，不能替代手术治疗。

10.脑转移瘤最常几尤的症状是头痛和认知障碍，给予类固醇药物能改善其症状和体征。脑转移最常见的原发肿瘤是乳腺癌和肺癌。脑转移患者的中位生存期为 3 个月。

第二节　脑脓肿

脑脓肿（intracerebral abscess）是细菌入侵脑组织引起化脓性炎症，并形成局限性脓肿。

【病因】

1.耳源性脑脓肿　最多见，约占脑脓肿的 48%，由慢性中耳炎或乳突炎引发；大多位于同侧颞部，部分发生在同侧小脑半球，多为单发脓肿。

2.血源性脑脓肿　脓毒症或体内感染灶致化脓性细菌经血循环进入脑组织。约占脑脓肿的 30%，常为多发脓肿。

3.其他　外伤性、鼻源性和原因不明的隐源性脑脓肿。

【临床表现】

多数病人有近期感染史，如慢性中耳炎或鼻窦炎的急性发作、肺或胸腔的化脓性感染等。

1.疾病早期　出现急性化脓性感染的局部和全身症状，如畏寒、发热、头痛、呕吐及颈项强直。

2.脓肿形成后　脑脓肿作为颅内占位性病变，可出现颅内压增高机局部脑受压症状，颅内压增高可致脑疝；若脓肿接近脑表面或脑室壁且脓腔较薄时，可突然溃破，造成急性化脓性脑膜炎或脑室炎；病人可突发高热、昏迷、全身抽搐、角弓反张、甚至死亡。

【辅助检查】

1.实验室检查　血常规检查示白细胞计数及中性粒细胞比例增多。疾病早期，脑脊液检查示白细胞数明显增多，糖及氯化物含量可在正常范围或降低；脓肿形成后，脑脊液检查压力显著增高，白细胞数克正常或略增高，糖及氯化物含量正常，蛋白含量增高；若脓肿溃破，脑脊液白细胞数增多，甚至呈脓性。

2.CT扫描　可以确定脓肿的位置、大小、数目及形态，是诊断脑脓肿的首选及重要方法。

【治疗】

脑脓肿急性期，应在严密观察下使用高效广谱抗菌药控制感染，同时进行降颅压治疗；脓肿局限、包膜形成后可行脓肿穿刺术或切除术。对位于脑深部或功能区的脓肿并已出现脑疝或全身衰竭者，则应紧急行颅骨钻孔穿刺抽脓，待病情稳定时，再行脓肿切除。

第三节　脑震荡

【概述】

脑震荡是颅脑损伤中最轻的一种，其特点是头部受伤后，立即发生中枢神经系统一时性功能障碍，神经系统检查无器质性体征。脑震荡可单独发生，亦可与其他脑损伤并存。

【病理】

伤后瞬间脑血流量及血脑屏障的通透性增加，颅内压（ICP）立即升高，出现短暂的意识丧失，呼吸心率的改变，数分钟后逐渐恢复正常。

【临床表现】

1.意识障碍　一般程度较轻而时间短暂，昏迷时间不超过30min。

2.逆行性健忘现象（近事遗忘）　清醒后不能叙述受伤经过，伤前不久之事亦不能记忆。但往事仍能清楚回忆。

3.神经症状　醒后常有头痛、头昏、畏光、耳鸣、恶心、呕吐、心悸失眠、烦躁、注意力不集中等症状，一般持续数日至数周后逐渐消失。有的病人症状持续数月或数年，临床中称为脑震荡后综合征或脑外伤后综合征。

4.神经系统检查　无阳性体征，脑脊液压力及成分正常。

【治疗】

1.适当卧床休息7~14 d。室内光线不宜太强；避免吵闹，减少对病人的不良刺激。

2.给予精神鼓励，清除思想顾虑。

3.密切注意意识、瞳孔、肢体活动功能和生命体征的变化。

4.对症治疗：对兴奋者可适当给予镇静剂，头痛者可服用罗通定等止痛剂和调节血管运动功能药物。有恶心、呕吐、心烦、失眠者给予镇静剂及维生素 B6、谷维素、胞磷胆碱等药物。

（贾联防 黄海峰）

第十四章　泌尿外科常见疾病治疗

第一节　肾损伤

【概述】

肾脏在解剖上位置较深，且受到胸廓、脊柱、肌肉和腹腔的保护，一般不易受伤。只有在受到严重暴力打击时才会发生肾损伤，且常合并有其他脏器无论在减少并发症还是在减少伤残、死亡率方面都具有重大意义。

肾损伤的原因有：①直接暴力；②间接暴力；③强烈肌肉收缩；④锐器刺伤；⑤肾自发性破裂。

【病因及发病机制】

1.开放性损伤　因弹片、枪弹、刀刃等锐器致伤，常伴有胸腹部等其他组织器官损伤，损伤复杂而严重。

2.闭合性损伤　因直接暴力（如撞击、跌打、挤压、肋骨或横突骨折等）或间接暴力（如对冲伤、突然暴力扭转等）所致。

此外，肾本身病变如肾积水、肾肿瘤、肾结核或肾囊性疾病等更易损伤，有时极轻微的创伤，也可造成严重的"自发性"肾破裂。偶然在医疗操作中如肾穿刺、腔内泌尿外科检查或治疗时也可能发生肾损伤。

【临床特点】

1.症状

（1）休克：可为创伤性和（或）出血性休克，闭合性损伤发生休克者应考虑重度肾损伤和肾蒂损伤。

（2）血尿：血尿与损伤的程度不一定成比例，一般肾挫伤血尿轻微，重度肾损伤血尿重，如输尿管离断，肾蒂损伤，严重的肾盂裂伤或血块阻塞输尿管或休克无尿时，则血尿可不明显，甚至无尿。

（3）疼痛：患侧胸、腹部疼痛，血块通过输尿管时可发生肾绞痛，血液渗入腹腔或伴有腹腔器官损伤时，可出现全腹疼痛或腹膜刺激症状。

（4）肿块：由于血液和外渗尿积存于肾周围，而形成痛性肿块，出现全身中毒症状、发热、寒战等。

2.体征　上腹部及腰部压痛，腹部包块。刀伤或穿透伤累及肾脏时，伤口可流出大量鲜血。出血量与肾脏损伤程度以及是否合并其他脏器或血管损伤有关。

【辅助检查】

实验室检查 尿中含多量红细胞，出血量多时，血红蛋白与红细胞压积下降，感染后白细胞计数增加。

X 线检查

（1）泌尿系平片：可见伤侧肾阴影增大或模糊，腰大肌影不清，膈肌抬高，提示有肾周围血肿及尿外渗。

（2）排泄性尿路造影：最好选用肾盂大剂量静脉点滴造影，可显示伤侧肾功能减退，肾盏变形，肾内不规则阴影及造影剂外溢；肾盂内有血块呈现充盈缺损。

4.CT 检查 可明确显示损伤的部位、类型和程度。

5.选择性肾动脉造影 有助于诊断和治疗。

6.B 型超声与放射性核素扫描检查 亦有助于诊断，方法简单安全。

【治疗】

1.非手术治疗 适用于挫伤或轻度撕裂伤。

（1）绝对卧床休息，至少 2 周。2 个月内避免参加体力劳动。

（2）严密观察血压、脉搏、呼吸、体温、血红蛋白及红细胞压积等变化。注意腰腹肿块发展情况及血尿浓度的变化。

（3）输液、输血：酌情补充血容量，预防休克。

（4）镇静止痛，应用抗生素和止血剂。

2.手术治疗 严重肾裂伤、肾粉碎伤、肾蒂撕裂伤及开放性肾损伤，应早期手术处理，但术前应了解对侧肾的功能情况。

对肾损伤有下列病情变化者，即应手术探查：①输液输血后休克症状未见好转，甚至加重，提示有继续内出血。②血尿逐渐加重，血红蛋白，红细胞压积继续下降。③腰腹部肿块增大，局部症状显著。④疑有腹内脏器损伤需探查。手术方法有肾周围引流术、肾动脉栓塞法、肾修补、肾部分切除术和肾切除术等。

第二节　尿道损伤

【概述】

尿道损伤（urethral injuries）是泌尿系统常见损伤，男性多见常由于骑跨伤或骨盆骨折，少数为医源性所致，按伤情分挫伤、裂伤和完全性断裂伤。按解剖情况分前尿道损伤（海绵体部）位于会阴部，后尿道损伤（前列腺部和膜部尿道），位于骨盆内、骨盆骨折的骨折端耻骨支，坐骨支可刺伤后尿道，前列腺部尿道由耻骨前列腺韧带固定于耻骨联合后下方，膜部尿道穿过并固定于生殖膈。当骨盆骨折时导致骨盆环前后径增大，左右径变小，耻骨前列腺韧带受到急剧的牵拉而被撕裂或连同前列腺突然移位，致使前列腺尿道与膜部尿道交接处撕裂或断裂，或尿道生殖膈撕裂致使穿过其中的膜部尿道撕裂或断裂。膜部尿道损伤亦可延及球部尿道，后尿道损伤常伴有膀胱或直肠等脏器损伤，如不及时处理或处理不当，极易发生尿道狭窄、梗阻、尿漏、感染，假道形成或性功能障碍等。常见表现有休克、尿道出血、疼痛、排尿困难及尿潴留、血肿或淤斑，尿外渗等。

【病因及发病机制】

开放性尿道损伤多因弹片、锐器伤所致，常伴有阴囊、阴茎、会阴部贯通伤。闭合性损伤为挫伤或撕裂伤或尿道腔内器械直接损伤。

【临床特点】

1.症状

（1）创伤史：有无典型的骑跨伤，骨盆骨折以及有无器械检查或治疗史。

（2）尿道内出血：前尿道损伤有尿道外口滴血；后尿道损伤时若无尿生殖膈破裂，可于排尿后或排尿时有血滴出。另外，出血还可淤积于会阴和阴囊部位形成血肿。

（3）尿道疼痛：表现为尿道内灼痛，排尿时加剧，向阴茎头及会阴部放射。主要由于尿道外括约肌痉挛、尿道断裂或尿液刺激尿道内创面所致。

（4）排尿困难及尿潴留：表现为不能排尿或排尿费力，主要因尿道括约肌痉挛、尿道断端回缩失去连续性、周围血肿或外渗尿液的压迫以及骨折断端的挤压等因素所致。

（5）血肿与淤斑：骑跨伤常有会阴部血肿淤斑，阴囊肿胀，呈青紫色。

（6）尿外渗：前尿道损伤破裂，频繁排尿时可表现为阴茎会阴甚至下腹部尿外渗肿胀；后尿道断裂，尿外渗至膀胱、前列腺周围，可出现直肠刺激症状。若不及时处理，可继发感染，致组织坏死、化脓，严重者出现全身中毒症状，局部感染坏死可形成尿漏。

（7）休克：球部尿道损伤很少出现，骨盆骨折或合并有其他内脏损伤的后尿道损伤约 40%发生休克，且为早期死亡的主要原因之一。

2.体征　阴茎、阴囊、会阴部皮肤青紫、皮下有淤斑，局部肿胀明显，损伤时间较长者，可见耻骨上区隆起，能触到充盈之膀胱。后尿道断裂时，直肠指诊可触到前列腺尖部明显后移，且有柔软浮动感伴压痛。

【治疗】

1.外伤性输尿管损伤，应及时探查处理。

2.术中发现输尿管损伤者，应立即修补。

3.后期确诊输尿管损伤，则可先行肾造口术，治疗并发症，然后再择期手术。

4.手术损伤输尿管未及时发现，而是在术后 2~3 d 才发现者，则应作尿外渗的引流或尿流改道，再择期修复。

第三节　前列腺增生症

【概述】

前列腺增生症是一种老年男性的常见病，发病年龄大都在50岁以后，随着年龄增长其发病率也不断升高。病因尚不清楚。多数认为前列腺增生与体内雄激素及雌激素的平衡失调有关。

【病因】

前列腺的正常发育有赖于男性激素，青少年时期切除睾丸者，前列腺即不发育。良性前列腺增生的病因尚不完全清楚，但目前公认的是老龄和有功能的睾丸是发病的基础，两者缺一不可。上皮和基质的相互影响，各种生长因子的作用，随着年龄增长睾酮、双清睾酮以及雌激素的改变和推动平衡仍然是前列腺增生的重要原因，雌雄激素间平衡失调的证据主要来自动物实验，对人类良性前列腺增生有何影响，尚待证明。

【临床特点】

前列腺增生症的症状是随着病理改变而逐渐出现。早期因膀胱代偿而症状不明显，因而患者常不能准确地回忆起病程的长短，随着病情加重而出现各种症状。

1.尿频、尿急　早期最常见的症状是尿频，且逐渐加重，尤其是夜尿次数增多。引起尿频的原因早期是由于膀胱颈部充血导致膀胱逼尿肌反射亢进，后期是由于增生前列腺引起尿道梗阻，使膀胱内残余尿增多而膀胱的有效容量减少所致。

2.进行性排尿困难　主要表现为起尿缓慢、排尿费力，射尿无力，尿线细小，尿流滴沥，分段排尿及排尿不尽等。

3.尿失禁　晚期前列腺增生症常致膀胱代偿功能衰竭扩大，膀胱残余尿量不断增加。当膀胱内积存大量残余尿时，由于膀胱过度膨胀，膀胱内压力增高至超过尿道阻力后尿液可随时自行溢出，称充盈性尿失禁、夜间熟睡时，盆底肌肉松弛，更易使尿液自行流出而发生遗尿。

4.急性尿潴留　在排尿困难的基础上，如有受凉、饮酒、劳累等诱因而引起腺体及膀胱颈部充血水肿时，即可发生急性尿潴留。患者膀胱极度膨胀，疼痛，尿意频繁，辗转不安、难以入眠。

5.血尿　前列腺增生组织表面常有静脉血管扩张充血，破裂后可引起血尿。出血量不等多为间歇性，偶有大量出血，血块充满膀胱，须紧急处理。血尿发生时，应与膀胱内炎症、结石及肿瘤等鉴别。

6.肾功能不全症状　晚期由于长期尿路梗阻而导致两肾功能减退出现氮质血症，表现为食欲不振、恶心、呕吐及贫血等。

7.其他症状　由于长期排尿困难而依赖增加腹压排尿，可引起或加重痔、脱肛及疝等。

【治疗】

1.药物治疗 适用于刺激期和代偿早期,药物的种类很多,主要包括以下几类:

(1)激素相关类药物:前列腺是雄激素的靶器官,前列腺的发育与生长依靠雄激素的支持,因此去除雄激素或抑制其活性可以达到治疗前列腺增生的目的。过去常用雌激素拮抗雄激素,但由于雌激素对心血管系统的副作用较大,现已很少应用。目前临床主要使用 5α 还原酶抑制药。睾酮在前列腺内只有转变为双氢睾酮后才能起作用,这一过程需要 5α 还原酶的参与,因此,抑制 5α 还原酶可以降低前列腺内双氢睾酮的活性,达到控制前列腺增生的作用。一般服药 3 个月可使前列腺缩小,改善排尿功能。

(2) α 受体阻滞药:前列腺间质平滑肌的张力和活性与 α 受体有关,有资料证明前列腺增生时 α 受体的数量增多。因此 α 受体阻滞药可以减轻平滑肌的张力,缓解动力因素引起的梗阻。α 受体分为两型,而 $\alpha1$ 受体又分为 $\alpha1A$、$\alpha1B$,$\alpha1D$ 等亚型。前列腺增生时 α 受体以 $\alpha1A$ 受体数量增加为主,因此临床上经常应用 $\alpha1A$ 受体阻滞药治疗前列腺增生。临床上也使用其他 α 或 $\alpha1$ 受体阻滞药,但这些药物与 $\alpha1A$ 受体阻滞药相比对心血管系统的副作用较大。

(3)植物类药物:目前临床上也常使用一些植物类药物(包括中草药),这些药物的作用机制还不太清楚,但部分病人也能达到治疗目的。

2.手术治疗 手术适应证是梗阻严重,残余尿量超过 60ml;多次发生急性尿潴留、尿路感染、肉眼血尿;并发膀胱结石等。有尿路感染和心、肺、脑、肝、肾功能不全时,宜先做尿液引流,尿道留置尿管或膀胱造口术,待全身情况改善后再行手术。手术治疗的目的是切除增生的前列腺组织,而不是整个前列腺。以往常用耻骨上经膀胱或经耻骨后等开放手术方法切除前列腺,近年由于内镜技术的进步,目前开放手术方式已逐渐被经尿道前列腺切除术所替代。

3.其他疗法 前列腺增生多见于老年人,部分病人还合并有心、脑、肺等重要器官的合并症而不能耐受手术。近年来,国内外学者致力于研究和开发更安全、更有效的治疗方法,如微波、射频、激光、气化、电化学、前列腺支架、气囊扩张、高能聚焦超声等。

第四节 肾积水

【概述】

由于泌尿系统的梗阻导致肾盂肾盏扩张,其中潴留尿液,统称为肾积水。因为肾内尿液积聚,压力升高,使肾盂与肾盏扩大和肾实质萎缩。如潴留的尿液发生感染,则称为感染性肾积水;当肾组织因感染而坏死失去功能,肾盂充满脓液,称为肾积脓或脓肾。造成肾积水的最主要的病因是肾盂输尿管交界处梗阻。

【病因及发病机制】

泌尿系统及其邻近各种病变引起尿流梗阻，最终都可造成肾积水。由于梗阻原发病因、部位和程度的差异，在不同患者肾积水的临床表现和过程并不一致。先天性病变，肾盂输尿管连接部的狭窄、肾下极异位血管或纤维束压迫输尿管等引起的肾积水，发展比较缓慢，可长期无明显症状，达到一定体积时才出现腹部肿块。泌尿系各部的结石、肿瘤、炎症和结核所引起的继发性肾积水，临床表现为原发病的症状和体征，很少显出肾积水的并病象，往往在完全梗阻而发病急骤时，例如肾和输尿管结石嵌顿时出现肾绞痛时才被发现。继发性肾积水合并感染时，常表现为原发病症状并加重。近年来，肾积水常由超声检查发现，临床并无症状。

【临床特点】

1.慢性梗阻时往往症状不明显，仅表现为腰部钝痛。大多数急性梗阻可出现较明显的腰痛或典型的肾绞痛。有个别患者虽发生急性双侧性梗阻或完全梗阻，但并不感到疼痛。

2.肾积水常表现腹部肿块，上腹部突发剧烈疼痛或绞痛，继之有多次小便，当疼痛缓解则肿块缩小甚至消失。

3.血尿。

4.胃肠道症状有恶心、呕吐、胃纳减退等。

【影像学检查】

①尿路平片：了解尿路有无阳性结石等。②静脉尿路造影：了解肾盂、肾盏、膀胱形态和分肾功能情况。③MRI 水成像检查：肾积水导致肾功能损害时，肾多不显影，静脉尿路造影往往无助于对肾盂肾盏形态的了解。以往多采用经膀胱镜进行逆行肾盂造影。逆行肾盂造影是一种有创的检查方法，因此近年已逐渐被 MRI 水成像或 CT 三维成像所替代。④B 超：对确定有无肾积水最为简便，对病人无损害。⑤CT：CT 三维成像对了解上尿路梗阻的部位、性质有帮助，近年来应用逐渐增多。

【内镜检查 】

膀胱镜可以了解下尿路梗阻情况，输尿管镜可以了解上尿路梗阻情况。

【肾功能检查】

除常规总肾功能检查外，特别要重点检查患侧肾功能，进行放射性核素肾扫描和肾图等项检查。必要时进行利尿肾图检查。

【实验室检查】

包括血液，尿液等常规检查，必要时进行细菌培养和结核杆菌培养，脱落细胞学等检查。

【尿流动力学检查】

对于可疑动力性梗阻病例，可行尿流动力学检查。

【治疗】

根据肾积水病因、程度和肾功能情况，确定治疗方法。

1.病因治疗　肾积水的基本治疗目的是去除病因，保留患肾。在梗阻尚未引起严重的肾功能损害时，去除病因后，常可获得良好治疗效果。根据病因的性质不同采用相应的治疗方法，如各种先天性尿路畸形的成形术、尿路结石的体外冲击波碎石术或内镜取石术等。

2.肾造口术　若肾积水合并感染，肾功能损害较严重，病因暂时不能处理，应在梗阻以上部位进行引流，待感染控制，肾功能恢复后再施行去除病因的手术。梗阻原因不能解除时，肾造口可能成为永久性的治疗措施。

3.肾切除术　肾积水严重，剩余的肾实质过少，或伴有严重感染者在确保健侧肾功能正常的情况下，可切除病肾。

（黄海峰）

第十五章　骨科常见疾病治疗

第一节　化脓性骨髓炎

化脓性骨髓炎（suppurattve ostcomyelitis）病因为化脓性细菌感染，它涉及骨、骨密质、骨松质与骨髓组织。感染途径有三：①身体其他部位的化脓性病灶中的细菌经血液循环播散至骨骼，称血源性骨髓炎；②开放性骨折发生了感染，或骨折手术后出现感染，称为创伤后骨髓炎；③邻近软组织感染直接蔓延至骨骼，称为外来性骨髓炎。

一、急性血源性骨髓炎

本病系身体其他部位的感染性病灶中的致病菌经过血源性播散所致，溶血性金黄色葡萄球菌是最常见的致病菌，乙型链球菌占第2位。长骨干骺端多为好发部位。

【病理】
早期为骨质破坏与死骨形成，后期有新生骨，成为骨性包壳。

【临床表现】
儿童多见，以胫骨上段和股骨下段最多见，发病前往往有外伤病史。

起病急骤，有寒战，继而高热至39℃以上，有明显的毒血症症状，重者有昏迷与感染性休克。早期只有患区剧痛，肢体半屈曲状，有局限性压痛，肿胀并不明显。数天后压痛更为明显，说明该处已形成骨膜下脓肿。脓肿穿破后成为软组织深部脓肿，此时疼痛反可减轻，但局部红、肿、热、压痛都更为明显。脓液沿着髓腔播散，则疼痛与肿胀范围更为严重，整个骨干都存在着骨破坏后，有发生病理性骨折的可能。

急性骨髓炎的自然病程可以维持3~4星期。脓肿穿破后疼痛即刻缓解，体温逐渐下降，脓肿穿破后形成窦道，病变转入慢性阶段。

【辅助检查】
1.白细胞计数增高　一般都在 10×10^9 以上，中性粒细胞可占90%以上。
2.血培养　在寒战高热期抽血培养或初诊时每隔 2 h 抽血培养 1 次，共 3 次，可以提高血培养阳性率。所获致病菌均应作药物敏感试验。

3.局部脓肿分层穿刺　用有内芯的穿刺针在压痛最明显的于骺端刺入，边抽吸边深入，抽出混浊液体或血性液可作涂片与细菌培养，涂片中发现多是脓细胞或细菌即可明确诊断。

4.X线检查　起病后14 d内的X线检查往往无异常发现，早期的X线表现为层状骨膜反应与干骺端骨质稀疏。后期干骺区可有散在性虫蛀样骨破坏、死骨形成等。少数病例有病理性骨折。

5.CT检查　可以提前发现骨膜下脓肿。

6.核素骨显像一般于发病后48 h即可有阳性结果，但不能做出定性诊断。

7.MRI检查具有早期诊断价值。

【诊断】

诊断宜早，凡有下列表现均应想到有急性骨髓炎的可能：①急骤的高热与毒血症表现；②长骨干骺端疼痛剧烈而不愿活动肢体；③该部位有一个明显的压痛区；④白细胞计数和中性粒细胞增高。MRI检查具有早期诊断价值，不能以X线检查结果作为早期诊断依据。

病因诊断在于获得致病菌。血培养与分层穿刺液培养具有很大的价值，为了提高阳性率，须反复做血培养。

【鉴别诊断】

1.蜂窝织炎和深部脓肿　①全身症状不一样：急性骨髓炎毒血症症状重；②部位不一样：急性骨髓炎好发于干骺端，而蜂窝织炎与脓肿则不常见于此处；③体征不一样：急性骨髓炎疼痛剧烈，但压痛部位深，表面红肿不明显，出现症状与体征分离现象。而软组织感染则局部炎性表现明显。如果鉴别困难，可作MRI检查。

2.风湿病与化脓性关节炎　特别是儿童类风湿性关节炎，也可以有高热。儿童类风湿性关节炎发热常与一过性斑丘疹和多形红斑同时发生和消退，且肝、脾、淋巴结多肿大。

3.骨肉瘤和尤文肉瘤　起病不会急骤，部位以骨干居多数，特别是尤文肉瘤，早期不会妨碍邻近关节活动，并可能摸到肿块。必要时须作活组织检查。

【治疗】

治疗目的应该是中断骨髓炎由急性期向慢性阶段的演变，早期诊断与治疗是关键。

1.抗生素治疗　对疑有骨髓炎的病例应早期联合使用足量抗生素治疗，待检出致病菌后再予以调整。近年来，由于耐药菌株日渐增多，因此选择合适时期进行手术很有必要。

2.手术治疗　手术的目的：①引流脓液，减少毒血症症状；②阻止急性骨髓炎转变为慢性骨髓炎。手术宜早，最好在抗生素治疗后48~72 h仍不能控制局部症状时进行手术，延迟的手术只能达到引流的目的，不能阻止急性骨髓炎向慢性阶段演变。

手术有钻孔引流或开窗减压两种。伤口可行闭式灌洗引流，待体温下降，引流液连续 3 次培养阴性即可拔除引流管。

3.全身辅助治疗　高热时降温、补液、补充热量。亦可输给少量新鲜血。

4.局部辅助治疗　肢体可作皮肤牵引或石膏托固定，可以起到止痛、防止关节挛缩畸形、病理性骨折等目的。

二、化脓性脊椎炎

化脓性脊椎炎（suppurative spondylitis）比较少见。临床上有两种类型，一种为椎体化脓性骨髓炎，另一种为椎间隙感染。

1.椎体化脓性骨髓炎　致病菌以金黄色葡萄球菌最为多见，主要通过血液途径播散。本病多见于成人，以腰椎最为常见，病变多数局限于椎体。

起病常急骤，毒血症症状明显。腰背痛或颈背痛明显，不能翻身或转颈。椎旁肌肉痉挛明显，并有叩击痛。早期 X 线检查往往无异常发现。至少在 1 个月后才出现椎体内虫蚀状破坏，发展迅速者可见椎旁脓肿、硬化骨形成。最后形成骨桥或椎体间骨性融合。CT 与 MRI 检查可以提前发现椎体内破坏灶与椎旁脓肿。

治疗上必须使用足量有效的抗生素，血培养可以帮助检出致病菌与挑选合适的抗生素。大型的椎旁脓肿必须引流。睡石膏床可以缓解疼痛并有利于组织修复。

2.椎间隙感染　致病菌以金黄色葡萄球菌与白色葡萄球菌最为常见。细菌进入椎间隙的途径有两种：①经手术器械的污染直接带入椎间隙，如椎间盘手术后感染；②经血液途径播散。

因手术污染所致的椎间隙感染起病或急骤或缓慢。由溶血性金黄色葡萄球菌所致的感染往往起病急骤，有寒战与高热，腰背痛加剧，并有明显的神经根刺激症状，患者因剧烈疼痛而不敢翻身，轻微的震动都可以触发抽搐状疼痛而大叫。病员往往因疼痛剧烈而拒绝作任何检查。血沉增快为早期表现，在发热期白细胞计数可增高，治疗以非手术疗法为主，选用足量抗生素与全身支持疗法。手术仅适用于保守治疗无效和已出现截瘫的患者。手术方法有椎体切除减压术和病灶清除术等。

三、慢性血源性骨髓炎

急性血源性骨髓炎转入慢性阶段的原因：①急性感染期未能彻底控制，反复发作演变成慢性骨髓炎；②系低毒性细菌感染，在发病时即表现为慢性骨髓炎。

【病理】

急性期如果修复不彻底便会演变成慢性骨髓炎。主要表现为死骨、无效腔、骨性包壳和经久不愈的窦道。

细菌学：以金黄色葡萄球菌为主要，然而绝大部分病例为多种细菌混合感染。

【临床表现】

在病变不活动阶段可以无症状，骨骼变形、皮肤菲薄有多处疤痕，稍有破损即引起经久不愈的溃疡。或有窦道口，长期流脓不愈。因肌肉的纤维化可以产生关节挛缩。急性感染发作表现为有疼痛、表面皮肤转为红、肿、热及压痛。体温可升高1~2℃。原已闭塞的窦道口可开放，排出多量脓液，有时掉出死骨。在死骨排出后窦道口自动封闭，炎症逐渐消退。急性发作约数月、数年1次。由于体质不好或身体抵抗力低下情况下可以诱发急性发作。儿童往往因骨骺破坏而影响骨骼生长发育，肢体出现缩短畸形。偶有发生病理性骨折。

放射学变化：早期阶段有虫蛀状骨破坏与骨质稀疏，并逐渐出现硬化区。骨膜掀起并有新生骨形成，骨膜反应为层状，部分呈三角状，状如骨肿瘤。新生骨逐渐变厚和致密。在X线片上死骨表现为完全孤立的骨片，没有骨小梁结构，浓白致密，边缘不规则，周围有空隙。CT片可以显示出脓腔与小型死骨。

【诊断】

根据病史和临床表现，诊断不难。特别是有经窦道排出过死骨，诊断更易。摄X线片可以证实有无死骨，了解形状、数量、大小和部位，以及附近包壳生长情况。骨质浓白难以显示死骨者可作CT检查。

【治疗】

以手术治疗为主，原则是清除死骨、炎性肉芽组织和消灭无效腔，称为病灶清除术。

1.手术指征有死骨形成，有无效腔及窦道流脓者均应手术治疗。

2.手术禁忌证

（1）慢性骨髓炎急性发作时不宜作病灶清除术，应以抗生素治疗为主，积脓时宜切开引流。

（2）大块死骨形成而包壳尚未充分生成者，过早取掉大块死骨会造成长段骨缺损，该类病例不宜手术取出死骨，须待包壳生成后再手术。但近来已有在感染环境下植骨成功的报告，因此可视为相对性禁忌证。

【手术方法】

手术前须取窦道溢液作细菌培养和药物敏感试验，最好在术前2d即开始应用抗生素，使手术部位组织有足够的抗生素浓度。每个病例施行手术后必须解决下列3个问题：①清除病灶；②消灭无效腔；③伤口的闭合。

1.清除病灶在骨壳上开洞，进入病灶，吸出脓液，清除死骨与炎性肉芽组织。病灶清除是否彻底是决定术后窦道能否闭合的关键。

不重要部位的慢性骨髓炎，如腓骨、肋骨、髂骨翼等处，可将病骨整段切除，一期缝合伤口。部分病例病程久已有窦道口皮肤癌变或足部广泛骨髓炎骨质损毁严重不可能彻底清除病灶者，可施行截肢术。

2.消灭无效腔方法

（1）碟形手术在清除病灶后再用骨刀将骨腔边缘削去一部分，使成平坦的碟状，以容周围软组织贴近而消灭无效腔。本法只用于无效腔不大，削去骨量不多的病例。

（2）肌瓣填塞。

（3）闭式灌洗持续时间一般为 2~4 周，待吸引液转为清晰

时即可停止灌洗并拔管。

3.伤口的闭合伤口应该一期缝合，并留置负压吸引管。周围软组织缺少不能缝合时，可任其敞开，骨腔内填充凡士林纱布或碘仿纱条，包管形石膏，开洞换药。让肉芽组织慢慢生长填满伤口以达到二期愈合，称为 Orr 疗法。

伤口不能闭合，窦道不能消灭的主要原因足病灶清除不彻底与不能消灭无效腔。

四、局限性骨脓肿

局限性骨脓肿，又名 Brodie 脓肿（Brodie's abscess）。通常发生于长骨的干骺端，多见于胫骨、股骨与肱骨。产生 Brodie 脓肿的主要原因是细菌的毒力不大和病人的抵抗力较高。病员通常无急性血源性骨髓炎的病史，病程往往迁徙性，当劳累或轻微外伤后局部有疼痛及皮温升高，罕见有皮肤发红，使用抗生素后炎症表现迅速消退。

X 线片表现为干骺端囊性病变，周围有硬化骨区。须与骨囊肿鉴别。骨囊肿周围只有薄层成带状硬化骨。

治疗上偶有发作时可以使用抗生素。反复急性发作的须手术治疗。手术时间为在两次急性发作的间歇期。手术方法为彻底刮除病灶内炎性组织，取自体松质骨植骨。

五、硬化性骨髓炎

硬化性骨髓炎又名 Garre 骨髓炎（Carre's osteomyelitis）。病因尚未完全确定，一般认为是骨组织低毒性感染，有强烈的成骨反应。本病多发生在长管状骨骨干，以胫骨为好发部位。

硬化性骨髓炎起病时为慢性病程，局部常有疼痛及皮肤温度高，少有红肿。使用抗生素后症状可以缓解。多次发作后可以摸到骨干增粗。

X 线片上可以看到多量骨密质增生。体层摄片与 CT 检查可以探查出普通 X 线片难以辨出的小透亮区。

治疗上使用抗生素可以缓解急性发作所致的疼痛。部分病例抗生素难以奏效而须作手术治疗。手术方法主要有：①凿开增厚的骨密质，找到小脓腔，将其中炎性肉芽组织及脓液清除后疼痛可望立即缓解。②找不到脓腔的可在骨密质上开一个窗，一期缝合皮肤，使骨髓腔内有张力的渗液引流至软组织内，疼痛亦可解除。

六、创伤后骨髓炎

创伤后骨髓炎最常见原因是开放性骨折术后感染，其次为骨折切开复位或其他

骨关节手术后出现感染。可为急性或慢性，病变都在骨折端附近。急性期的感染以髓腔内感染最为严重，有高热、寒战等毒血症症状，与急性血源性骨髓炎相似。

治疗原则：①急性期立即敞开创口引流。②全身性联合使用敏感抗生素。③分次清创，清除创口内异物、坏死组织与游离碎骨片。④用管型石膏固定，开洞换药；或用外固定支架固定，以便换药。⑤慢性期骨外露者可在骨密质上钻洞，使洞内生长肉芽组织，覆盖骨面，然后植皮。⑥有骨缺损者一般于伤口愈合后6个月内没有复发才可手术植骨；也可在抗生素保护下提前移植自体骨。⑦开放性骨折有大段骨坏死者，在取出坏死骨段后必须在短期内安装上外固定器，以防肢体出现短缩，并在合适的时间内作植骨术。

第二节　骨的瘤样病损

一、骨囊肿

骨囊肿也称孤立性骨囊肿，是骨内形成的充满浆液成分的囊性病变，多见于青少年，以肱骨和股骨近侧干骺端多见。骨囊肿多无明显症状，患者常因病理性骨折而就诊，治疗方法很多，有手术疗法、局部注射类固醇方法等，复发率较高，但恶性变者罕见。

【发病年龄与部位】

骨囊肿多发生于儿童及青少年，成人少见。男女之比约为3：1。80%发生在3~14岁的儿童。一般为单发。发病部位以长管状骨干骺端最多见，肱骨和股骨近端为好发部位。约55%在肱骨近端，25%在股骨近端，其他部位如股骨远端、胫骨近端、桡骨远端、跟骨、肋骨，少数见于骶骨、耻骨和坐骨、髂骨。

【临床表现】

患者多无明显的症状，个别病例于劳累后感到轻微疼痛，休息后好转，病变在浅表部位可扪及一骨性隆起，局部可有或无压痛，因此，常被忽略。多数病例当发生病理性骨折时才被发现。

【X线检查】

位于长管状骨的X线表现，在干骺端或骨干髓腔中心，有一个均匀的圆形或椭圆形，边界清楚的，骨皮质变薄甚至局部骨皮质完全消失，向外膨胀的透亮区，无骨膜反应。囊肿骨折后囊腔内可出现不规则骨化阴影。骨折愈合后囊腔内出现不规则骨嵴。囊肿骨折可致游离骨片落入囊内，称之为落叶征，约10%的病例有此表现。此征有助于骨囊肿与动脉瘤样骨囊肿、纤维性异样增殖症、巨细胞瘤的鉴别。非长管状骨骨囊肿一般表现为具有圆形或椭圆形的边缘硬化的透亮区。

【诊断与鉴别诊断】

典型的骨囊肿诊断并不困难。儿童期突然发生病理性骨折，病变部位多在长骨的干骺端，结合 X 线表现可以诊断。必要时可进行穿刺，若抽出液体为褐黄色清亮液体可诊断为骨囊肿。

鉴别诊断应考虑以下疾病：

1.单发性纤维异样增殖症 病变范围较广泛，多为偏心性扩张，X 线表现病变为磨砂玻璃状阴影。

2.动脉瘤样骨囊肿 多系偏心性膨胀，一侧皮质变薄，囊肿范围较大，发生病理性骨折时无落叶征，整个阴影呈肥皂泡沫状。穿刺常可获得多量血性液。

3.骨巨细胞瘤 多见于 20~40 岁的成年人，好发于长管状骨的骨端，病变呈多囊状或泡沫状，偏心性和膨胀性明显。股骨上端骨巨细胞瘤与骨囊肿须仔细鉴别。

4.骨嗜酸性肉芽肿 发生于长管状骨病变，位于骨干或干骺端，骨膜反应明显。疼痛症状重。白细胞计数和嗜酸性粒细胞增多。显微镜下可见大量嗜酸性粒细胞。

5.内生软骨瘤 好发于手、足短管状骨的骨干，软骨瘤内有点状钙化灶。

6.软骨黏液样纤维瘤 多发生在大龄儿童或青少年，位于长管状骨干骺端，偏心性的膨胀性病变，骨膜反应可描出肿瘤的外缘，同时有硬化骨可描出内侧轮廓。

【治疗与预后】

骨囊肿一般不会自愈，但在病理性骨折后其自愈率可达 15%。因此，一般均等骨折愈合后，若骨囊肿未愈时再考虑手术治疗。对囊腔大，有畸形的病例，则应采取积极手术的态度。

骨囊肿的治疗方法很多，刮除植骨法是最适当的手术，可植自体骨或同种异体骨，但由于刮除不易彻底，故术后复发率高。为降低复发率，许多医生采用了不同的方法：将囊肿膜刮除后，压碎骨壳再移植大块骨法；大部截除，仅保留一侧骨壳，然后作植骨法；骨膜下囊肿截除植骨法。近年来很多医生采用囊腔注射激素治疗骨囊肿的方法，获得了一定的疗效。具体方法是先抽出囊内液体，然后注入生理盐水反复冲洗，最后注入氢化可的松等皮质激素。注入后 2~3 月出现修复现象，需 2~3 年才能完全修复。骨囊肿及成年人骨囊肿对局部类固醇治疗无反应者，可行手术治疗。

二、动脉瘤样骨囊肿

动脉瘤样骨囊肿是一种孤立性、膨胀性、出血性、多房性的类肿瘤疾患。多发生于青少年，以四肢长骨为好发部位，病因不明。最易发病的年龄组为 10~20 岁。长见于四肢的长管骨的骨干和干骺端，占 50%，约有 20%~30%发生于脊柱。常见发病部位包括：下肢长管骨、脊柱、上肢长管骨、锁骨、手足短管状骨、距骨及颜面骨。

【临床表现】

动脉瘤样骨囊肿主要临床特征为进行性局部疼痛和肿胀。多数病人往往开始在肢体上发现一深在的肿块，伴有轻度疼痛，发展可很快，也可缓慢。约 1/3 的病人症状出现与创伤有关，病理性骨折少见，若发生病理性骨折，则出现明显疼痛，局部皮温常增高，有明显的压痛。邻近关节可因肿胀、疼痛出现活动受限，若膨胀性病变累及关节软骨时，则关节活动受限明显，关节腔积液。脊柱发生病变时疼痛明显，椎体和附件破坏、压缩而发生脊柱畸形，可出现脊髓压迫症状，甚至发生截瘫。动脉瘤样骨囊肿的1临床症状和体征以及病程的变化可因其发展速度、病变部位和破坏程度而有所不同。

【X 线检查】

X 片上表现为膨胀而边界清楚的溶骨性改变，突出到病变内的骨性间隔构成多房腔的壁，是本肿瘤的特征表现。早期或溶骨期呈类圆形轻度膨胀骨质破坏，边缘大部分清楚，病变可在短期内进行性发展，可有轻度骨膜反应。膨胀期呈进行性扩大的骨质破坏，骨壳部分断缺，边缘清楚硬化，病灶内可见纤细条纹状或弓形骨隔。稳定期或成熟期骨壳较厚且不整，骨质反应增生明显，骨间隔粗细不均，出现多房腔性改变。愈合期或钙化骨化期呈进行性的钙化骨化，病变缩小，病区形成结构紊乱的致密骨块。

【诊断与鉴别诊断】

动脉瘤样骨囊肿的诊断比较困难，要靠病史、体征、放射影像、术中所见和病理综合考虑才能确立。组织学诊断需要大块组织标本，因为其诊断依靠病变的全面观，以与其他疾患的囊性出血相鉴别，同时还应排除恶性病变的存在。

须与动脉瘤样骨囊肿相鉴别的病变有：寒性脓肿、骨母细胞瘤、骨囊肿、软骨黏液样纤维瘤、骨巨细胞瘤、甲状旁腺功能亢进性棕色瘤、纤维异样增殖症、软骨母细胞瘤、血管内皮瘤、出血性骨肉瘤及其他溶骨性恶性肿瘤。当然也应注意到原始骨病变同时存在的可能。

【治疗与预后】

动脉瘤样骨囊肿以手术治疗为主，一般可行局部刮除和植骨，但复发率较高（20%~60%），其主要原因是手术不易彻底。局部大块切除或段截法，操作和术后处理比较复杂，术后须要骨移植，但这种方法治疗比较彻底，复发率较低。

对脊柱、骨盆及股骨近端的病变，应用选择性血管栓塞可达到较好的效果。这种方法用于术前以减少术中出血，亦可为单独的治疗方法。

除手术以外，冷冻疗法和放射疗法也可以达到较好的治疗效果。放疗可使动脉瘤样骨囊肿停止生长，瘢痕形成，促进病变广泛骨化。适用于解剖复杂、手术不易彻底的部位如脊柱。而冷冻疗法灭活残存组织，然后再植骨，可减少复发率。

在极少数病例中，对某些骨破坏严重、反复复发或手术放疗都不能控制肢体出血等病例，必要时应考虑截肢治疗。

三、骨纤维异样增殖症

又称骨纤维结构不良，是指发生于骨内纤维组织增殖的病变，是一良性类肿瘤疾患，可伴有皮肤色素沉着。病变多为单发，多发型有皮肤色素沉着，同时合并性早熟者，称为 Albright 综合征。发病者多为儿童和青少年，大多数病例 10 岁左右出现骨骼畸形，有时因症状不明显，到成年或老年才被发现。男女发病率之比约为 1：3，也有报道没有明显差异。Albright 综合征好发于女性。多发生于四肢长骨。下肢比上肢多见，肋骨也常见。髂骨与脊柱也可发病。单发型病变可发生在骨的任何部位。长管状骨、股骨、胫骨干骺端多见，扁平骨、肋骨和颅面骨多见。

【临床表现】

本病症状较轻，有或无轻微疼痛，病程较长，一般在 1 年左右，也有长达数年或数十年之久，患者多因无明显症状而忽视，到老年出现症状时发现此病。临床上将纤维异样增值症分为 3 型：单发型、多发型、Albdght 综合征型（内分泌紊乱型），其表现各有不同，但肿块、畸形、病理性骨折是其主要症状。

1.单发型纤维异样增殖症　病变过程一般是非常良性的.单发于某一骨内，是 3 型中最多见的。长管状骨多见于股骨近端，其次为胫骨，病变常侵犯干骺端。扁平骨常见于肋骨、颅面骨。临床症状较轻，常感某局部有不适感，酸胀、轻微疼痛，往往因局部肿胀或发生病理性骨折而就诊。

2.多发型纤维异样增殖症　症状发生早，发生早晚与严重程度和病变范围相关。病变侵犯全身多数骨骼，常偏于一侧肢体，双侧受累时并不对称，并产生各种畸形。发生在股骨，因多次病理性骨折而产生畸形如髋内翻或成角，短肢畸形，产生跛行。发生在胫骨出现膝外翻或膝内翻。若发生在颅骨可出现眼球突出并向外下方移位，额部突出的特殊面容。

3.Albright 综合征绝大部分为女性，有三大特点。

（1）皮肤色素沉着斑　呈棕色或棕黄色，或呈典型的牛奶咖啡斑，是因皮肤基底细胞出现异常增多的色素形成。边缘不规则，界线欠清楚，大小不等，不隆起。色素斑的部位常位于背部、臀部及大腿等处，偏患侧常以中线为界。

（2）性早熟　多见于女性，婴幼儿时期即出现阴道不规则出血，但不是月经，第二性征提前出现，性器官提早发育，男性主要表现为生殖撂增大。

（3）多发型纤维异样增殖的骨质改变　本病对骨骼发育有影响，筐儿童期由于内分泌的改变，骨骺发育比正常儿童快，故身材略为高大，但因骨骺闭合比正常者稍早，于是成年后身高则比正常人略显矮小，再加脊柱有弯曲畸形和下肢畸形，则更显矮小。偶有智力减低，合并其他内分泌症状者很少。

【X 线检查】

X 线表现为模糊的髓腔内放射透明（低密度）区，常被形容为"磨砂玻璃状"，其中见不规则的骨纹理，骨质有不同程度的扩张，骨皮质变薄，病变区与正常骨质间界线明显，可看到反应性硬化缘带，不产生骨膜反应。病变部位在股骨颈或股骨上端可发生镰刀状变形。形容为"牧羊杖"畸形。脊柱的病变界线亦清楚，膨胀，X线有低密度区，其内部呈分隔状或条纹状，可因病理性骨折而塌陷。多发型纤维异样增殖症病变常侵犯数骨，并有侵犯邻近数骨的现象，如侵犯同侧的髂骨、股骨、胫骨及腓骨。髂骨的病变系溶骨性，呈较大的多囊状，其中可见骨纹理，有不同程度的骨质膨胀。四肢长骨的病变常累及骨的全部，髓腔宽窄不均，其增宽处骨皮质变薄并扩张，髓腔内纹理消失，呈磨砂玻璃状，有的部位骨质高度膨胀，其中有囊状表现，常发生病理性骨折。颅骨病变中，颅底骨质致密，枕、颞骨变形，呈致密与疏松相混的阴影。

【诊断与鉴别诊断】

单发型纤维异样增殖症诊断较困难，须与许多疾病相鉴别，如骨囊肿、动脉瘤样骨囊肿、嗜伊红肉芽肿、骨巨细胞瘤、非骨化性纤维瘤、软骨瘤，骨母细胞瘤等。有的病例镜下鉴别诊断也有困难。

1.软骨瘤 鉴别该肿瘤，有仅因其溶骨性病灶常含有一些不透X线的薄翳样影像表现，而且在其软骨样组织中有与纤维异样增殖症相近的组织学表现，纤维异样增殖症的影像比起软骨瘤皮质更纤细，病灶弥漫，组织学上有不同的表现，在纤维异样增殖症的软骨岛周边有典型的纤维骨化组织。

2.骨囊肿 对于肱骨近端、肱骨干、股骨近端、髂骨翼的溶骨明显的病灶应与骨囊肿相鉴别。手术中如果纤维组织少，囊腔含液体时，可进一步确定为骨囊肿；组织学上，表现为有松散的水肿或黏液样纤维组织，并有囊性结构和少量骨小梁。

3.成骨细胞瘤 如果溶骨病灶边界清楚，并有边界不清的致密区，组织学上，含有新形成的骨小梁富含细胞的结缔组织时，应鉴别骨母细胞瘤。两者的鉴别，组织学不同是关键，成骨细胞瘤没有纤维性基质，有丰富的新形成的不成熟骨，周围分布大量成骨细胞，组织内富含血管。

4.多发型纤维异样增殖症 须与甲状旁腺功能亢进产生的多发性纤维囊性骨炎鉴别多发纤维囊性骨炎多见于成年人或老年人，疼痛较重，血钙高，血磷低，碱性磷酸酶高，多发型还须与多发性软骨瘤相鉴别。

5.Albright综合征 者应与神经纤维瘤病鉴别 后者往往有家族史，亦有色素沉着斑，还可有增生性疣、皮下结节，广泛的软组织增生，以及各种骨骼畸形表现，但无性早熟现象。

【治疗与预后】

本病目前尚无特效疗法，大多数单发型纤维异样增殖症无症状者多不需治疗，只需观察，预防病理性骨折的发生。外科治疗适应证取决于3个因素，即症状和体征、年龄和结构不良的范围。儿童最好只行有限的治疗，成人有症状者可行手术治疗。单发型手术治疗方法有：刮除、刮除植骨内固定、切除、截除、刮除后采用冷冻外科治疗等，单纯刮除或刮除植骨容易复发，主要原因是因病变清除不彻底而致。局部病灶大块切除，用腓骨或胫骨支持植骨效果较好。

多发型纤维异样增殖症者不宜施行手术，应保护患肢，预防畸形发展，防止病理性骨折的发生。多发型有症状的部位，畸形严重，影响肢体功能者，可采用手术治疗。可行刮除植骨内固定或截骨矫形时同时采用刮除植骨内固定。

对于脊椎纤维异样增殖症，症状重者，或发生病理性骨折有脊髓受压者可手术治疗，多采用病灶刮除、植骨。手术使脊柱结构不稳定时，则须行融合术。

放射治疗对纤维异样增殖症无效，反可引起恶变，多为纤维肉瘤、骨肉瘤。纤维异样增殖症不经放射治疗也可发生恶变，多发型明显高于单发型，预后很差，恶变率为2%左右。

Albright综合征者，可因其他系统并发症于早年死亡。

预后在10~12岁后，可以准确评估，而儿童期结构不良的病程不可预测。成人后，病变不再进展，至少发展缓慢。局限性病变，预后最好，除非有恶变的危险，但一般罕见。

四、组织细胞增生症

组织细胞增生症X是以肉芽组织为特征的一组综合征，其中包括：骨嗜酸性肉芽肿，韩—薛柯综合征和勒—雪综合征。

1.勒-雪综合征 本综合征为急性或亚急性播散进展型组织细胞增生症，特点是病儿在1岁以内发病。内脏受累广泛而严重。临床表现有高热和因骨髓功能衰竭而并发的严重感染。病儿有明显肝、脾肿大和淋巴结肿胀。肺广泛浸润而在胸部X线片上显示肺野普遍颗粒样阴影。X线片可见骨的穿凿状改变。有的病例无骨改变，但活检可见骨髓内有广泛浸润。过去认为本病无治愈的可能，致死原因为骨髓衰竭，窒息或败血症。近年来，经验证明恰当治疗有些病例可得救。治疗方案包括：泼尼松退热、减轻肝脾肿大和淋巴结肿胀并能缓解症状。化疗可控制恶性组织细胞的增生，其中以长春碱（vinblastin）效果最好。大剂量放疗可能对骨病变有效。此外，应选择适宜的抗生素控制感染。

2.韩-薛柯综合征 本病为组织细胞增生症的慢性型，除有骨病变外波及内脏较轻。发病年龄多在2~3岁。每个病儿表现轻重不一。有骨缺损、眼球突出和尿崩症三联征的只占全部病例的10%。

治疗可采用小剂量放疗和皮质酮结合，后者最好直接注入骨病变内。偶需手术刮除，可短期用皮质酮口服和长春碱治疗。

3.骨嗜酸性肉芽肿 本病为骨内单发或多发组织细胞增生，无皮肤、肺和其他骨外损害，属良陛病变。

【发病年龄和部位】
男孩多见，男女之比为2∶1。大约2/3的病例在20岁以内发病，5~10岁为发病高峰。颅骨最为多见，其次为股骨，两者约为全部病例的2/5。骨的多发损害也以颅骨和股骨为最多见。其次为骨盆和肋骨，各占10%。波及椎体，形成扁平椎的约占7%，很少见于跗骨及腕骨。

【临床表现】

病人在近数周或数月来有局限性疼痛及压痛。病变表浅的可触及软组织肿物。股骨或胫骨的病变可有该下肢肌肉萎缩和跛行。肿物增大后可并发病理性骨折和局部疼痛加剧。

【X线检查】

X线片上显示进展快的溶骨性穿凿样破坏，无骨内、外膜反应。颅骨上的破坏形态不一，称地图颅。此种现象为骨嗜酸性肉芽肿特有，凭此可作诊断。颅骨破坏区内有时见纽扣状阴影。扁平骨多不见骨膜反应。脊柱的骨嗜酸性肉芽肿常表现为扁平椎，多见于胸椎，其次为腰椎，椎体病变的X线特点，最初只是溶骨改变并无塌陷，随后发生压缩性骨折，程度不同可部分塌陷或完全塌陷。严重的扁平椎只呈一条白线，1~2 mm厚，称银圆征。长管状骨的破坏始于骨髓。病变初期只显局部骨质疏松，稍后在骨干或干骺端出现边缘不整的破坏区并有骨内融蚀。髓腔稀疏可伴有骨的膨胀。不久即有局限性骨皮质破坏，X线片上可见局部软组织肿胀。凡骨破坏较慢的，可见局部有骨膜反应和骨膜下新骨形成，即洋葱皮样改变。

【诊断与鉴别诊断】

经皮穿刺针吸活体可作细胞学诊断，简单快捷，X线和CT可确定病变位置。

在鉴别诊断中应考虑骨髓炎、尤因肉瘤、恶性淋巴瘤、骨肉瘤、转移癌和动脉瘤样骨囊肿等。化脓性骨髓炎可从病变部位抽出脓液；涂片中可见大量中性粒细胞；培养可得致病菌。组织学检查可使本病与尤因肉瘤、淋巴瘤、成骨肉瘤鉴别。

【治疗和预后】

骨嗜酸性肉芽肿为良性病变，偶可自愈。治疗目的是制止病变生长，促进愈合，缓解疼痛和预防并发症。治疗的方式包括骨病变内注射皮质醇、刮除或附加植骨，预防肢体变形和骨折。选择治疗方法取决于病变的部位和范围，病人年龄和病变所处的阶段。不论采用何种治疗，预后均佳。

1.穿刺给药治疗 经皮向骨病变内注射甲泼尼松龙丁二酸钠方法系1980年由Cohen首先报道。本药对病变细胞有直接抑制作用或对细胞内抗原有拮抗的功效。但其真正的治疗机制尚不十分明了。

2.手术刮除 注射疗法失败或需手术活检的病例适于手术刮除病变。手术同时行自体植骨可防止病理性骨折。

3.放射疗法 本病对放疗非常敏感，小剂量（3~6 Gy）即可治愈；但对长管状骨的良性病变日后可能因此而恶变，故不宜推广。

本病不宜全身化疗。

第三节 脊柱肿瘤

【发病特点】

1.转移癌和骨髓系统肿瘤 最常见，由于两者多在内科化疗与放疗科治疗，只有少数病人进行外科切除，因此骨科统计数字常低于实际发病数。由于上述原因，脊柱原发恶性肿瘤应高于原发良性肿瘤。

2.脊柱肿瘤 除转移癌和骨髓瘤多发外，其他多为单发。脊索瘤位于寰枕部与骶尾部。多数病变位于椎体，少数病变在附件。

3.脊柱肿瘤中转移癌、骨髓瘤、脊索瘤多为老年人，40~70岁居多；骨巨细胞瘤、神经纤维瘤和其他恶性肿瘤多为中年人，20~40岁，其他良性肿瘤多为青少年。脊椎肿瘤侵犯部位以胸椎最多，其他依次为腰椎、颈椎和骶椎。

【临床表现】

脊柱良性肿瘤和瘤样病变症状轻微，发病缓慢，如 骨软骨瘤、骨血管瘤可以长期没有症状，只在偶然摄X线片时发现或肿瘤刺激脊髓或神经根时引起疼痛才被重视。脊柱肿瘤疼痛因部位不同可有颈肩痛、背痛和腰腿痛并放射到上肢、肋间和腿部。疼痛持续性夜间加重，患部可有叩痛、肌肉痉挛活动受限和畸形，肿瘤继续发展侵犯脊髓时可出现相应神经症状。恶性肿瘤病史短，发展快，疼痛剧烈时须使用强镇痛剂。数周数月即可出现截瘫。脊柱肿瘤的包块位于附件者，可在颈部、背部和腰部看到隆起，在肌肉深处方触及大小与软硬度不同的包块。位于椎体的包块在颈椎可在口腔内触及，在骶部可在肛门指诊发现，位于胸腰椎和骶骨上部临床上难以发现。椎体的压缩性骨折的慢慢出现也因轻微外伤引起，体检时可有后突畸形，只有在疾病晚期才有全身症状，如食欲不振、体重下降、消瘦、低热和贫血。

【影像学检查】

以病椎为中心的正位、侧位和斜位.X线片的检查很重要，典型病变能区分良、恶性或对某些肿瘤做出初步诊断。读片时应注意椎体、椎弓根、上下关节突、棘突和横突部位的阴影密度变化如成骨、溶骨与钙化，单发与多发，病灶轮廓是否清楚，有无软组织阴影、椎间隙变化等。和其他部位的骨肿瘤一样，良性肿瘤病变为囊性膨胀性破坏，界限清楚，轮廓规则，无软组织阴影，恶性肿瘤破坏密度不均，边缘不清，可有明显软组织阴影，椎间隙正常。

骨转移癌、骨髓瘤为溶骨性破坏（前列腺癌为成骨），广泛的骨质疏松可见单发或多处椎体楔形变，病变从椎体开始，后扩展到附件。原发恶性骨肿瘤多为单个椎体的溶骨性破坏，彼此难以鉴别。成骨型成骨肉瘤为成骨，软骨肉瘤可有云雾状和环形钙化影，脊索瘤位于寰枕部和骶尾部，良性肿瘤中以骨巨细胞瘤多见，椎体膨胀性破坏，偏心有时为楔形变，可有破出骨壳的软组织阴影。椎体血管瘤不少见，破坏呈栅栏状。椎体的嗜酸粒细胞肉芽肿，病变呈扁平椎。骨母细胞瘤、软骨母细胞瘤破坏在椎体或附件，膨胀性破坏，界限清楚周围有硬化反应骨，病灶内有钙化影。骨样骨瘤病变在附件，溶骨性瘤巢很小约为 1 cm。隐约可见或被重叠，其遮盖不清，硬化反应骨可波及相邻几个椎体附件。动脉瘤样骨囊肿、孤立性骨囊肿病变在椎体或附件，膨胀性破坏界限清楚。

CT 检查非常重要，可清楚描绘肿瘤破坏范围、软组织阴影，肿瘤是否压迫脊髓和与周围脏器的关系。特别是大的动脉、静脉。如软组织阴影包绕大血管，特别是腔静脉或两侧椎动脉被肿瘤破坏则应慎重手术，尽力保守治疗。又如成骨性破坏或富有钙化的病灶压迫脊髓时应小心分块切除。CT 也能提示肿瘤的良、恶性，MRI 可较早显示肿瘤破坏范围、单发或多发。显示脊髓内的病变和椎管内外非骨性占位性病灶。

放射性核素骨扫描或 ECT，可清楚显示脊柱骨代谢的异常，有浓聚的热结节或不显影的冷结节。骨肿瘤多数为热结节，少数为冷结节如脊索瘤。全身骨骼的扫描图可清楚显示单发或多发病变区，不易漏诊，并能早期发现骨转移灶，比 X 线片早出现数月。但应排除假阳性，不能单凭此项检查作为临床诊断的根据。

【诊断】

疼痛和肢体的神经功能障碍可提示脊柱肿瘤，口腔内、脊椎旁、盆腔内触及实性肿块和影像学中脊椎骨破坏是诊断脊柱肿瘤的根据。

诊断时应特别注意除外非肿瘤疾患，如骨质疏松、脊柱结核、感染、先天畸形、陈旧性损伤及少见的糖尿病椎体变化。通过所有临床检查材料能做出初步诊断者，可制定手术方案。不能诊断者可在 CT 指导下进行穿刺活检或做多方面的术前准备进行切开冰冻活检或各种治疗。如系非手术治疗能治愈的肿瘤侧可停止手术，术后进行化疗或放疗。

【治疗原则】

1.对病变稳定或缓慢生长、无症状的良性肿瘤和类肿瘤疾患，可观察或择期手术；对椎体血管瘤如无症状可观察，如有症状则行放疗，若有神经压迫症状，可行病灶清除，但手术出血很多。术后放疗。

2.对症状明显、肿瘤生长较快，应及时进行外科切除，对骨巨细胞瘤、动脉瘤样骨囊肿手术切除容易复发，手术时应力求彻底，术后可辅以放疗。对多发性嗜酸性肉芽肿可行化疗。

3.原发恶性肿瘤中对化疗敏感的骨髓瘤、Ewing 肉瘤、恶性淋巴瘤应以化疗为主，也可行放射治疗，若为单一病灶，或出现截瘫，则应行减压与内固定术。对化疗放疗不敏感者酌情手术和应用化疗或其他免疫治疗。

（黄海峰）

第十六章　呼吸内科常见疾病治疗

第一节　急性呼吸道感染

【概述】

急性呼吸道感染（actlte upper respiratory tract infection）　是鼻腔、咽或喉部急性炎症的总称。常见病原体为病毒，仅有少数由细菌引起。病人不分年龄、性别、职业和地区，具有一定的传染性，有时可引起严重的并发症。本病全年皆可发病，但冬春季节多发，可通过含有病毒的飞沫或被污染的手和用具传播，多为散发，但可在气候突变时流行。

【临床表现】

症状和体征　根据病因和临床表现不同，可分为不同的类型。

（1）普通感冒（common cold）：又称急性鼻炎或上呼吸道卡他，俗称"伤风"。成人多为鼻病毒所致，好发于冬春季节。起病较急，以鼻咽部卡他症状为主。初期出现咽痒、咽干或咽痛，或伴有鼻塞、喷嚏、流清水样鼻涕，2~3 天后变稠。如有咽鼓管炎可引起听力减退，伴有味觉迟钝、流泪、声嘶和少量黏液痰。全身症状较轻或无症状，可仅有低热、轻度畏寒、头痛、不适感等。如无并发症，经 5~7 天后痊愈。

（2）病毒性咽炎和喉炎

1）急性病毒性咽炎：常由鼻病毒、腺病毒、副流感病毒和呼吸道合胞病毒等引起。多发于冬春季节。表现为咽部发痒、不适和灼热感，咽痛短暂且轻，可伴有发热、乏力等。出现吞咽疼痛时，常提示有链球菌感染；腺病毒感染时常合并眼结膜炎。

2）急性病毒性喉炎：由鼻病毒、流感病毒、副流感病毒和腺病毒等所致。表现为声音嘶哑、说话困难、咳嗽时咽喉疼痛，可伴发热或咽炎。

（3）疱疹性咽峡炎：主要由柯萨奇病毒 A 所致。好发于夏季，多见于儿童。表现为咽痛明显，常伴有发热，病程 1 周左右。

（4）咽结膜热：常为腺病毒和柯萨奇病毒等引起。夏季好发，儿童多见，游泳传播为主。病程 4~6 天，表现为咽痛、畏光、流泪、发热和咽、结膜明显充血。

（5）细菌性咽扁桃体炎：多由溶血性链球菌引起，其次由流感嗜血杆菌、肺炎链球菌和葡萄球菌等引起。起病急，咽痛明显，伴畏寒、发热，体温超过 39℃。可继发病毒性心肌炎、肾小球肾炎、风湿热等。

【治疗要点】

目前尚无特异抗病毒药物，多以对症和中医治疗为主。

1.对症治疗　头痛、发热、全身肌肉酸痛者可给予解热镇痛药；鼻塞可用1%麻黄碱滴鼻；频繁喷嚏、流涕给予抗过敏药物；咳嗽明显可使用镇咳药。

2.抗感染治疗　由于常并发细菌感染，临床可根据病原菌和药敏试验选用抗菌药物。常用青霉素类、头孢菌素、大环内酯类或氟喹诺酮类及磺胺类抗菌药物。广谱抗病毒药利巴韦林对流感病毒、呼吸道合胞病毒等均有较强的抑止作用；吗啉胍对流感病毒、腺病毒和鼻病毒有一定疗效。奥司他韦对甲、乙型流感病毒神经氨酸酶有强效的抑制作用，可缩短病程。

第二节　肺脓肿

【概述】

肺脓肿（1ung abscess）是由多种病原菌引起肺实质坏死的肺部化脓性感染。早期为肺组织的化脓性炎症，继而坏死、液化，由肉芽组织包绕形成脓肿。

【临床表现】

（一）症状　急性肺脓肿病人，发病急骤，畏寒、高热，体温达39~40℃，伴有咳嗽、咳少量黏液痰或黏液脓性痰，典型痰液呈黄绿色、脓性，有时带血，静置后可分为3层。厌氧菌感染时痰带腥臭味。炎症累及胸膜，可出现患侧胸痛。病变范围大时，可有气急伴精神不振、全身乏力和食欲减退。如感染不能及时控制，于发病的10~14天，突然咳出大量脓臭痰及坏死组织，每天量可达300~500ml。咳出大量脓痰后，体温开始下降，全身症状随之好转。

（二）体征　肺部体征与肺脓肿的大小、部位有关。病变大而浅表者，可有实变体征，异常支气管呼吸音；病变累及胸膜，有胸膜摩擦音或胸腔积液体征。慢性肺脓肿常有杵状指（趾）、贫血和消瘦。血源性肺脓肿体征多为阴性。

【治疗要点】

（一）抗生素治疗　一般选用青霉素。肺脓肿的致病厌氧菌中，仅脆弱拟杆菌对青霉素不敏感。对青霉素过敏或不敏感者，可用林可霉素、克林霉素或甲硝唑等药物。开始给药采用静滴，体温通常在治疗后3~10天降至正常，然后改为肌注或口服。

（二）痰液引流　可缩短病程，提高疗效。身体状况较好者可采取体位引流排痰；有条件可尽早应用纤维支气管镜冲洗及吸引治疗，脓腔内还可注入抗生素，加强局部治疗。

（三）手术治疗　手术适应证为：①肺脓肿病程超过3个月，经内科治疗，病变未见明显吸收，并有反复感染，或脓腔过大（直径>5cm）不易吸收者。②大咯血内科治疗无效或危及生命者。③并发支气管胸膜瘘或脓胸经抽吸、冲洗治疗效果不佳者。④怀疑肿瘤阻。

第三节　支气管扩张

【概述】

支气管扩张（bronchiectasis）是指直径大于 2mm 的支气管由于管壁的肌肉和弹性组织破坏引起的慢性异常扩张。

【临床表现】

由于病变的程度和部位、范围不一，症状轻重不同，如无感染夹杂其中，支气管扩张本身并无症状。典型的症状是咳嗽、咯黏液脓性痰、咯血、屡发性肺炎等。体位变动时痰量较多，每天痰量可达 100ml~400ml，痰放置数小时后可分三层，上层为泡沫，中层为黏液，底层是脓细胞和弹性组织。痰常有恶臭或腐臭味。咯血为本病常见症状，少量的出血可能来自支气管黏膜的炎症，重者来自扩张的支气管动脉。有的患者由于病变部位引流好，无感染征象，仅为单纯咯血，临床称"干性支气管扩张"。全身症状如食欲差、低热、消瘦、贫血、多汗等慢性消耗体征。

【治疗要点】支气管扩张的治疗原则是保持呼吸道引流通畅，控制感染，处理咯血，必要时手术治疗。

（一）保持呼吸道通畅　可应用祛痰药及支气管舒张药稀释脓痰和促进排痰，再经体位引流清除痰液，痰液引流和抗生素治疗同等重要。

1.祛痰药　可选用溴己新 8~16mg 或盐酸氨溴索 30mg，每天 3 次。

2.支气管舒张药　支气管痉挛时，用 β2 受体激动剂或异丙托溴铵喷雾吸入，或口服氨茶碱及其缓释制剂。

3.体位引流　应根据病变部位采取相应的体位引流，有助于排除积痰，减少继发感染和全身中毒症状。对痰多且黏稠者，其作用尤其重要。

4.纤维支气管镜吸痰　如体位引流排痰效果不理想，可经纤维支气管镜吸痰及用生理盐水冲洗痰液，也可局部注入抗生素。

（二）控制感染　是急性感染期的主要治疗措施。应根据临床表现和痰培养结果，选用有效的抗菌药物。轻症者可口服阿莫西林 0.5g，每天 4 次，或第一、二代头孢菌素。喹诺酮类药物、磺胺类药物也有一定疗效。重症病人常需静脉给药，如头孢他啶、头孢吡肟和亚胺培南等。如有厌氧菌混合感染，加用甲硝唑（灭滴灵）或替硝唑，或克林霉素。雾化吸入庆大霉素或妥布霉素可改善气道分泌和炎症。

（三）手术治疗　适用于反复呼吸道急性感染或大咯血，病变局限在一叶或一侧肺组织，经药物治疗无效，全身状况良好的病人，可考虑手术切除病变肺段或肺叶.

第四节 慢性阻塞性肺疾病

【概述】

慢性阻塞性肺疾病（COPD）是一种具有气流受限特征的肺部疾病，气流受限不完全可逆，呈进行性发展。COPD 是呼吸系统疾病中的常见病和多发病，其患病率和死亡率高。在世界上，COPD 的死亡率居所有死因的第 4 位，且有逐年增加之势。

【临床表现】

早期可无异常，随疾病进展出现桶状胸，呼吸浅快，严重者可有缩唇呼吸等；触觉语颤减弱或消失。叩诊呈过清音，心浊音界缩小，肺下界和肝浊音界下降。两肺呼吸音减弱，呼气延长，部分病人可闻及干性啰音和（或）湿性啰音。

1.慢性咳嗽 晨间起床时咳嗽明显，白天较轻，睡眠时有阵咳或排痰。随病程发展可终身不愈。

2.咳痰 清晨排痰较多，一般为白色黏液或浆液性泡沫痰，偶可带血丝。急性发作伴有细菌感染时，痰量增多，可有脓性痰。

3.气短或呼吸困难 早期仅在体力劳动或上楼等活动时出现，随着病情发展逐渐加重，日常活动甚至休息时也感到气短。是 COPD 的标志性症状。

4.喘息和胸闷 重度病人或急性加重时出现喘息。

5.其他 晚期病人有体重下降，食欲减退等全身症状。

【治疗要点】

（一）稳定期治疗

1.支气管舒张药 短期应用以缓解症状，长期规律应用可预防和减轻症状。常选用 β2 受体激动剂如沙丁胺醇气雾剂，每次 100~200μg（1~2 喷）。抗胆碱药如异丙托溴铵气雾剂，每次 40~80μg（2~4 喷），每天 3~4 次。茶碱类如茶碱缓（控）释片 0.2g，每天 2 次；氨茶碱 0.1g，每天 3 次。

2.祛痰药 对痰不易咳出者可选用盐酸氨溴索 30mg，每天 3 次，或羧甲司坦 0.5g，每天 3 次。

3.长期家庭氧疗（LTOT） 持续低流量吸氧，1~2L/min，每天 15h 以上，对 COPD 慢性呼吸衰竭者可提高生活质量和生存率。LTOT 的指征：①$PaO_2 \leq 55mmHg$ 或 $SaO_2 \leq 88\%$，有或没有高碳酸血症。②$PaO_2$55~60mmHg 或 $SaO_2 \leq 88\%$，并有肺动脉高压、心力衰竭所致的水肿或红细胞增多症。

（二）急性加重期治疗

1.根据病情严重程度决定门诊或住院治疗。

2.支气管舒张药的使用同稳定期。有严重喘息症状者可给予较大剂量雾化吸入治疗。发生低氧血症者可用鼻导管持续低流量吸氧。

3.根据病原菌种类及药物敏感试验，选用抗生素积极治疗，如给予 β 内酰胺类/β 内酰胺酶抑制剂，第二代头孢菌素、大环内酯类或喹诺酮类。如出现持续气道阻塞，可使用糖皮质激素。

第五节　支气管哮喘

【概述】

支气管哮喘（bronchial asthma）简称哮喘，是由多种细胞（如嗜酸性粒细胞、肥大细胞、T 淋巴细胞、中性粒细胞、气道上皮细胞等）和细胞组分别参与的气道慢性炎症性疾病。

【临床表现】

哮喘的临床表现因不同阶段的病理变化及个体差异而有所不同，同一机体不同时间或场合会有不同的表现。可表现为胸闷、咳嗽或典型哮喘发作甚至持续状态。典型发作常有先兆症状如打喷嚏、流涕、咳嗽或胸闷等，随后出现以呼气为主的伴哮鸣音的呼吸困难。一般可自行缓解或用平喘药缓解。重度发作时呼吸困难严重，发绀，大汗淋漓，甚至呼吸衰竭。血气分析表现为不同程度缺氧，二氧化碳潴留，呼吸性和（或）代谢性酸中毒。但非典型的发作如以咳嗽为主要表现者可无明显体征，其特点是发作性咳嗽，可有季节性，尤以早晚明显；抗生素治疗效果不佳，而用平喘药和抗炎药物能缓解，支气管激发试验阳性等。

【治疗要点】

（一）脱离变应原是防治哮喘最有效的方法。如能找到引起哮喘发作的变应原或其他非特异刺激因素，立即使病人脱离变应原的接触。

（二）药物治疗

1.缓解哮喘发作　此类药物主要作用是舒张支气管，即支气管舒张药。

2.控制哮喘发作此类药物主要治疗哮喘的气道炎症，即抗炎药。

（三）急性发作期的治疗　急性发作的治疗目的是尽快缓解气道阻塞，纠正低氧血症，恢复肺功能，预防进一步恶化或再次发作，防止并发症。一般根据哮喘的分度进行综合性治疗。

1.轻度　每天定时吸入糖皮质激素（200~500μg 倍氯米松）。出现症状时可间断吸入短效 β_2 受体激动剂。

2.中度　每天增加糖皮质激素吸入剂量（500~1 000μg 倍氯米松），规则吸入 β_2 受体激动剂或口服长效制剂，或联合抗胆碱药吸入，也可加服 LT 拮抗剂，若不能缓解，可持续雾化吸入 β_2 受体激动剂（或联合用抗胆碱药吸入），或口服糖皮质激素（每天<60mg），必要时可静注氨茶碱。

3.重度至危重度 持续雾化吸入 β_2 受体激动剂，或合用抗胆碱药，或静滴氨茶碱或沙丁胺醇，加服 LT 拮抗剂。静滴糖皮质激素如琥珀酸氢化可的松或甲泼尼松，待病情控制和缓解后，改为口服给药。注意维持水、电解质及酸碱平衡，纠正缺氧，如病情恶化缺氧状态不能纠正时，进行机械通气。

（四）哮喘的长期治疗 哮喘经过急性期治疗症状得到控制，其哮喘的慢性炎症病理生理改变仍然存在，因此，必须根据哮喘的不同病情程度制定合适的长期治疗方案。

1.间歇至轻度持续 根据个体差异吸入 β_2 受体激动剂或口服 β_2 受体激动剂以控制症状。小剂量茶碱口服也能达到疗效。亦可考虑定量吸入小剂量糖皮质激素（每天≤500μg）。在运动或对环境中已知抗原接触前吸入 β_2 受体激动剂、色苷酸钠或口服 LT 拮抗剂。

2.中度持续 定量吸入糖皮质激素（每天 500~1000μg）。按需吸入 β_2 受体激动剂，效果不佳时加用吸入型长效 β_2 受体激动剂，口服 β_2 受体激动剂控释片、口服小剂量茶碱控释片或 LT 拮抗剂等，亦可同时吸入抗胆碱药。

3.重度持续 每天吸入糖皮质激素量>1000μg。应规律吸入或口服 β_2 受体激动剂、茶碱控释片，或 β_2 受体激动剂联用抗胆碱药，或加用 LT 拮抗剂口服。若仍有症状，需规律口服泼尼松或泼尼松龙，长期服用者，尽可能将剂量维持于每天≤10mg。

（五）免疫疗法 分为特异性和非特异性两种，前者又称脱敏疗法。通常采用特异性变应原（如螨、花粉、猫毛等）作定期反复皮下注射，剂量由低至高，以产生免疫耐受性，使病人脱敏。非特异性免疫疗法，如注射卡介苗、转移因子、疫苗等生物制品抑制变应原反应的过程。目前采用基因工程制备的人承组抗 IgE 单克隆抗体治疗中重度变应性哮喘，已取得较好效果。

（刘建玲 丁桢）

第十七章 循环系统常见疾病治疗

第一节 冠状动脉粥样硬化性心脏病

【概述】

冠状动脉粥样硬化性心脏病（coronary atherosclerotic heart disease）指冠状动脉粥样硬化使血管腔狭窄或阻塞，和（或）因冠状动脉功能性改变（痉挛）导致心肌缺血缺氧或坏死而引起的心脏病，统称冠状动脉性心脏病（Coronary heart disease），简称冠心病，亦称缺血性心脏病（ischemic heart disease）。

【临床表现】

1. 无症状性心肌缺血 病人无自觉症状，但静息、动态或运动心电图有 ST 段压低，T 波低平或倒置等心肌缺血性改变。

2. 心绞痛 有发作性胸骨后疼痛。

3. 心肌梗死 。

4. 缺血性心肌病 表现为心脏增大、心力衰竭和心律失常。

5. 猝死。

【治疗要点】

1.发作时的治疗

（1）休息：发作时应立即休息，一般病人停止活动后症状即可消除。

（2）药物治疗：宜选用作用较快的硝酸酯制剂，这类药物除可扩张冠状动脉增加冠状动脉血流量外，还可扩张外周血管，减轻心脏负荷，从而缓解心绞痛。①硝酸甘油 0.3~0.6mg 舌下含化，l~2min 内显效，约 30min 后作用消失。②硝酸异山梨酯 5~10mg，舌下含化，2~5min 显效，作用维持 2~3h。

2.缓解期的治疗

（1）硝酸酯制剂：硝酸异山梨酯 5~20mg 口服，每天 3 次，服后半小时起作用，持续 3~5h。缓释制剂可维持 12h，可用 20mg，每天 2 次；5-单硝酸异山梨酯，是新型的长效硝酸酯药物，有口服或注射制剂，无肝脏首过效应，生物利用度几乎 100%；戊四硝酯制剂，口服半小时起作用，持续 8~12h，可每 8 小时服 1 次，每次 2.5mg；2%硝酸甘油油膏或橡皮膏贴片用于胸前、上臂皮肤而缓慢吸收，可用于预防夜间心绞痛发作。

（2）β受体阻滞剂：抗心绞痛作用主要是通过降低血压、减慢心率，降低心肌收缩力，降低心肌氧耗量。常用药物有美托洛尔、普萘洛尔（心得安）、阿替洛尔（氨酰心安）等口服。

（3）钙通道阻滞剂：抑制钙离子进入细胞内，抑制心肌收缩，减少氧耗；并通过扩张冠状动脉，扩张外周血管、减轻心脏负荷，从而缓解心绞痛，还可以降低血黏度，抗血小板聚集，改善心肌的微循环。

（4）抗血小板药物：阿司匹林100~300mg，每天1次。

（5）调整血脂药物：可选用他汀类、贝特类等药物，治疗目标水平应达到TC<4.68mmol/L（180mg/d1）、TG <1.69mmol/L（150mg/d1）、LDL −C <2.60mmol/L（100mg/d1）。

3.外科治疗　可行主动脉-冠状动脉旁路移植术。

4.运动锻炼疗法　合理的运动锻炼有利于促进侧支循环的建立，提高体力活动的耐受量而改善症状。

一、心绞痛

【概述】

（一）稳定型心绞痛 （stable angina pectoris）是在冠状动脉狭窄的基础上，由于心肌负荷的增加而引起心肌急剧的、暂时的缺血与缺氧的临床综合征。其典型特点为阵发性的前胸压榨性疼痛，主要位于胸骨后部，可放射至心前区和左上肢尺侧，常发生于劳力负荷增加时，持续数分钟，休息或用硝酸酯制剂后消失。

（二）不稳定型心绞痛 目前，临床上已趋向将除上述典型的稳定型劳力性心绞痛以外的缺血性胸痛统称为不稳定型心绞痛 （unstable angina pectoris，UAP）。除变异型心绞痛 （Prinzmetal's variant angina）具有短暂ST段抬高的特异心电图变化而仍为临床所留用外，原有心绞痛的其他分型命名临床上均已弃用。

【临床表现】

不稳定型心绞痛的胸痛部位、性质与稳定型心绞痛相似，可以表现为：①原有稳定型心绞痛在1个月内疼痛发作的频率增加、程度加重、时限延长、诱因发生改变，硝酸酯类药物缓解作用减弱；②1个月之内新发生的较轻负荷所诱发的心绞痛；③休息状态下发作心绞痛或较轻微活动即可诱发，发作时表现有ST段抬高的变异型心绞痛。此外，由于贫血、感染、甲亢、心律失常等原因诱发的心绞痛称为继发性不稳定型心绞痛。

【治疗要点】

1.一般处理：卧床休息1~3天，床边24h心电监护，严密观察血压、脉搏、呼吸、心率、心律变化，给予吸氧。

2.止痛：烦躁不安、剧烈疼痛者可给予吗啡5~10mg皮下注射。硝酸甘油或硝酸异山梨酯含服或持续静滴，直至症状缓解。另外，根据病人有无并发症等具体情况，选用钙通道阻滞剂或 β 受体阻滞剂等。

3.抗栓（凝）：应用阿司匹林、肝素或低分子肝素以防止血栓形成，阻止病情进展为心肌梗死。

4.急诊：冠状动脉介入治疗详见本章第十一节"冠状动脉介入性诊断及治疗"。

【护理】

一、日常护理

1.注意劳逸结合，避免过多劳作。

2.保持平和心态，勿大喜大悲、情绪过于波动。

3.避免淋雨、受寒，避免感冒。

4.注意少食多餐，切忌暴饮暴食，晚餐不宜吃得过饱，以免诱发急性心肌梗死。

二、饮食调理

1.控制盐的摄入

少吃盐，患者每天的盐摄入量应控制在 6 克以下。

2.控制脂肪的摄入

少吃脂肪、减少热量的摄取。每日的总用油量应限制在 5~8 茶匙。

3.避免食用动物内脏

动物内脏含有丰富的脂肪醇，例如肝、心、肾等。

4.多吃富含维生素和膳食纤维的食物

如新鲜蔬菜、水果、粗粮等，多吃海鱼和大豆有益于冠心病的防治。

5.多吃利于改善血管的食物

如大蒜、洋葱、山楂、黑木耳、大枣、豆芽、鲤鱼等。

6.避免吃刺激性食物和胀气食物

如浓茶、咖啡、辣椒、咖喱等。

7.戒烟戒酒

烟酒对人体有害，它不仅诱发心绞痛，也诱发急性心肌梗死。

二、心肌梗死

【概述】

心肌梗死（myocardialinfarction）是心肌的缺血性坏死。系在冠状动脉病变的基础上，发生冠状动脉血供急剧减少或中断，使相应的心肌严重而持久地急性缺血导致心肌坏死。

【临床表现】

1.先兆 50%~81.2%的病人在发病前数天有乏力，胸部不适，活动时心悸、气急、烦躁、心绞痛等前驱症状，以新发生心绞痛或原有心绞痛加重最为突出。心绞痛发作较以往频繁、性质较剧、持续时间长，硝酸甘油疗效差，诱发因素不明显。心电图示 ST 段一时性明显抬高或压低，T 波倒置或增高。及时处理先兆症状，可使部分病人避免发生心肌梗死。

2.症状

（1）疼痛：为最早出现的最突出的症状。疼痛的性质和部位与心绞痛相似，但程度更剧烈，多伴有大汗、烦躁不安、恐惧及濒死感，持续时间可达数小时或数天，休息和服用硝酸甘油不缓解。

（2）全身症状：一般在疼痛发生后 24~48h 出现，表现为发热、心动过速、白细胞增高和血沉增快等，由坏死物质吸收所引起。体温可升高至 38℃ 左右，很少超过 39℃，持续约 1 周。

（3）胃肠道症状：疼痛剧烈时常伴恶心、呕吐、上腹胀痛，与迷走神经受坏死心肌刺激和心排血量降低组织灌注不足等有关。肠胀气亦不少见，重者可发生呃逆。

（4）心律失常：大部分病人都有心律失常，多发生在起病 1~2 天，24h 内最多见。

（5）低血压和休克

（6）心力衰竭：主要为急性左心衰竭，为心肌梗死后心脏舒缩力显著减弱或不协调所致。

3.体征 心脏浊音界可正常或轻至中度增大；心率多增快，也可减慢，心律不齐；心尖部第一心音减弱，可闻第三或第四心音奔马律。

4.并发症

（1）乳头肌功能失调或断裂 （2）心脏破裂 （3）栓塞 （4）心室壁瘤 （5）心肌梗死后综合征

【治疗要点】

1.一般治疗

（1）休息：病人未行再灌注治疗前，应绝对卧床休息，减少不良刺激。

（2）吸氧：间断或持续吸氧 2~3 天。

（3）监测：急性期应住在冠心病监护室，进行心电、血压、呼吸监测 3~5 天，必要时进行血流动力学监测。

（4）阿司匹林：无禁忌证者给予口服水溶性阿司匹林或嚼服肠溶性阿司匹林，一般首次剂量达到 150~300mg，此后 75~150mg 每天 1 次长期服用。

2.解除疼痛 ①哌替啶（杜冷丁）50~100mg 肌注或吗啡 5~10mg 皮下注射，必要时可重复使用。②疼痛较轻者可用可待因或罂粟碱。③再试用硝酸甘油或硝酸异山梨酯。

3.再灌注 心肌积极的治疗措施是起病 3~6h（最多 12h）内使闭塞的冠状动脉再通，心肌得到再灌注，濒临坏死的心肌可能得以存活或使坏死范围缩小，对梗死后心肌重塑有利，改善预后。

4.消除心律失常 心律失常必须及时消除，以免演变为严重心律失常甚至猝死。

5.控制休克

6.治疗心力衰竭 主要是治疗急性左心衰竭，以应用吗啡（或哌替啶）和利尿剂为主，也可选用血管扩张剂减轻左心室的前、后负荷。心肌梗死发生后24h内不宜用洋地黄制剂，有右心室梗死的病人应慎用利尿剂。

第二节 原发性高血压

【概述】

原发性高血压（primary hypertension）是以血压升高为主要临床表现的综合征，通常简称为高血压。高血压是多种心、脑血管疾病的重要病因和危险因素，影响重要脏器如心、脑、肾的结构与功能，最终可导致这些器官的功能衰竭。在血压升高的病人中，约5％为继发性高血压，系指由某些明确而独立的疾病引起的血压升高。

【临床表现】

原发性高血压通常起病缓慢，早期常无症状，可偶于体格检查时发现血压升高，少数病人则在发生心、脑、肾等并发症后才被发现。高血压病人可有头痛、眩晕、颈项板紧、疲劳、心悸、耳鸣等症状，但并不一定与血压水平相关。也可出现视力模糊、鼻出血等较重症状。听诊可闻及主动脉瓣区第二心音亢进、主动脉瓣区收缩期杂音或收缩早期喀喇音；长期持续高血压可有左心室肥厚并可闻及第四心音。

【治疗要点】

1.改善生活行为 适用于各级高血压病人，包括使用降压药物治疗的病人。①减轻体重；②限制钠盐摄入；③补充钙和钾盐；④减少食物中饱和脂肪酸的含量和脂肪总量；⑤戒烟、限制饮酒；⑥适当运动；⑦减少精神压力，保持心理平衡。

2.降压药物治疗 凡高血压2级或以上病人；高血压合并糖尿病，或者已有心、脑、肾靶器官损害和并发症的病人；血压持续升高6个月以上，非药物治疗手段仍不能有效控制血压者，必须使用降压药物治疗。

3.高血压急症的治疗 高血压急症是指短时期内（数小时或数天）血压重度升高，舒张压>130mmHg和（或）收缩压>200mmHg，伴有重要器官组织如心、脑、肾、眼底、大动脉的严重功能障碍或不可逆损害。

第三节 病毒性心肌炎

【概述】

病毒性心肌炎（viral myocarditis）是指嗜心肌性病毒感染引起的，以心肌非特异性间质性炎症为主要病变的心肌炎。病毒性心肌炎包括无症状的心肌局灶性炎症和心肌弥漫性炎症所致的重症心肌炎。

【临床表现】

病毒性心肌炎临床表现取决于病变的广泛程度和严重性，轻者可无明显症状，重者可致猝死。

1.病毒感染症状　约半数病人在发病前 1~3 周有病毒感染前驱症状，如发热、全身倦怠感等"感冒"样症状或恶心、呕吐、腹泻等消化道症状。

2.心脏受累症状　病人常出现心悸、胸闷、呼吸困难、胸痛、乏力等表现。严重者甚至出现阿一斯综合征、心源性休克、猝死。

3.主要体征　可见与发热程度不平行的心动过速，各种心律失常，心尖部第一心音减弱，可出现第三心音或杂音。或有肺部啰音、颈静脉怒张、肝大、心脏扩大、下肢水肿等心力衰竭体征。

病毒性心肌炎病程各阶段的时间划分比较困难，一般急性期定为 3 个月，3 个月至 1 年为恢复期，1 年以上为慢性期。

【治疗要点】

1.一般治疗　急性期应卧床休息，补充富含维生素和蛋白质的食物。

2.对症治疗　心力衰竭者给予利尿剂和血管紧张素转换酶抑制剂等。频发室性期前收缩或有快速性心律失常者，可选用抗心律失常药物；完全性房室传导阻滞者，可考虑使用临时性心脏起搏器。目前不主张早期使用糖皮质激素，但对有房室传导阻滞、难治性心力衰竭、重症病人或考虑有自身免疫的情况下则可慎用。

3.抗病毒治疗　近年来采用黄芪、牛磺酸、辅酶 Q10 等中西医结合治疗，有抗病毒、调节免疫功能等作用，具有一定疗效。干扰素也具有抗病毒、调节免疫等作用，但价格昂贵，非常规用药。

第四节　心包疾病

【概述】

心包疾病除原发感染性心包炎症外，尚有肿瘤、代谢性疾病、自身免疫性疾病、尿毒症等所致非感染性心包炎。按病程进展，可分为急性心包炎（伴或不伴心包积液）、慢性心包积液、粘连性心包炎、亚急性渗出性缩窄性心包炎、慢性缩窄性心包炎等。临床上以急性心包炎和慢性缩窄性心包炎最为常见。

一、急性心包炎

【概述】

心包炎（acute pericarditis）为心包脏层和壁层的急性炎症，可由细菌、病毒、自身免疫、物理、化学等因素引起。心包炎常是某种疾病表现的一部分或为其并发症，因此常被原发疾病所掩盖，但也可单独存在。

【临床表现】

1.纤维蛋白性心包炎

（1）症状：心前区疼痛为主要症状，多见于急性非特异性心包炎和感染性心包炎，缓慢进展的结核性或肿瘤性心包炎疼痛症状可能不明显。疼痛可位于心前区，性质尖锐，与呼吸运动有关，常因咳嗽、变换体位或吞咽动作而加重。疼痛也可为压榨性，位于胸骨后，需注意与心肌梗死相鉴别。

（2）体征：心包摩擦音是纤维蛋白性心包炎的典型体征，因炎症而变得粗糙的壁层与脏层在心脏活动时相互摩擦而发生，呈抓刮样粗糙音，与心音的发生无相关性。

2.渗出性心包炎　临床表现取决于积液对心脏的压塞程度，轻者尚能维持正常的血流动力学，重者则出现循环障碍或衰竭。

（1）症状：呼吸困难是最突出的症状，可能与支气管、肺受压及肺瘀血有关。严重时可有端坐呼吸，伴身体前倾、呼吸浅速、面色苍白、发绀等。

（2）体征：心尖冲动减弱或消失，心音低而遥远，心脏叩诊浊音界向两侧扩大，皆为绝对浊音区。大量积液时可在左肩胛骨下出现浊音及左肺受压迫所引起的支气管呼吸音，称心包积液征（Ewart 征）。可累及静脉回流，出现颈静脉怒张、肝大、水肿及腹水等。

3.心脏压塞　急性心脏压塞表现为心动过速、血压下降、脉压变小和静脉压明显上升，如心排血量显著下降可引起急性循环衰竭、休克。亚急性或慢性心脏压塞表现为体循环静脉瘀血、颈静脉怒张、静脉压升高、奇脉等。

【治疗要点】

1.病因治疗　针对病因，应用抗生素、抗结核药物、化疗药物等治疗。

2.对症治疗　呼吸困难者给予半卧位、吸氧；疼痛者应用镇痛剂。

3.心包穿刺　解除心脏压塞和减轻大量渗液引起的压迫症状，必要时可经穿刺在心包腔内注入抗菌药物或化疗药物等。

4.心包切开引流及心包切除术等。

二、缩窄性心包炎

【概述】

缩窄性心包炎（constrictive pericarditis）是指心脏被致密厚实的纤维化或钙化心包所包围，使心室舒张期充盈受限而产生的一系列循环障碍的病征。

【临床表现】

心包缩窄多于急性心包炎后 1 年内形成，少数可长达数年。常见症状为劳力性呼吸困难，主要与心搏量降低有关。可伴有疲乏、食欲不振、上腹胀满或疼痛等症状。体征有颈静脉怒张、肝大、腹水、下肢水肿、心率增快等；可见 Kussmaul 征，即吸气时颈静脉怒张更明显。

【治疗要点】

早期实施心包切除术以避免病情发展而影响手术效果。通常在心包感染被控制，结核活动已静止即应手术，并在术后继续用药 1 年。

（许东东）

第十八章　消化系统常见疾病治疗

第一节　胃炎

【概述】

胃炎（gastritis）是指不同病因所致的胃黏膜炎症，常伴有上皮损伤和细胞再生，是最常见的消化道疾病之一。按临床发病缓急和病程长短，一般将胃炎分为急性和慢性两大类型。

一、急性胃炎

【概述】

急性胃炎（actte gastritis）是指由多种病因引起的急性胃黏膜炎症。其主要病理改变为胃黏膜充血、水肿、糜烂和出血，病变可局限于胃窦、胃体或弥漫分布于全胃。急性胃炎主要包括：①幽门螺杆菌感染引起的急性胃炎 ②除幽门螺杆菌之外的病原体感染引起的急性胃炎 ③急性糜烂出血性胃炎。

【临床表现】

对服用：NSAID 如吲哚美辛的病人或进行机械通气的危重病人行胃镜检查，多数可发现急性糜烂出血的表现，但这些病人大多无明显症状，或仅有上腹不适、腹胀、食欲减退等消化不良的表现，或症状被原发病掩盖。临床上急性糜烂出血性胃炎病人多表现为突发的呕血和（或）黑便而就诊，据统计，急性糜烂出血性胃炎，是上消化道出血的常见病因之一。

【治疗要点】

针对病因和原发疾病采取防治措施。处于急性应激状态者在积极治疗原发病的同时，应使用抑制胃酸分泌或具有黏膜保护作用的药物，以预防急性胃黏膜损害的发生；药物引起者须立即停用。常用 H2 受体拮抗剂、质子泵抑制剂抑制胃酸分泌，或硫糖铝和米索前列醇等保护胃黏膜。

【护理】

性胃炎

【概述】

慢性胃炎（chronicgastritis）是由各种病因引起的胃黏膜慢性炎症。根据病理组织学改变和病变在胃的分布部位，结合可能的病因，将慢性胃炎分为浅表性（又称非萎缩性，non-atrophic）、萎缩性（atrophic）和特殊类型（special forins）三大类。慢性浅表性胃炎是指不伴有胃黏膜萎缩性改变、胃黏膜层见以淋巴细胞和浆细胞为主的慢性炎性细胞浸润的慢性胃炎，幽门螺杆菌感染是此类慢性胃炎的主要病因。慢性萎缩性胃炎是指胃黏膜已发生了萎缩性改变的慢性胃炎，常伴有肠上皮化生。慢性萎缩性胃炎又可再分为多灶萎缩性胃炎和自身免疫性胃炎两大类。特殊类型胃炎种类很多，临床上较少见，如感染性胃炎、化学性胃炎、Mfin6trier 病等。

【临床表现】

慢性胃炎病程迁延，进展缓慢，缺乏特异性症状。大多无明显症状，部分有上腹痛或不适、食欲不振、饱胀、嗳气、反酸、恶心和呕吐等消化不良的表现，症状常与进食或食物种类有关。少数可有少量上消化道出血。自身免疫性胃炎病人可出现明显畏食、贫血和体重减轻。体征多不明显，有时可有上腹轻压痛。

【治疗要点】

1.清除幽门螺杆菌感染 根据 2000 年全国慢性胃炎共识意见，建议根除幽门螺杆菌治疗适用于下列幽门螺杆菌感染的慢性胃炎病人：①有明显异常的慢性胃炎，如胃黏膜有糜烂、中至重度萎缩及肠化生、异型增生；②有胃癌家族史；③伴糜烂性十二指肠炎；④消化不良症状经常规治疗效果差者。

2.对症处理 根据病因给予对症处理。如因非甾体类抗炎药引起，应停药并给予抗酸药；如因胆汁反流，可用氢氧化铝凝胶来吸附，或予以硫糖铝及胃动力药以中和胆盐，防止反流；有胃动力学改变，可服用多潘立酮、西沙必利等。

3.自身免疫性胃炎的治疗 目前尚无特异治疗，有恶性贫血可肌注维生素 Bl2。

4.胃黏膜异型增生的治疗 除给予上述积极治疗外，关键在于定期随访。对已明确的重度异型增生病人可选择预防性内镜下胃黏膜切除术。

【护理】

第二节 消化性溃疡

【概述】

消化性溃疡（peptic ulcer）主要指发生于胃和十二指肠的慢性溃疡，即胃溃疡

(gastriculcer，GU）和十二指肠溃疡（duodenal ulcer，DU）。因溃疡的形成与胃酸/胃蛋白酶的消化作用有关而得名。

【临床表现】

上腹部疼痛是本病的主要症状，可为钝痛、灼痛、胀痛甚至剧痛，或呈饥饿样不适感。疼痛部位多位于上腹中部、偏右或偏左。多数病人疼痛有典型的节律，与进食有关。DU的疼痛常在餐后3~4h开始出现，如不服药或进食则持续至下次进餐后才缓解，即疼痛一进餐一缓解，故又称空腹痛。GU的疼痛多在餐后1/2~1h出现，至下次餐前自行消失，即进餐一疼痛一缓解。消化性溃疡除上腹疼痛外，尚可有反酸、嗳气、恶心、呕吐、食欲减退等消化不良症状，也可有失眠、多汗、脉缓等自主神经功能失调表现。

【治疗要点】

1.降低胃酸的药物治疗　常用碱性抗酸药有氢氧化铝、铝碳酸镁及其复方制剂等。

2.保护胃黏膜治疗　常用的胃黏膜保护剂包括硫糖铝和枸橼酸铋钾（CBS）。

3.根除幽门螺杆菌治疗　首先给予抗幽门螺杆菌治疗。

4.手术治疗　对于大量出血经内科治疗无效、急性穿孔、瘢痕性幽门梗阻、胃溃疡疑有癌变及正规治疗无效的顽固性溃疡可选择手术治疗。

第三节　胃癌

【概述】

胃癌（gastric carcinoma）　胃癌是源自胃粘膜上皮细胞的恶性肿瘤。占胃恶性肿瘤的95%。胃癌在我国发病率很高，死亡率占恶性肿瘤的第一位，全国胃癌平均死亡率高达20/10万，男性高于女性，男：女约3:1。发病年龄高峰为50岁~60岁。世界胃癌的年发病率为17.6/10万，日本、丹麦等国发病率高，而美国及澳洲则较低，在我国以山东、浙江、上海、福建等沿海地区为高发区是人类常见的恶性肿瘤。

【临床表现】

1.早期胃癌：早期多无症状，部分病人可出现消化不良表现。进展期主要体征为腹部肿块，多位于上腹部偏右，呈坚实可移动结节状，有压痛。

2.进展期胃癌：上腹痛为最早出现的症状，可急可缓，开始仅有上腹饱胀不适，餐后加重。继之有隐痛不适，偶呈节律性溃疡样疼痛，最后逐渐加重而不能缓解。病人常同时有胃纳差、体重进行性下降。

【治疗要点】

1. 手术治疗 是目前唯一有可能根治胃癌的方法，对早期胃癌，一般首选胃部分切除术，如已有局部淋巴结转移，则应同时予以清扫。对进展期病人，如无远处转移，应尽可能手术切除。

2. 化学治疗 应用抗肿瘤药物辅助手术治疗，常用药物有氟尿嘧啶、丝裂霉素、替加氟、阿霉素等。

3. 内镜下治疗 适用于早期胃癌以及进展期胃癌发生梗阻者。

(许东东)

第十九章　肾内科常见疾病治疗

第一节　肾小球肾炎

一、急性肾小球肾炎

【概述】

急性肾小球肾炎（acute glomerulonephritis, AGN），简称急性肾炎，是一组起病急，以血尿、蛋白尿、水肿和高血压为特征的肾脏疾病，可伴有一过性肾损害。多见于链球菌感染后，其他细菌、病毒和寄生虫感染后也可引起。本节主要介绍链球菌感染后急性肾炎。

【临床表现】

发病前常有前驱感染，潜伏期为1~3周，平均10天，其中皮肤感染引起者的潜伏期较呼吸道感染稍长。

1.尿液改变

（1）尿量减少：见于大部分病人起病初期，尿量常降至400~700ml/d，1~2周后逐渐增多，但无尿少见。

（2）血尿：常为首发症状

（3）蛋白尿：绝大多数病人有蛋白尿，多为轻中度。

2.水肿　常为首发症状，见于80%以上病人。主要为肾小球滤过率下降导致水钠潴留所引起，多表现为晨起眼睑水肿，可伴有双下肢水肿。

3.高血压　见于80%的病人，多为一过性的轻中度高血压。

4.肾功能异常　部分病人在起病早期可因尿量减少而出现一过性轻度氮质血症，常于1~2周后，随尿量增加而恢复至正常，仅极少数病人可出现急性肾衰竭。

【治疗要点】

治疗以卧床休息、对症处理为主，积极预防并发症和保护肾功能，急性肾衰病人应予短期透析。

二、慢性肾小球肾炎

【概述】

慢性肾小球肾炎（chronic glomerulonephritis, CGN），简称慢性肾炎，是一组以血尿、蛋白尿、高血压和水肿为临床表现的肾小球疾病。

【临床表现】

本病以青中年男性多见。多数起病隐匿，可有一个相当长的无症状尿异常期。病人临床表现各不相同，差异较大。蛋白尿和血尿出现较早，多为轻度蛋白尿和镜下血尿，部分病人可出现大量蛋白尿或肉眼血尿。早期水肿时有时无，且多为眼睑和（或）下肢的轻中度水肿，晚期持续存在。

【治疗要点】

调整饮食、降压、抗凝，预防和治疗各种感染，禁用氨基糖苷类抗生素、两性霉素、磺胺类等肾毒性药物，及时纠正高脂血症、高尿酸血症等，防止和延缓肾功能进行性恶化。

第二节　肾病综合征

【概述】

肾病综合征（nephrotic syndrome）是指由各种肾脏疾病所致的，以大量蛋白尿（尿蛋白>3.5g/d）、低蛋白血症（血浆清蛋白<30g/L）、水肿、高脂血症为临床表现的一组综合征。

【临床表现】

1.大量蛋白尿：典型病例可有大量选择性蛋白尿（尿蛋白>3.5g/d）。

2.低蛋白血症：血浆清蛋白低于30g/L，主要为大量清蛋白自尿中丢失所致。除血浆清蛋白降低外，血中免疫球蛋白、抗凝及纤溶因子、金属结合蛋白等其他蛋白成分也可减少。

3.水肿：水肿是肾病综合征最突出的体征，严重水肿者可出现胸腔、腹腔和心包积液。

4.高脂血症：其中以高胆固醇血症最为常见；甘油三酯、低密度脂蛋白（LDL）、极低密度脂蛋白（VLDL）也常可增加。

【治疗要点】

1.常用氨苯蝶啶50mg，每天3次作为基础治疗保钾利尿。

2.应用ACE抑制剂和其他降压药减少蛋白尿，首选羟甲基戊二酰辅酶A还原酶抑制剂如洛伐他汀降脂治疗。

3.目前常用肾上腺糖皮质激素（泼尼松）抑制免疫反应。（细胞毒药物）环磷酰胺每天100~200mg，分次口服，或隔天静注，总量达到6~8g后停药，用于激素依赖性肾病综合征。环孢素5mg/(kg·d)，分2次口服，用于激素依赖和细胞毒药物无效的难治性肾病综合征。利尿无效且达到透析指征时应进行透析治疗。

（许东东　丁桢）

第二十章　血液系统常见疾病的治疗

第一节　贫血

【概述】

贫血（anemia）是指单位容积周围血液中血红蛋白浓度（Hb）、红细胞计数（RBC）和（或）血细胞比容（HCT）低于相同年龄、性别和地区正常值低限的一种常见的临床症状。贫血不是一种独立的疾病，各系统疾病均可引起贫血。某些病理因素可引起红细胞的形态和体积异常，导致其数目减少与血红蛋白浓度下降不成比例。因此，以血红蛋白浓度降低作为贫血诊断及其严重程度判断的依据更为可靠。

【临床表现】

由于血红蛋白含量减少，血液携氧能力下降，引起全身各组织和器官缺氧与功能障碍，是导致贫血病人一系列临床表现的病理生理基础。贫血的临床表现与贫血的严重程度、贫血发生发展的速度、个体的代偿能力及其对缺氧的耐受性（如发病年龄、有无肺及心脑血管疾病等）有关。

1.一般表现：疲乏、困倦、软弱无力为贫血最常见和最早出现的症状，可能与骨骼肌氧的供应不足有关，但对贫血的诊断缺乏特异性，皮肤黏膜苍白是贫血最突出的体征。

2.神经系统的表现：病人常可出现头晕、头痛、耳鸣、眼花、失眠、多梦、记忆力下降及注意力不集中等症状，严重贫血者可出现晕厥。

3.呼吸系统的表现：多见于中度以上贫血的病人，主要表现为呼吸加快以及不同程度的呼吸困难。

4.心血管系统的表现：心悸、气促，活动后明显加重，是贫血病人心血管系统的主要表现。

5.消化系统表现：胃肠黏膜缺氧可致消化液分泌减少和胃肠功能紊乱，病人可有食欲不振、恶心、胃肠胀气、腹泻、便秘、舌炎和口腔黏膜炎等表现。

6.泌尿生殖系统：由于肾脏、生殖系统缺氧，部分病人可出现轻度蛋白尿及尿浓缩功能减退，表现为夜尿增多。

7.其他：严重贫血者，部分病人可出现低热。由于贫血，病人创口愈合较慢，容易并发各种感染。偶见眼底苍白及视网膜出血。

【治疗要点】

1.病因治疗：积极寻找和去除病因是治疗贫血的首要原则。

2.药物治疗：如缺铁性贫血补充铁剂；叶酸、维生素 B12 治疗巨幼细胞性贫血；雄激素、抗淋巴细胞球蛋白、环孢素治疗再生障碍性贫血；糖皮质激素治疗自身免疫性溶血性贫血；重组人红细胞生成素纠正肾性贫血。

3.对症和支持治疗：输血是纠正贫血的有效治疗措施，可根据病人的具体情况输注全血或选择红细胞成分输血。

4.其他：遗传性球形红细胞增多症、脾功能亢进以及自身免疫性溶血性贫血病人可行脾切除；重型再生障碍性贫血、重型珠蛋白生成障碍性贫血和骨髓增生异常综合征病人可进行骨髓移植。

一、缺铁性贫血

【概述】

缺铁性贫血（Iron Deficiency Anemia，IDA）是体内贮存铁缺乏，导致血红蛋白合成减少而引起的一种小细胞低色素性贫血。机体铁的缺乏可分为三个阶段：贮存铁耗尽、缺铁性红细胞生成和缺铁性贫血。

【临床表现】

本病多呈慢性经过，其临床表现包括原发病和贫血两个方面：

1.缺铁原发病的表现　如消化性溃疡、慢性胃炎、溃疡性结肠炎、克罗恩病、功能性子宫出血、黏膜下子宫肌瘤等疾病相应的临床表现。

2.一般贫血共有的表现　如面色苍白、乏力、易倦、头晕、头痛、心悸、气促、耳鸣等。

3.缺铁性贫血的特殊表现

（1）组织缺铁表现：如皮肤干燥、角化、萎缩、无光泽，毛发干枯易脱落，指（趾）甲扁平、不光整、脆薄易裂，甚至出现反甲或匙状甲；黏膜损害多表现为口角炎、舌炎、舌乳头萎缩，可有食欲不振，严重者可发生吞咽困难。

（2）神经、精神系统异常：儿童较为明显，如过度兴奋、易激惹、好动、难以集中注意力、发育迟缓、体力下降等。少数病人可有异食癖，喜吃生米、冰块、泥土、石子等。约 1/3 的病人可发生末梢神经炎或神经痛，严重者可出现智能发育障碍等。

【治疗要点】

1.病因治疗：其包括改变不合理的饮食结构与方式，预防性增加含铁丰富的食物或铁强化食物，积极治疗原发病。

2.铁剂治疗：是纠正缺铁性贫血的有效措施。首选口服铁剂，治疗剂量应以铁剂口服片中的元素铁含量进行计算，成人每天口服元素铁 150~200mg。常用药物有硫酸亚铁（0.3g，每天 3 次）、富马酸亚铁（0.2g，每天 2~3 次）等。

3.中药治疗：可作为辅助性治疗，主要药物为皂矾、山楂、陈皮、半夏、茯苓和甘草等配伍服用。

二、巨幼细胞性贫血

【概述】

巨幼细胞性贫血（megaloblastic anemia，MA）是指由于叶酸（folic acid）和（或）维生素 B12 缺乏或某些影响核苷酸代谢药物的作用，导致细胞核脱氧核糖核酸（DNA）合成障碍所引起的贫血。其中 90%为叶酸和（或）维生素 B12 缺乏引起的营养性巨幼细胞性贫血。

【临床表现】

1.营养性巨幼细胞性贫血　绝大多数因叶酸缺乏所致。

（1）血液系统的表现：起病多缓慢，除了贫血的一般表现以外，如疲乏无力、皮肤黏膜苍白、心悸、气短等，20%左右的病人（多为重症者）可伴有白细胞和血小板减少，出现反复感染和（或）出血。

（2）消化系统的表现：早期胃肠黏膜受累可出现食欲不振、腹胀、腹泻或便秘。部分病人发生口角炎、舌炎，舌乳头萎缩而令舌面光滑呈"镜面样舌"或舌质绛红呈"牛肉样舌"。

（3）神经系统的表现和精神症状：可有末梢神经炎、深感觉障碍、共济失调，小儿生长发育迟缓。

2.恶性贫血由于内因子缺乏导致维生素 B12 吸收障碍，可能与自身免疫有关。国内较为罕见。临床上除了营养性巨幼细胞性贫血的表现外，较为严重的神经精神症状是其特点所在。

【治疗要点】

1.病因治疗　应针对不同原因采取相应的措施，如改变不合理的饮食结构或烹调方式、彻底治疗原发病、药物应用引起者停药等。

2.补充性药物治疗：叶酸、维生素 B12。

3.其他　若病人同时存在缺铁或在治疗过程中出现缺铁的表现时，应及时补充铁剂。

第二节　出血性疾病

【概述】

出血性疾病是由于正常的止血机制发生障碍，引起自发性出血或轻微损伤后出血不止的一组疾病。任何原因造成血管壁通透性增加、血小板数目减少及其功能异常和凝血功能障碍，均可能导致出血。

【临床表现】

根据出血性疾病的临床表现及相关实验室检查，大致可将出血性疾病分为血管性疾病、血小板性疾病与凝血障碍性疾病。

【治疗要点】

1.病因防治主要针对获得性出血性疾病的病人而进行。

（1）有效预防与治疗原发病：如各种严重肝病、慢性肾病和尿毒症、结缔组织疾病和重症感染等。

（2）避免使用和接触可加重出血的物质及药物：对血管性血友病、血小板质量异常等病人，应避免使用扩血管及抑制血小板聚集的药物，如阿司匹林类、双嘧达莫、吲哚美辛（消炎痛）、保泰松等。血友病病人应慎用华法林、肝素等抗凝药。过敏性紫癜病人应避免再次接触致敏物质。

2.止血措施

（1）补充凝血因子或血小板：因凝血因子缺乏而引起的遗传性出血性疾病病人可补充相应的凝血因子，如纤维蛋白原、凝血酶原复合物、冷沉淀物、因子Ⅷ等，紧急情况下输入新鲜血浆或新鲜冷冻血浆也是一种行之有效的补充治疗。此外，也可根据病情需要输注全血或血小板悬液等。

（2）止血药物

1）促进血管收缩、增加毛细血管致密度或改善血管通透性的药物：如维生素C、卡巴克络（安络血）、曲克芦丁（芦丁）、垂体后叶素及糖皮质激素等药物，常用于血管性疾病，如过敏性紫癜等。

2）维生素K：促进依赖维生素K的凝血因子的合成，常用于重症肝病所致出血的病人。

3）其他：包括抑制纤溶亢进的药物，如氨基己酸（EACA）、氨甲苯酸（PAMBA）等；促进止血因子释放的药物，如去氨加压素；促进血小板生成的药物，如血小板生成素等；局部止血药主要有凝血酶、巴曲酶及吸收性明胶海绵等。

（3）局部处理：肌肉、关节腔明显出血可用弹性绷带压迫止血，必要时行关节固定以限制活动。

3.其他治疗 包括血浆置换、脾切除、关节成形与置换术、基因治疗和中医中药等。对某些消耗性出血性疾病，如DIC，可考虑用肝素抗凝治疗，以终止异常凝血过程，减少血小板及凝血因子的消耗，从而达到止血作用。

一、过敏性紫癜

【概述】

过敏性紫癜（allergic purpura）是一种常见的血管变态反应性出血性疾病。主要表现为皮肤瘀点或紫癜，可伴有腹痛、便血、关节痛、血尿及血管神经性水肿和荨麻疹等过敏表现，多为自限性。

【临床表现】

多为急性起病，病前1~3周常有发热、咽痛、乏力及食欲不振等上呼吸道感染的表现，随后则可出现本病典型的临床表现。根据受累部位及其临床表现的不同，可分为下列五种类型：

1.单纯型（紫癜型）是最常见的一种临床类型。主要表现为皮肤的瘀点、紫癜。多局限于四肢，以下肢及臀部尤其下肢伸侧最为多见，面部、躯干、掌心或足底甚为少见。

2.腹型（Henoch型）为最具潜在危险的类型。除皮肤瘀点或紫癜外，最常见的表现是腹痛，多位于脐周、下腹或全腹，呈突发的阵发性绞痛，可伴恶心、呕吐、腹泻、便血，肠鸣音活跃或亢进，无明显腹肌紧张及反跳痛，严重者可发生脱水或并发消化道大出血而出现周围循环衰竭。

3.关节型　除皮肤紫癜外，关节部位血管受累常可出现关节肿胀、疼痛、压痛和功能障碍，多见于膝、踝、肘及腕关节。

4.肾型　是病情最为严重的一种临床类型，为肾小球毛细血管袢受累所致。

5.混合型　具备两种以上类型的特点，称为混合型。

除以上常见类型及其临床表现以外，少数病人还可因病变累及眼部、脑及脑膜血管，而出现视神经萎缩、虹膜炎、视网膜出血及水肿、中枢神经系统症状、体征等。

【治疗要点】

1.病因　防治寻找并去除致病因素，如消除感染病灶，驱除肠道寄生虫，避免再次接触可疑的过敏药物、食物等。

2.药物治疗

（1）一般性药物的应用：抗组胺类药物的应用，如异丙嗪、阿司咪唑、氯苯那敏（扑尔敏）等；辅助性应用大剂量维生素C（5~10g/d，静注，连续应用5~7天）、曲克芦丁及静注钙剂，以降低毛细血管壁的通透性。

（2）糖皮质激素的应用：该类药物具有较强的抗过敏、抑制免疫反应和降低毛细血管通透性的作用，对腹型和关节型疗效较好，对紫癜型及肾型疗效不明显。

（3）免疫抑制剂的应用：上述治疗效果不佳者可酌情使用免疫抑制剂，如环磷酰胺或硫唑嘌呤等。

（4）对症及其他治疗：腹型病人可皮下注射解痉剂，如阿托品或山莨菪碱（6-542）以缓解腹痛，发生上消化道出血者按上消化道出血的常规进行处理：禁食、制酸与止血，必要时输血。肾型病人特别是以肾病综合征为主要表现者，可联合应用糖皮质激素、免疫抑制

二、血友病

【概述】

血友病（hemophilia）是因遗传性凝血因子缺乏而引起的一组出血性疾病。分

为：①血友病 A，又称遗传性抗血友病球蛋白缺乏或 FⅧ：C 缺乏症；②血友病 B，又称遗传性 FⅨ缺乏症；③遗传性 FⅪ缺乏症，又称 Rosenthal 综合征。其中以血友病 A 最为常见，约占遗传性出血性疾病的 85%，遗传性 FⅪ缺乏症最少见。

【临床表现】

血友病的临床表现取决于其类型及相关凝血因子缺乏的严重程度，主要表现为出血和局部血肿形成所致的压迫症状与体征。

1.出血　是血友病病人最主要的临床表现。其特征为自发性出血或轻微损伤（包括碰撞、切割、针刺或注射、运动性扭伤或拉伤等）、小手术（如拔牙）后出现局部延迟性、持久性、缓慢的渗血，罕有急性大出血。出血部位以皮下软组织及肌肉出血最为常见，颅内出血是病人死亡的主要原因。肌肉及关节腔内出血是血友病病人的特征。

2.血肿压迫的表现　血肿形成造成周围神经受压，可出现局部肿痛、麻木及肌肉萎缩；颈部、咽喉部软组织出血及血肿形成，压迫或阻塞气道，可引起呼吸困难甚至窒息。

【治疗要点】

1.局部出血的处理：皮肤表面的出血，局部可采用压迫止血法；鼻黏膜出血，可用凝血酶、巴曲酶（立止血）、止血海绵等药物加压或堵塞止血；出血较多的伤口或拔牙后出血不止者，可采用含相关凝血因子的粘贴物覆盖伤口或创面；局部深层组织血肿和关节腔出血，早期应采取冷敷或绷带加压止血，抬高患肢固定、制动。肌肉出血常为自限性，不主张进行血肿穿刺，以防感染。

2.补充凝血因子：是目前防治血友病病人出血最重要的措施。

3.药物治疗：

（1）去氨加压素（desmopressin，DDAVP）：该药系一种人工合成的抗利尿激素类物质，有抗利尿和动员体内贮存因子Ⅷ释放的作用，可用于轻症血友病 A 病人。常用剂量为每 12 小时 16~32μg，用生理盐水 30ml 稀释后快速静注，也可分次皮下注射或鼻腔滴入。

（2）其他药物：达那唑对轻中型者效果较好。糖皮质激素通过改善血管通透性及减少抗 FⅧ：C 抗体的产生而发挥作用，对反复接受 FⅧ：C 治疗而效果差者效果较佳。抗纤溶剂能保护已形成的血凝块不溶解，可用于口腔伤口及拔牙时止血，如氨基己酸。

4.其他：目前血友病已开始试用基因治疗。对于关节强直、畸形的病人，可在补充足量相应凝血因子的基础上行关节成形术或置换术。

第三节　多发性骨髓瘤

【概述】

多发性骨髓瘤（multiple myeloma，MM）是骨髓内浆细胞克隆性增生的恶性肿瘤。骨髓中有大量的异常浆细胞（或称骨髓瘤细胞）克隆性增殖，引起溶骨性骨骼破坏，血清中出现单克隆免疫球蛋白（M 蛋白），正常的多克隆免疫球蛋白合成受抑制，尿中出现本周蛋白，引起肾功能的损害，贫血、免疫功能异常。

【临床表现】

（一）骨髓瘤细胞对骨骼及其他组织器官的浸润和破坏表现：

1.骨痛、骨骼变形和病理性骨折

2.肝、脾、淋巴结和肾脏浸润

3.浆细胞白血病

4.神经浸润

5.髓外骨髓瘤

（二）骨髓瘤细胞分泌大量 M 蛋白引起的表现：

1.继发感染

2.高黏滞综合征

3.贫血和出血

4.淀粉样变性和雷诺现象

（三）肾损害　50%~70%病人尿检有蛋白、红细胞、白细胞、管型；出现高磷酸血症、高钙血症、高尿酸血症，可形成尿酸结石；甚至急、慢性肾衰竭。

【治疗要点】

1.化学治疗　初治病例可先选用 MP 方案，如果 MP 无效或缓解后又复发者，可作为难治性病例，常使用 VAD 或 M2 联合治疗方案。抗骨髓瘤化学治疗的疗效标准为：M 蛋白减少 75%以上或尿中本周蛋白排出量减少 90%以上（24h 尿本周蛋白排出量小于 0.2g），即可认为治疗显著有效。

2.沙利度胺（反应停）　用来治疗多发性骨髓瘤，部分病人有效。本药可致畸胎，故妊娠妇女禁用。

3.激素治疗　肾上腺糖皮质激素可缓解骨痛，改善贫血、出血，纠正高钙血症。雄激素可改善贫血，预防糖皮质激素脱钙等作用。

4.干扰素　大剂量 α-干扰素能抑制骨髓瘤细胞的增殖。临床应用干扰素联合化疗的方法治疗本病，能提高化疗的完全缓解率。

5.骨质破坏的治疗　磷酸盐有抑制破骨细胞的作用，常用帕米膦酸钠，可减少疼痛，部分病人出现骨质修复。放射性核素内照射有控制骨损害、减轻疼痛的作用。

6.放射治疗 能使肿块消失,解除局部疼痛。

7.对症治疗 镇痛;控制感染;高钙血症及高尿酸血症者应增加补液量,多饮水,使每天尿量>2000ml,促进钙与尿酸的排泄;高尿酸血症者还需口服别嘌醇。

8.异基因造血干细胞移植 现有经验表明,争取早期治疗,化疗诱导缓解后移植,效果较好。

(许东东 丁桢)

第二十一章 内分泌
与代谢性常见疾病治疗

第一节 甲状腺疾病

一、 单纯性甲状腺肿

【概述】

单纯性甲状腺肿（simple goiter）是指由多种原因引起的非炎症性或非肿瘤性甲状腺肿大，一般不伴有甲状腺功能异常的临床表现。本病可呈地方性分布，也可呈散发性分布。散发性甲状腺肿病人约占人群的 5%，女性发病率是男性的 2~3 倍。当人群单纯性甲状腺肿的患病率超过 10%时，称为地方性甲状腺肿。

【临床表现】

主要表现为甲状腺肿大，多无其他症状。早期甲状腺呈轻度或中度弥漫性肿大，表面光滑、质地较软、无压痛。随着病情缓慢发展，甲状腺进一步肿大常形成多发性结节。甲状腺显著肿大时可引起压迫症状，如压迫气管出现呼吸困难，压迫食管引起吞咽困难，压迫喉返神经引起声音嘶哑。胸骨后甲状腺肿可引起上腔静脉回流受阻，出现面部青紫、肿胀、颈胸部浅静脉扩张等。病程较长者，甲状腺内形成的结节可有自主 TH 分泌功能，并可出现自主性功能亢进。在地方性甲状腺肿流行地区，如严重缺碘，可出现地方性呆小病。

【治疗要点】

主要取决于病因，其治疗措施如下：

1.由于碘缺乏所致者，应补充碘剂在地方性甲状腺肿流行地区可采用碘化食盐防治。因摄入致甲状腺肿物质所致者，在停用后甲状腺肿一般可自行消失。成年人，特别是结节性甲状腺肿病人，应避免大剂量碘治疗，以免诱发碘甲亢。

2.无明显原因的单纯性甲状腺肿的病人，可采用甲状腺制剂治疗，以补充内源性 TH 的不足，抑制 TSH 的分泌。一般采用左甲状腺素（L-T4）或甲状腺干粉片口服。

3.手术治疗 单纯性甲状腺肿一般不宜手术治疗。当出现压迫症状、药物治疗无好转者，或疑有甲状腺结节癌变时应手。

二、甲状腺功能亢进症

【概述】

甲状腺功能亢进症（hyperthyroidism）简称甲亢，是指由多种病因导致甲状腺腺体本身产生甲状腺激素（TH）过多而引起的甲状腺毒症。甲状腺毒症（thyrotoxicosis）是指组织暴露于过量 TH 条件下发生的一组临床综合征。根据甲状腺的功能状态，甲状腺毒症可分为甲状腺功能亢进类型和非甲状腺功能亢进类型。各种病因所致的甲亢中，以 Graves 病最多见，下面予以重点阐述 Graves 病。Graves 病（Graves disease，GD）又称弥漫性毒性甲状腺肿或 Basedow 病、Parry 病。临床主要表现有甲状腺毒症、弥漫性甲状腺肿、眼征以及胫前黏液性水肿。

【临床表现】

多数起病缓慢，少数在感染或精神创伤等应激后急性起病。典型表现有 TH 分泌过多所致高代谢症群、甲状腺肿及眼征。老年和小儿病人表现多不典型。

1.甲状腺毒症表现：

（1）高代谢综合征：病人常有疲乏无力、怕热多汗、多食善饥、消瘦等，危象时可有高热。

（2）精神神经系统：神经过敏、多言好动、焦躁易怒、紧张不安、失眠、记忆力减退、注意力不集中、有时有幻觉甚至精神分裂症表现。可有手、眼睑和舌震颤，腱反射亢进。偶尔表现为淡漠、寡言。

（3）心血管系统：表现为心悸、气短、胸闷、严重者可发生甲亢性心脏病。

（4）消化系统：食欲亢进、多食消瘦。老年病人可有食欲减退、畏食。重者可有肝大及肝功能异常，偶有黄疸。

（5）肌肉与骨骼系统：周期性瘫痪，多见于青年男性，常在剧烈运动、高碳水化合物饮食、注射胰岛素等情况下诱发，主要累及下肢，伴有低血钾。

（6）生殖系统：女性常有月经减少或闭经。男性有勃起功能障碍，偶有乳房发育。

（7）造血系统：外周血白细胞计数偏低，分类淋巴细胞比例增加，单核细胞数增多。血小板寿命较短，可伴发血小板减少性紫癜。

2.甲状腺肿：多数病人有不同程度的甲状腺肿大，常为弥漫性、对称性肿大，质软、无压痛，久病者质地较韧。肿大程度与甲亢病情轻重无明显关系。

3.眼征：约有 25%~50% 病人伴有眼征，其中突眼为重要而特异的体征之一。按病因可分为单纯性突眼和浸润性突眼两类。

【治疗要点】

目前尚不能对 GD 进行病因治疗，主要治疗方法包括抗甲状腺药物（antithyroidrugs，ATD）、放射性碘及手术治疗 3 种。

1.抗甲状腺药物治疗

（1）常用药物：常用的抗甲状腺药物分为硫脲类和咪唑类两类。硫脲类有甲硫氧嘧啶（MTU）及丙硫氧嘧啶（PTU）；咪唑类有甲巯咪唑（MMI）、卡比马唑（CMZ），比较常用的是 PTU 和 MMI。其作用机制是抑制甲状腺内过氧化酶系，抑制碘离子转化为新生态碘或活性碘，从而抑制 TH 的合成。PTU 还有阻滞 T4 转变为 T3 以及改善免疫监护功能的作用，故严重病例或甲状腺危象时作为首选用药。

（2）剂量与疗程：（以 PTU 为例，如用 MMI 则剂量为 PTU 的 1/10）长期治疗分初治期、减量期及维持期。①初治期：PTU300~450mg/d，分 2~3 次口服，一般持续 6~8 周，至症状缓解或血 TH 恢复正常即可减量。②减量期：每 2~4 周减量 1 次，每次减量 50~100mg，约 3~4 个月至症状完全消失、体征明显好转再减至维持量。③维持期：50~100mg/d，维持 1.5~2 年。必要时还可在停药前将维持量减半。疗程中除非有较严重反应，一般不宜中断，并定期随访疗效。

3.放射性 131I 治疗 131I 被甲状腺摄取后释放 β 射线，破坏甲状腺组织细胞。β 射线在组织内的射程仅有 2mm，不会累及邻近组织。

4.手术治疗 甲状腺次全切除术（两侧各留下 2~3g 甲状腺组织）的治愈率可达 70%以上，但可引起多种并发症。

5.甲状腺危象的防治 避免和去除诱因，积极治疗甲亢是预防甲状腺危象的关键，尤其是防治感染和做好充分的术前准备工作。 一旦发生需积极抢救。

（1）抑制 TH 合成：首选 PTU，首次剂量 600mg，口服或胃管注入；以后每 6 小时给予 PTU250mg 口服，待症状缓解后减至一般治疗剂量。

（2）抑制 TH 释放：服 PTU 后 1h 再加用复方碘口服溶液 5 滴，以后每 8 小时 1 次，或碘化钠 1.0g 加入 10%葡萄糖液中静滴 24h，以后视病情逐渐减量，一般使用 3~7 天停药。

（3）普萘洛尔 20~40mg，每 6~8 小时口服 1 次，或 1mg 经稀释后缓慢静注。普萘洛尔有抑制外周组织 T4 转换为 T3 的作用。

（4）氢化可的松 50~100mg 加入 5%~10%葡萄糖液中静滴，每 6~8 小时 1 次。

（5）降低和清除血浆 TH：上述治疗效果不满意时，可选用血液透析、腹膜透析或血浆置换等措施，迅速降低血浆 TH 浓度。

（6）针对诱因和对症支持治疗：针对诱因治疗；监护心、脑、肾功能；纠正水、电解质和酸碱平衡紊乱；降温、给氧、防治感染；积极治疗各种并发症。

6.浸润性突眼的防治

（1）高枕卧位，限制食盐摄入，适量使用利尿剂，以减轻球后水肿。

（2）使用 1%甲基纤维素或 0.5%氢化可的松滴眼，睡眠时眼睑不能闭合者使用抗生素眼膏保护眼睛，防治结膜炎和角膜炎。必要时加盖眼罩预防角膜损伤。

（3）早期应用免疫抑制剂，如泼尼松 10~20mg，每天 3 次，症状好转后减量，1 个月后再减至维持量，每天 10~20mg，而后逐渐停药。也可酌情试用其他免疫抑制剂，如环磷酰胺等。

（4）对严重突眼、暴露性角膜溃疡或压迫性视神经病变者，行球后放射或手术治疗，以减轻眶内或球后浸润。

（5）控制甲亢首选 ATD 治疗，因手术和 131I 治疗可能加重浸润性突眼。

(6) 左甲状腺素片（L-T4）50~100mg/d 或甲状腺干粉片 60~120mg/d 与抗甲状腺药合用，以调整下丘脑-垂体-甲状腺轴的功能，预防甲状腺功能低下加重突眼。

7.妊娠期甲状腺功能亢进症的防治　如甲亢病人欲维持妊娠，应积极治疗甲亢，及早使甲状腺功能恢复正常，以免引发早产或死胎。措施包括：①ATD 治疗：首选 PTU；②禁用 131I 治疗；③产后一般不宜哺乳；④慎用普萘洛尔；⑤妊娠期不宜作甲状腺次全切除术，必须手术者应在妊娠中期进行。

8.甲状腺功能亢进性心脏病的治疗　首选放射碘治疗，不适合放射碘治疗的病人使用 ATD 治疗。β 受体阻断药普萘洛尔有减慢心率、缩小脉压、减少心排血量的作用，对于控制心房颤动的心室率有明显效果。由于甲亢所致的代谢率增加，普萘洛尔应用剂量要相对增大，可用 40~60mg、每 6~8 小时 1 次。对不能使用 β 受体阻断药者，可给予地高辛和（或）利尿药进行抗心力衰竭治疗。

三、甲状腺功能减退症

【概述】

甲状腺功能减退症（hypothyroidism）简称甲减，是由各种原因导致的低甲状腺激素血症或甲状腺激素抵抗而引起的全身性低代谢综合征，其病理特征是黏多糖在组织和皮肤堆积，表现为黏液性水肿（myxedema）。按起病年龄分为三型，起病于胎儿或新生儿者，称呆小病（cretinism）；起病于儿童者，称幼年型甲减；起病于成年者，称成年型甲减。

【临床表现】

1.一般表现　易疲劳、怕冷、体重增加、记忆力减退、智力低下、反应迟钝、嗜睡、精神抑郁等

2.心血管系统　心肌黏液性水肿导致心肌收缩力减弱、心动过缓、心排血量下降。

3.消化系统　病人有畏食、腹胀、便秘等，严重者可出现麻痹性肠梗阻或黏液水肿性巨结肠。由于胃酸缺乏或维生素 B12 吸收不良，可导致缺铁性贫血或恶性贫血。

4.内分泌生殖系统　表现为性欲减退，女性病人常有月经过多或闭经。部分病人由于血清催乳素（PRL）水平增高，发生溢乳。男性病人可出现勃起功能障碍。

5.肌肉与关节　肌肉软弱乏力，可有暂时性肌强直、痉挛、疼痛等，偶见重症肌无力。嚼肌、胸锁乳突肌、股四头肌及手部肌肉可出现进行性肌萎缩。部分病人可伴有关节病变，偶有关节腔积液。

6.黏液性水肿昏迷　见于病情严重者，常在冬季寒冷时发病。其诱发因素有寒冷、感染、手术、严重躯体疾病、中断 TH 替代治疗和使用麻醉、镇静剂等。

【治疗要点】

1.替代治疗　各种类型的甲减，均需用 TH 替代，永久性甲减者需终身服用。首选左甲状腺素（L-T4）口服。治疗的目标是用最小剂量纠正甲减而不产生明显不良

反应，使血 TSH 值恒定在正常范围内。

2.对症治疗有贫血者补充铁剂、维生素 B12、叶酸等。胃酸低者补充稀盐酸，并与 TH 合用疗效好。

3.黏液性水肿昏迷的治疗

（1）立即静脉补充 TH（L-T3 或 L-T4），清醒后改口服维持治疗。

（2）保温，给氧，保持呼吸道通畅。

（3）氢化可的松 200~300mg/d 持续静滴，待病人清醒后逐渐减量。根据需要补液，但补液量不宜过多。

（4）控制感染，治疗原发病。

第二节 嗜铬细胞瘤

【概述】

嗜铬细胞瘤（pheochromocytoma）起源于肾上腺髓质、交感神经节或其他部位的嗜铬组织，这种瘤组织持续或间断地释放大量儿茶酚胺，引起持续性或阵发性高血压和多个器官功能及代谢紊乱。

【临床表现】

1.心血管系统表现

（1）高血压：为本病最主要的症状，有阵发性和持续性两种，持续性亦可有阵发性加剧。

1）阵发性高血压型：为本病的特征性表现，平时血压不高，发作时血压骤升，收缩压高达 200~300mmHg，舒张压达 130~180mmHg，伴剧烈头痛、面色苍白、大汗淋漓、心动过速、心前区及上腹部紧迫感、可有心前区疼痛、心律失常、焦虑、恐惧感、恶心、呕吐、视力模糊、复视，其中头痛、心悸、多汗三联症对诊断有重要意义。

2）持续性高血压型：常被误诊为原发性高血压。有以下情况者应考虑嗜铬细胞瘤的可能性：①持续性高血压伴阵发性加剧或由阵发性高血压发展而来；②常用降压药效果不佳，但对 α 受体阻滞剂、钙通道阻滞剂、硝普钠有效；③有交感神经过度兴奋（多汗、心动过速）、高代谢（低热、体重降低）、头痛、焦虑、烦躁、直立性低血压或血压波动大。如上述情况见于儿童或青年人，则更应考虑本病的可能性。

（2）低血压、休克：少数病人血压增高不明显，甚至可发生低血压、休克或高血压与低血压相交替的表现。发生低血压和休克的原因为：①肿瘤骤然发生出血、坏死，停止释放儿茶酚胺；②大量儿茶酚胺引起严重心律失常或心力衰竭，致心排血量锐减；③由于肿瘤主要分泌肾上腺素，兴奋肾上腺素能 β 受体，使周围血管扩张；④大量儿茶酚胺使血管强烈收缩、组织缺氧、微血管通透性增加，血浆外逸，血容量减少；⑤肿瘤分泌多种扩血管物质，如舒血管肠肽、肾上腺髓质素等。

（3）心脏表现：大量儿茶酚胺可引起儿茶酚胺性心肌病，伴心律失常，如期前收缩、阵发性心动过速，甚至心室颤动。

2.代谢紊乱

（1）基础代谢增高：使病人耗氧量增加，代谢亢进引起发热、消瘦。但血清甲状腺激素和甲状腺摄131I率正常。

（2）糖代谢紊乱：可引起血糖升高，糖耐量减低及糖尿。

（3）脂代谢紊乱：脂肪分解加速、血游离脂肪酸增高。

（4）电解质紊乱：少数病人可出现低钾血症和高钙血症。

3.其他临床表现

儿茶酚胺使肠蠕动及张力减弱，可引起便秘、腹胀、腹痛甚至肠扩张，腹部肿块，病程长及病情重者可发生肾功能减退，血容量减少，血细胞重新分布，外周血中白细胞增多，有时红细胞也可增多。

【治疗要点】

1.药物治疗　单纯应用药物控制嗜铬细胞瘤引起的高血压是困难的，确诊并定位后手术是首选的治疗方法。手术前应采用α受体阻滞剂使血压下降。常用的口服制剂有α受体阻滞剂酚苄明（氧苯苄胺）和哌唑嗪（脉宁平）。β受体阻滞剂不必常规应用，可以在α受体阻滞剂应用后有心律失常和心动过速时采用。

2.手术治疗　大多数嗜铬细胞瘤为良性，手术切除可得到根治，但切除嗜铬细胞瘤的手术有一定危险性。在麻醉诱导期、手术过程中尤其在接触肿瘤时，可诱发高血压危象、心律失常和休克。在血压骤升时可采用酚妥拉明静注，继以静滴或硝普钠静滴控制血压。嗜铬细胞瘤切除后，血压一般降至90/60mmHg。若血压骤降，周围循环不良，应立即给予补充全血或血浆，必要时可用适量去甲肾上腺素静滴，但不可用缩血管药物来代替补充血容量。

3.并发症的治疗　当病人发生高血压危象时，应立即予以抢救，主要措施有：①给氧。②立即应用酚妥拉明1~5mg以5%葡萄糖稀释后静注，同时严密观察血压变化。当血压下降至160/100mmHg左右即停止推注，继以酚妥拉明10~15mg溶于5%葡萄糖生理盐水500ml中缓慢静滴，也可舌下含服钙拮抗药硝苯地平10mg，以降低血压，并继续监测血压变化。③有心律失常、心力衰竭者应作相应处理。

4.恶性嗜铬细胞瘤的治疗　恶性嗜铬细胞瘤对化疗和放疗多不敏感、治疗较困难；如无广泛转移者应手术切除，若无法切除或切除不尽，可用适量α及β受体阻滞剂控制症状。

第三节　糖尿病

【概述】

糖尿病（diabetes mellitus，DM）是由遗传和环境因素相互作用而引起的一组以慢性高血糖为共同特征的代谢异常综合征。因胰岛素分泌或作用的缺陷，或者两者同时存在而引起的碳水化合物、蛋白质、脂肪、水和电解质等代谢紊乱。随着病程延长可出现多系统损害，导致眼、肾、神经、心脏、血管等组织的慢性进行性病变，引起功能缺陷及衰竭。重症或应激时可发生酮症酸中毒、高渗性昏迷等急性代谢紊乱。

【临床表现】

1 型糖尿病多在 30 岁以前的青少年期起病，少数可在 30 岁以后的任何年龄起病。起病急，症状明显，如不给予胰岛素治疗，有自发酮症倾向，以至出现糖尿病酮症酸中毒。2 型糖尿病多发生在 40 岁以上成年人和老年人，但近年来发病趋向低龄化，尤其在发展中国家，在儿童中发病率上升。

（一）代谢紊乱症群

1.多尿、多饮、多食和体重减轻血糖升高引起渗透性利尿导致尿量增多，而多尿导致失水，使病人口渴而多饮水。

2.皮肤瘙痒 由于高血糖及末梢神经病变导致皮肤干燥和感觉异常，病人常有皮肤瘙痒。女性病人可因尿糖刺激局部皮肤，出现外阴瘙痒。

3.其他症状 有四肢酸痛、麻木、腰痛、性欲减退、阳痿不育、月经失调、便秘等。

（二）并发症

1.急性并发症

（1）糖尿病酮症酸中毒（diabetic ketoacidosis，DKA）：血酮体升高；尿酮体排出增多，临床上统称为酮症。若代谢紊乱进一步加剧，血酮继续升高，超过机体的处理能力时，便发生代谢性酸中毒，称为糖尿病酮症酸中毒。出现意识障碍时则称为糖尿病酮症酸中毒昏迷。多数病人在发生意识障碍前感疲乏、四肢无力、极度口渴、多饮多尿，随后出现食欲减退、恶心、呕吐，病人常伴头痛、嗜睡、烦躁、呼吸深快有烂苹果味（丙酮味）。随着病情进一步发展，出现严重失水、尿量减少、皮肤弹性差、眼球下陷、脉细速、血压下降。晚期各种反射迟钝，甚至消失，昏迷。

（2）高渗性非酮症糖尿病昏迷（hyperosmolar nonketotic diabetic coma）：简称高渗性昏迷，起病时常先有多尿、多饮，但多食不明显，或反而食欲减退，失水随病程进展逐渐加重，出现神经—精神症状，表现为嗜睡、幻觉、定向力障碍、偏盲、偏瘫等，最后陷入昏迷。

（3）感染：疖、痈等皮肤化脓性感染多见，可致败血症或脓毒血症。足癣、甲癣、体癣等皮肤真菌感染也较常见，女性病人常并发真菌性阴道炎。肺结核发病率高，进展快，易形成空洞。肾盂肾炎和膀胱炎为泌尿系最常见感染，多见于女性，常反复发作，可转为慢性肾盂肾炎。

2.慢性并发症

（1）糖尿病大血管病变（diabetic maeroangiopathy）：这与糖尿病的糖代谢和脂质代谢异常有关。

（2）糖尿病微血管病变（diabetic microangiopathy）：微循环障碍、微血管瘤形成和微血管基膜增厚。病变主要表现在视网膜、肾、神经、心肌组织。尤以糖尿病肾病和视网膜病变最为重要。

（3）糖尿病神经病变（diabetic netlropathy）：病人常先出现肢端感觉异常，如袜子或手套状分布，伴麻木、烧灼、针刺感或如踏棉垫感，有时伴痛觉过敏。

（4）糖尿病足（diabetic foot，DF）：主要临床表现为足部溃疡与坏疽。

【治疗要点】

糖尿病治疗强调早期、长期、综合治疗及治疗方法个体化的原则。治疗目标是通过纠正病人不良的生活方式和代谢紊乱，防止急性并发症的发生和减低慢性并发症的风险，提高病人生活质量和保持良好的心理状态。综合治疗的两个含义：①包括糖尿病教育、饮食治疗、运动锻炼、药物治疗和自我监测5个方面；②包括降糖、降压、调脂和改变不良生活习惯4项措施。

1.健康教育　是重要的基本治疗措施之一，详见本节"健康指导"。

2.饮食治疗　饮食治疗是所有糖尿病治疗的基础，是糖尿病自然病程中任何阶段预防和控制糖尿病必不可少的措施。饮食治疗的目的：维持理想体重，保证未成年人的正常生长发育，纠正已发生的代谢紊乱，使血糖、血脂达到或接近正常水平。饮食治疗是年长者、肥胖型、少症状的轻型病人的主要治疗措施，对重症和1型糖尿病病人更应严格执行饮食计划并长期坚持。

3.运动疗法　适当的运动有利于减轻体重，提高胰岛素敏感性，改善血糖和脂代谢紊乱，还可减轻病人的压力和紧张情绪，使人心情舒畅。运动治疗的原则是适量、经常性和个体化。

4.药物治疗

（1）口服药物治疗：主要包括促胰岛素分泌剂（磺脲类和非磺脲类药物）、增加胰岛素敏感性药物（双胍类和胰岛素增敏剂）和α葡萄糖苷酶抑制剂。

1）促胰岛素分泌剂：①磺脲类（sulfonylureas，SUs）：此类药物通过作用于胰岛B细胞表面的受体促进胰岛素释放。其降血糖作用有赖于尚存在相当数量（30%以上）有功能的胰岛B细胞组织。SUs有多种，第一代有甲苯磺丁脲（D-860）、氯磺丙脲等。第二代有格列苯脲（优降糖）、格列吡嗪（美吡达、灭糖脲、灭特尼）、格列齐特（达美康）、格列喹酮（糖适平）、格列吡嗪控释片（瑞易宁）、格列苯脲（亚莫利）等。治疗应从小剂量开始，甲苯磺丁脲现已很少用。第二代药物如格列本脲2.5mg于早餐前半小时口服，根据尿糖和血糖测定结果，按治疗需要每数天增加剂量1次，或改为早、晚餐前2次服药，直至病情取得良好控制。年老者宜尽量用短、中效药物，以减少低血糖的发生。②非磺脲类：如瑞格列奈（诺和龙）和那格列奈，其作用机理是直接刺激胰岛B细胞分泌胰岛素，该药刺激胰岛素释放的作用是依赖血糖的水平（当血糖水平在3~10mmol/L时才有刺激作用）。

2）增加胰岛素敏感性药物：①双胍类：此类药物可增加肌肉等外周组织对葡萄糖的摄取和利用，加速无氧糖酵解，抑制糖原异生及糖原分解，降低过高的肝糖输出；并改善胰岛素敏感性，减轻胰岛素抵抗。是肥胖或超重的 2 型糖尿病病人第一线药物。可单用或联合其他药物。常用药物有二甲双胍和格华止。二甲双胍通常每天剂量为 500~1500mg，分 2~3 次口服，最大剂量不超过每天 2g。②噻唑烷二酮 (thiazolidinedione，TZD)：也称格列酮类，主要作用是增强靶组织对胰岛素的敏感性，减轻胰岛素抵抗，故被视为胰岛素增敏剂。有罗格列酮和吡格列酮两种制剂。罗格列酮用量为 4~8mg/d，每天 1 次或分 2 次口服；吡格列酮 15~30mg，每天 1 次口服。

3）α 葡萄糖苷酶抑制剂：通过抑制小肠黏膜上皮细胞表面的 α 葡萄糖苷酶而延缓碳水化合物的吸收，降低餐后高血糖。可作为 2 型糖尿病第一线药，尤其适用于空腹血糖正常（或偏高）而餐后血糖明显升高者。可单独用或与 SUs、双胍类合用。有阿卡波糖（拜糖平）、伏格列波糖（倍欣）2 种制剂。阿卡波糖每次 50mg，每天 3 次；伏格列波糖每次 0.2μg，每天 3 次。

（2）胰岛素治疗 按作用快慢和维持作用时间，胰岛素制剂可分为超短效、短效、中效和长效 4 类。近几年来也使用中短效预混胰岛素。根据胰岛素的来源不同又分为：动物胰岛素（猪、牛）和人胰岛素 2 种。另外，目前有快速（赖脯胰岛素、门冬胰岛素）和长效（甘精胰岛素）两类胰岛素类似物在临床上得到应用。

1）使用原则和剂量调节：胰岛素的应用须在一般治疗和饮食治疗的基础上进行。对 Ⅱ 型糖尿病病人，常采用：①联合用药：胰岛素+磺脲类或胰岛素+双胍类或胰岛素+α 葡萄糖苷酶抑制剂。也可早餐前或睡前加 1 次中效胰岛素或 1 天 2 次注射中短效混合胰岛素；②常规胰岛素治疗：早餐和晚餐前各注射 1 次混合胰岛素或早餐前用混合胰岛素，睡前用中效胰岛素。开始剂量常为 4~8U，根据血糖和尿糖结果来调整，直至达到满意控制。1 型糖尿病病人主张严格控制血糖，常用胰岛素强化治疗：每天 3~4 次（3 餐前半小时短效胰岛素及睡前中效胰岛素）皮下注射。强化胰岛素治疗的另一种方式是持续皮下胰岛素输注（continuous subtaneous insulin infusion，CSII，）亦称胰岛素泵。胰岛素泵模拟胰腺的工作方式，将一段或几段微小剂量的短效或超短效胰岛素不分昼夜地连续输注，保持体内胰岛素维持在一个基本水平，以保证正常的生理需要，称为基础量；餐前追加注射一定量的胰岛素，即餐前追加量。通过基础量和餐前追加量以维持糖尿病病人空腹和餐后血糖的稳定。采用强化胰岛素治疗或在 2 型糖尿病病人中应用胰岛素时均应注意低血糖反应和低血糖后的反应性高血糖。

2）人工胰：由血糖感受器、微型电子计算机和胰岛素泵组成。葡萄糖感受器能敏感地感知血糖浓度的变化，将信息传给电子计算机，指令胰岛素泵输出胰岛素，模拟胰岛 B 细胞分泌胰岛素的模式。由于技术和经济上的原因，还未广泛应用。

5.胰腺和胰岛移植 成功的胰腺或胰岛移植可纠正代谢异常，因其复杂的外分泌处理和严重并发症而受到限制，尚处在临床实验阶段。

6.糖尿病合并妊娠的治疗 饮食治疗原则同非妊娠者，总热量每天每公斤体重 159kJ（38kcal），蛋白质每天每公斤体重 1.5~2.0g，碳水化合物约 250g/d。整个妊娠期间监测血糖水平、胎儿的生长发育及成熟情况。单纯饮食控制不佳者应采用短效和中效胰岛素，忌用口服降糖药物。由于孕 36 周前早产婴死亡率较高，38 周后胎儿宫内死亡率增高，因此妊娠 32~36 周时宜住院治疗直至分娩，必要时进行引产或剖宫产。产后注意新生儿低血糖症的预防和处理。

7.糖尿病酮症酸中毒的治疗

（1）补液：输液是抢救 DKA 首要、关键的措施。通常使用生理盐水，补液量和速度视失水程度而定。如病人无心力衰竭，开始时补液速度应快，在 2h 内输入 1000~2000ml，以便迅速补充血容量，改善周围循环和肾功能，以后根据血压、心率、尿量、末梢循环情况、中心静脉压等决定输液量和速度。第 2 至第 6 小时约输 1000~2000ml。第 1 个 24h 输液总量约 4000~5000ml，严重失水者可达 6000~8000ml。如治疗前已有低血压或休克，快速输液不能有效升高血压，应输入胶体溶液并进行抗休克处理。由于初治期血糖浓度已很高，不能给葡萄糖液，当血糖降至 13.9mmol/L（250mg/dl）左右时改输 5% 葡萄糖液，并加入短效胰岛素，同时相应地调整胰岛素剂量。

（2）小剂量胰岛素治疗：即每小时每公斤体重 0.1U 的短效胰岛素加入生理盐水中持续静滴（常用剂量为 4~6U/h 胰岛素），以达到血糖快速、稳定下降，而又不易发生低血糖反应的疗效。如血糖下降幅度小于治疗前血糖水平的 30%，胰岛素剂量可加倍。当血糖降至 13.9mmol/L（250mg/dl）时，改输 5% 葡萄糖液并加入短效胰岛素（按每 3~4 克葡萄糖加 1U 胰岛素计算）。尿酮体消失后，根据病人尿糖、血糖及进食情况调节胰岛素剂量或改为每 4~6 小时皮下注射胰岛素 1 次。然后恢复平时的治疗。

（3）纠正电解质及酸碱平衡失调：根据治疗前血钾水平及尿量决定补钾时机、补钾量及速度。DKA 病人体内存在不同程度缺钾，如治疗前血钾水平低于正常，开始治疗时即应补钾。如治疗前血钾正常，每小时尿量在 40ml 以上，可在输液和胰岛素治疗的同时即开始补钾。如病人有肾功能不全，治疗前血钾水平高于正常（≥6.0mmol/L）或无尿时则暂缓补钾。在整个治疗过程中需定时监测血钾水平，并结合心电图、尿量，调整补钾量和速度。轻、中度酸中毒经充分静脉补液及胰岛素治疗后酮体的产生即被控制，酸中毒可纠正，无须补碱。pH≤7.0 的严重酸中毒者应予小剂量的碳酸氢钠静滴，但补碱不宜过多过快，以避免诱发或加重脑水肿。

（4）防治诱因和处理并发症：包括休克、严重感染、心力衰竭、心律失常、肾衰竭、脑水肿、急性胃扩张等。

8.高渗性非酮症糖尿病昏迷的治疗 严重失水时，应积极补液。无休克者目前多主张先用等渗溶液，如治疗前已有休克，宜先输生理盐水和胶体溶液尽快纠正休克。输液的同时给予小剂量胰岛素治疗。当血糖降至 16.7mmol/L（300mg/dl）时，改用 5% 葡萄糖溶液并加入普通胰岛素（每 3~4 克葡萄糖加 1U 胰岛素），根据尿量补钾。积极消除诱因和治疗各种并发症，如感染、心力衰竭、心律失常、肾衰竭等。病情稳定后根据病人血糖、尿糖及进食情况给予皮下注射胰岛素，然后转为常规治疗。

9.糖尿病足的治疗

（1）严格控制血糖、血压、血脂。

（2）神经性足溃疡的治疗：处理的关键是通过特殊的改变压力的矫形鞋或足的矫形器来改变病人足部的压力；根据溃疡的深度、面积大小、渗出多少以及是否并发感染决定溃疡换药次数和局部用药；采用一些生物制剂或生长因子类药物治疗难以治愈的足溃疡。

（3）缺血性病变的处理：对于血管阻塞不是非常严重或没有手术指征者，可以采取内科保守治疗，静滴扩血管和改善血液循环的药物。

（4）感染的治疗：有骨髓炎和深部脓肿者，在血糖控制良好的情况下加强抗感染治疗。常采用三联抗生素治疗，通过药敏试验选用合适的抗生素。

第四节　痛风

【概述】

痛风（gout）是慢性嘌呤代谢障碍所致的一组异质性疾病。临床特点为：高尿酸血症（hyperuricemia）、反复发作的痛风性关节炎、痛风石、间质性肾炎，严重者呈关节畸形及功能障碍，常伴有尿酸性尿路结石。本病根据其病因可分为原发性和继发性两大类。其中以原发性痛风占绝大多数。

【临床表现】

1.无症状期　仅有血尿酸持续性或波动性增高。从血尿酸增高至症状出现，时间可长达数年至 10 年，有些可终身不出现症状。

2.急性关节炎期　为痛风的首发症状，是尿酸盐结晶、沉积引起的炎症反应。表现为突然发作的单个，偶尔双侧或多关节红肿热痛、功能障碍，可有关节腔积液，伴发热、白细胞增多等全身反应。

3.痛风石及慢性关节炎期　痛风石（tophi）是痛风的一种特征性损害，是尿酸盐沉积所致。痛风石可存在于任何关节、肌腱和关节周围软组织，导致骨、软骨的破坏及周围组织的纤维化和变性。

4.肾病变　痛风性肾病是痛风特征性的病理变化之一。尿酸盐结晶沉积引起慢性间质性-肾炎，进一步累及肾小球血管床，可出现蛋白尿、夜尿增多、血尿和等渗尿，进而发生高血压、氮质血症等，肾功能不全表现。

5.高尿酸血症与代谢综合征　高尿酸血症常伴有肥胖、原发性高血压、高脂血症、2 型糖尿病、高凝血症、高胰岛素血症为特征的代谢综合征。

【治疗要点】

目前尚无有效办法根治原发性痛风。防治目的：①控制高尿酸血症，预防尿酸盐沉积；②迅速终止急性关节炎发作，防止复发；③防止尿酸结石形成和肾功能损害。

1.一般治疗 调节饮食，控制总热量摄入；限制嘌呤食物，严禁饮酒；适当运动，减轻胰岛素抵抗，防止超重和肥胖；多饮水，增加尿酸的排泄；避免使用抑制尿酸排泄的药物；避免各种诱发因素和积极治疗相关疾病等。

2.急性痛风性关节炎期的治疗 ①秋水仙碱：为治疗痛风急性发作的特效药，一般服药后 6~12h 症状减轻，24~48h 内 90％病人症状缓解。其作用机制是抑制局部组织的中性粒细胞、单核细胞释放白三烯 B4、糖蛋白化学因子，白细胞介素-1 等致炎因子，抑制炎症细胞的变形和趋化，缓解炎症反应。对制止炎症、止痛有特效，越早应用效果越好。②非甾体抗炎药（NSAID）：作用机制是抑制花生四烯酸代谢中的环氧化酶活性，进而抑制前列腺素的合成而达到消炎镇痛作用。常用药物有吲哚美辛、双氯芬酸、布洛芬、美洛昔康、赛来昔布、罗非昔布等，效果不如秋水仙碱，但较温和，发作超过48h也可应用，症状消退后减量。③糖皮质激素：上述两类药无效或禁忌时用，一般尽量不用。

3.发作间歇期和慢性期处理 治疗目的是使血尿酸维持正常水平。①促进尿酸排泄药：常用有丙磺舒、磺吡酮、苯溴马隆。用药期间要多饮水，服碳酸氢钠每天 3~6g。②抑制尿酸合成药：目前只有别嘌醇。③其他：保护肾功能，关节体疗，剔出较大痛风石等。

4.继发性痛风的治疗 除治疗原发病外，对痛风的治疗原则同前述。

5.无症状性高尿酸血症的治疗 积极寻找病因和相关因素，如利尿药的应用、体重增加、饮酒、高血压、血脂异常等。

（许东东 丁桢）

第二十二章　神经系统常见疾病诊疗

第一节　脊髓疾病

一、急性脊髓炎

【概述】

急性脊髓炎（acute myelitis）为脊髓白质脱髓鞘或坏死所致的急性脊髓横贯性损害。常在感染后或疫苗接种后发病，表现为病变水平以下肢体运动障碍、各种感觉缺失以及自主神经功能障碍。当病变迅速上升波及高颈段脊髓或延髓时，称为上升性脊髓炎；若脊髓内有两个以上散在病灶，称为播散性脊髓炎。

【临床表现】

1.任何年龄均可发病，以青壮年多见，无男女性别差异，一年四季散在发病。

2.病前 1~2 周多有上呼吸道感染、腹泻等症状，或有疫苗接种史。受凉、过劳、外伤等常为发病诱因。

3.急性起病，多数病人在 2~3 天内、部分病人在 1 周内发展为完全性截瘫。

（1）双下肢麻木、无力为首发症状。

（2）典型表现为：病变以下肢体瘫痪、感觉缺失和括约肌功能障碍。严重者多出现脊髓休克，可伴自主神经功能障碍，如多汗或少汗、皮肤营养障碍等。休克期一般为 2~4 周，并发肺炎、泌尿系感染或压疮者，可延长至数月。若无并发症，休克期过后进入恢复期，表现为瘫痪肢体肌张力增高、腱反射亢进、病理反射出现。肌力恢复常自远端开始，感觉障碍的平面逐渐下降。

（3）由于受累脊髓的肿胀和脊膜受牵拉，常出现病变部位有背痛、病变节段束带感。

4.上升性脊髓炎起病急，病情发展迅速，可出现吞咽困难、构音障碍、呼吸肌麻痹，甚至死亡。

【治疗要点】

本病的治疗原则为：减轻症状，防治并发症，加强功能训练，促进康复。

1.药物治疗：急性期以糖皮质激素为主，可减轻脊髓水肿，控制病情发展。常采用大剂量甲基泼尼松龙短程冲击疗法，500~1 000mg 静滴，1 次/天，连用 3~5天；其后改用泼尼松口服，40~60mg/d，以后逐渐减量后停用。B 族维生素有助于神经功能的恢复，可选用适当的抗生素预防感染。

2.康复治疗：早期宜进行被动活动、按摩、针灸、理疗等康复治疗。部分肌力恢复时，应鼓励主动活动。

二、脊髓压迫症

【概述】

脊髓压迫症（compressive myelopathy）是各种病变引起脊髓或供应脊髓的血管受压所出现的受累脊髓以下脊髓功能障碍的一组病症。病变呈进行性发展，最后导致不同程度的脊髓横贯性损害和椎管阻塞。

【临床表现】

脊髓压迫症的病因多种多样，故其发病形式、临床表现差别较大。急性脊髓压迫症常表现为脊髓横贯性损害，多伴有脊髓休克。慢性脊髓压迫症的症状是进行性的，典型的临床进程可分为刺激期、脊髓部分受压期和脊髓完全横贯性损害三期。

1.刺激期：病变早期，多从一侧神经根受刺激开始，表现为根性疼痛，如刀割样、针刺样、电击或火烙样疼痛等异常感觉，常有束带感。局部皮肤感觉过敏或痛觉、温度觉缺失与减退。夜间症状加重，白天减轻；咳嗽时加重，活动时减轻。

2.脊髓部分受压期：随着病变的发展，可出现脊髓部分受压现象。从神经根、脊髓后角受压出现节段性受压症状，逐渐发展至脊髓侧束受压，表现为病变同侧病损以下脊髓的上运动神经元性瘫痪。半侧受压时，出现病侧下肢肌张力增高，腱反射亢进，锥体束征阳性和病变对侧肢体的痛觉、温度觉缺失或减退。

3.脊髓完全横贯性损害：先为脊髓一侧病变的直接压迫，逐渐使病变向对侧移位受压，致使两侧脊髓同时受压，而出现脊髓横贯性损害。临床上表现的运动、感觉和自主神经功能障碍与急性脊髓炎的症状一致。

【治疗要点】

脊髓压迫症的治疗原则为早期诊断，早期手术，以去除病因。急性脊髓压迫症的手术治疗尤其需要抓紧时机，及早手术，一般应争取在发病 6h 内减压。硬膜外脓肿应紧急手术并给予足量抗生素，脊柱结核可在手术的同时施行抗结核治疗。对某些恶性肿瘤或转移癌手术后需采取放疗、化疗等措施，对不宜手术治疗者也可考虑放疗和（或）化疗。手术后对瘫痪肢体应进行康复治疗，如积极进行功能锻炼及防治并发症。

第二节　脑血管疾病

一、短暂性脑缺血发作

【概述】

短暂性脑缺血发作（transient ischemic attack，TIA）是指颅内血管病变引起的一过性或短暂性、局灶性脑或视网膜功能障碍，症状一般持续 10~15min，多在 1h 内恢复，最长不超过 24h，可反复发作，不遗留神经功能缺损的症状和体征。临床研究结果表明：症状持续 3h 以上的 TIA 病人有影像学及病理学改变，故目前对 TIA 发作时间的限定尚存争议。

【临床表现】

1.TIA 发作好发于老年人，男性多于女性。

2.临床特征：①发作突然；②历时短暂，一般为 10~15min，多在 1h 内恢复，最长不超过 24h；③局灶性脑或视网膜功能障碍的症状；④完全恢复，不留神经功能缺损体征；⑤常有反复发作的病史。

3.TIA 的症状取决于受累血管的分布。

（1）颈动脉系统 TIA：常表现为单眼或大脑半球症状，视觉症状表现为一过性黑蒙、雾视、视野中有黑点等，大脑半球症状多为一侧面部或肢体的无力或麻木。一过性单眼盲是颈内动脉分支眼动脉缺血的特征性症状，优势半球缺血时可有失语。

（2）椎-基底动脉系统 TIA：通常表现为眩晕、头晕、构音障碍、发作性跌倒、共济失调、复视、眼球震颤、交叉性运动或感觉障碍、偏盲或双侧视力障碍。一侧脑神经麻痹，对侧肢体瘫痪或感觉障碍为唯一基底动脉系统 TIA 的典型表现。

【治疗要点】

1.病因治疗　确诊 TIA 后应针对病因进行积极治疗。如控制血压，治疗心律失常、心肌病变，稳定心脏功能，治疗脑动脉炎，纠正血液成分异常等。防止颈部活动过度等诱发因素。

2.药物治疗　对于偶发（或仅发）1 次者，不论由何种病因所致，都应看作是永久性卒中的重要危险因素，进行适当的药物治疗。对于频繁发作者，即在短时间内反复多次发作，应视为神经科急诊处理，迅速控制其发作。

（1）抗血小板聚集剂：常用药物有：①阿司匹林，目前主张使用小剂量，50~150mg/d，能有效减少卒中复发。②双嘧达莫，每次 25~50mg，3 次/天。双嘧达莫和阿司匹林联合应用，在理论上应为加强作用，但在临床实践中未能肯定联合用药优于单独使用。③噻氯匹定，为一种较强的抗血小板聚集剂，疗效显著，作用持久，优于阿司匹林，服用阿司匹林或抗凝治疗不理想者用噻氯匹定仍有效。④氯吡格雷和奥扎格雷，不良反应较少，与阿司匹林合用效果更好。

（2）抗凝治疗：对频繁发作的 TIA，或发作持续时间长，每次发作症状逐渐加重，同时又无明显的抗凝治疗禁忌者（无出血倾向、无严重高血压、无肝肾疾病、无溃疡病等），可及早进行抗凝治疗。首选肝素 100mg 加入生理盐水 500ml 中静滴，20~30 滴/分钟；根据凝血活酶时间（APTT）调整肝素剂量，维持治疗前 APTT 值的 1.5~2.5 倍为完全抗凝标准，5 天后可改口服华法林或低分子量肝素腹壁皮下注射。

（3）钙通道阻滞剂：钙通道阻滞剂可扩张血管，阻止脑血管痉挛。如尼莫地平20~40mg，3次/天。

（4）中医药治疗：常用川芎、丹参、红花等药物。

3. 外科手术和血管内介入治疗　经血管造影确定 TIA 是由颈部大动脉病变如动脉硬化斑块引起明显狭窄或闭塞者，为了消除微栓塞，改善脑血流量，建立侧支循环，可考虑外科手术和血管内介入治疗（一般颈动脉狭窄）>70%，病人有与狭窄相关的神经系统症状，可考虑颈动脉内膜切除术或血管内介入治疗。

二、脑栓塞

【概述】

脑栓塞（cerebral embolism）是由各种栓子（血流中异常的固体、液体、气体）沿血液循环进入脑动脉，引起急性血流中断而出现相应供血区脑组织缺血、坏死及脑功能障碍。据我国 6 城市调查，脑栓塞的患病率为 13/10 万，年发病率为 6/10万。只要产生栓子的病原不消除，脑栓塞就有复发的可能。2/3 的复发发生在第 1次发病后的 1 年之内。

【临床表现】

1.任何年龄均可发病，风湿性心脏病引起者以中青年为多，冠心病及大动脉病变引起者以中老年居多。

2.通常发病无明显诱因，安静与活动时均可发病，以活动中发病多见。起病急骤是本病的主要特征。在数秒钟或很短的时间内症状发展至高峰。多属完全性卒中，个别病人可在数天内呈阶梯式进行性恶化，为反复栓塞所致。

3.常见的临床症状为局限性抽搐、偏盲、偏瘫、偏身感觉障碍、失语等，意识障碍常较轻且很快恢复。严重者可突起昏迷、全身抽搐，可因脑水肿或颅内压增高，继发脑疝而死亡。

【治疗要点】

包括脑部病变及引起栓塞的原发病两个方面的治疗。

1.脑部病变所致脑栓塞的治疗　与脑血栓形成相同。严重病变应积极脱水、降颅压处理，必要时可行开颅去骨片减压术。

2.原发病的治疗　主要在于消除栓子的来源，防止脑栓塞复发。如心脏疾病的手术治疗，细菌性心内膜炎的抗生素治疗；减压病行高压氧舱治疗等；脂肪栓的处理可用扩容剂、血管扩张剂、5%碳酸氢钠注射液；对于血栓的处理应采取头低、左侧卧位；感染性栓子栓塞需选用有效足量的抗感染药物治疗。

3.抗凝治疗　能预防新的血栓形成，或防止栓塞部位的继发性血栓扩散，促使血栓溶解，故近年来有人主张尽早使用抗凝治疗以防止脑栓塞复发。但由于心源性脑栓塞的出血性梗死区极易出血，故抗凝治疗必须慎用，即使要用也应待急性期过后比较合适；对于头部 CT 或 MRI 检查提示脑出血或蛛网膜下腔出血者，脑脊液中红细胞增多者。

三、脑梗死

【概述】

脑梗死（cerebral infarction，CI）又称缺血性脑卒中（cerebral ischemic stroke），包括脑血栓形成、腔隙性梗死和脑栓塞等，是指因脑部血液循环障碍，缺血、缺氧所致的局限性脑组织的缺血性坏死或软化。引起脑梗死的主要原因是供应脑部血液的颅内或颅外动脉发生闭塞性病变而未能得到及时、充分的侧支循环供血，使局部脑组织发生缺血、缺氧现象所致。脑梗死发病率为110/10万，约占全部脑卒中的60%~80%。临床上最常见的有脑血栓形成和脑栓塞。

【临床表现】

1.本病好发于中老年人，多见于50~60岁以上的动脉硬化者，且多伴有高血压、冠心病或糖尿病；年轻发病者以各种原因的脑动脉炎为多见；男性稍多于女性。

2.通常病人可有某些未引起注意的前驱症状，如头晕、头痛等；部分病人发病前曾有TIA史。

3.多数病人在安静休息时发病，不少病人在睡眠中发生，次晨被发现不能说话，一侧肢体瘫痪。病情多在几小时或几天内发展达到高峰，也可为症状进行性加重或波动。多数病人意识清楚，少数病人可有不同程度的意识障碍，持续时间较短。神经系统体征主要决定于脑血管闭塞的部位及梗死的范围，常见为局灶性神经功能缺损的表现如失语、偏瘫、偏身感觉障碍等。

【治疗要点】

目前还没有适用于所有脑血栓形成病人的规范化治疗方案，应根据病因、发病机制、临床类型、发病时间等确定针对具体病例的治疗方案，实施以分型、分期为核心的个体化治疗。在一般治疗的基础上，酌情选用改善脑循环、脑保护、抗脑水肿、降颅压等措施。通常按病程可分为急性期（1~2周）、恢复期（2周~6个月）和后遗症期（6个月以后），重点是急性期的分型治疗。

1.急性期治疗

（1）早期溶栓：早期溶栓是指发病后6h内采用溶栓治疗使血管再通，可减轻脑水肿，缩小梗死灶，恢复梗死区血流灌注，减轻神经元损伤，挽救缺血半暗带。常用的溶栓药物有：

1）重组组织型纤溶酶原激活剂（rt-PA）：可与血栓中纤维蛋白结合成复合体，后者与纤溶酶原有高度亲和力，使之转变为纤溶酶，以溶解新鲜的纤维蛋白，故rt-PA只引起局部溶栓，而不产生全身溶栓状态。其半衰期为3~5min，剂量为0.9mg/kg（最大剂量90mg），先静注10%（1min），其余剂量连续静滴，60min滴完。

2）尿激酶：是目前国内应用最多的溶栓药，可渗入血栓内，同时激活血栓内和循环中的纤溶酶原，故可起到局部溶栓作用，并使全身处于溶栓状态，其半衰期为 10~16min。用 100 5~150 万 U，溶于生理盐水 100~200ml 中，持续静滴 30min。

3）链激酶：它先与纤溶酶原结合成复合体，再将纤溶酶原转变成纤溶酶，常用量 10 万~50 万 U。

（2）调整血压：脑血栓形成病人急性期的血压应维持在发病前平时稍高的水平，除非血压过高（收缩压大于 220mmHg），一般不使用降压药物，以免血压过低而导致脑血流量不足，使脑梗死加重。血压过低，应补液或给予适当的药物如多巴胺、间羟胺等以升高血压。

（3）防治脑水肿：若病人意识障碍加重，出现颅内压增高症状，应行降低颅内压治疗。常用 20%甘露醇 125~250ml 快速静滴，2~4 次/天，连用 7~10 天。大面积梗死时治疗时间可适当延长，并可使用激素如地塞米松每天 10~20mg 加入甘露醇中静滴，持续 3~5 天，最长 7 天。甘露醇和地塞米松还有清除自由基的作用。防治脑水肿还可使用呋塞米、10%复方甘油以及血清蛋白等。

（4）抗凝治疗：抗凝治疗的目的主要是防止缺血性脑卒中的早期复发、血栓的延长及防止堵塞远端的小血管继发血栓形成，促进侧支循环。适用于进展型脑梗死病人，出血性梗死或有高血压者均禁用抗凝治疗。

（5）血管扩张剂：一般主张在脑血栓形成亚急性期（发病 2~4 周）脑水肿已基本消退时，可适当应用血管扩张剂。

（6）高压氧舱治疗：高压氧舱治疗脑血栓形成的作用机制为：①提高血氧供应，增加有效弥散距离，促进侧支循环形成。②在高压氧状态中，正常脑血管收缩，从而出现了"反盗血"，现象，增加了病变部位脑血液灌注。③脑组织有氧代谢增强，无氧代谢减少，能量产生增多，加速酸性代谢产物的清除，为神经组织的再生和神经功能的恢复，提供良好的物质基础。脑血栓形成病人若呼吸道没有明显的分泌物，呼吸正常，无抽搐以及血压正常者，宜尽早配合高压氧舱治疗。

（7）抗血小板聚集治疗：见本节短暂性脑缺血发作。

（8）脑保护治疗：包括自由基清除剂、阿片受体阻断剂、钙通道阻滞剂、兴奋性氨基酸受体阻断剂等。目前推荐早期（2h）应用头部或全身亚低温治疗。药物可用胞磷胆碱、纳洛酮、依达拉奉等。

（9）中医药治疗：丹参、川芎嗪、葛根素、银杏叶制剂等可降低血小板聚集、抗凝、改善脑血流、降低血液黏度。

（10）外科治疗：对大面积梗死出现颅内高压危象，内科治疗困难时，可行开颅切除坏死组织和去颅骨减压；对急性小脑梗死产生明显肿胀及脑积水病人，可行脑室引流术或去除坏死组织以挽救生命。此外，颈动脉内膜切除术也成为颈动脉狭窄性疾病的重要手段，应予重视。

（11）血管内介入治疗：颈动脉支架放置术治疗颈动脉粥样硬化狭窄性疾病是近年新问世的技术，目前还缺乏大宗病例的长期随访结果，故应慎重选择。

2.恢复期治疗 脑血栓形成的恢复期指病人的神经系统症状和体征不再加重，并发症得到控制，生命体征稳定,恢复期治疗的主要目的是促进神经功能恢复。康复治疗和护理应贯穿于起病至恢复期的全程，要求病人、医护人员、家属均应积极参与，系统地为病人进行肢体运动和语言功能的康复训练。

四、脑出血

【概述】 脑出血（intracerebral hemorrhage，ICH）系指原发性非外伤性脑实质内出血，占急性脑血管病的 20%~30%。年发病率为（60~80）/10 万人口，急性期病死率为 30%~40%。在脑出血中大脑半球出血占 80%，脑干和小脑出血占 20%。

【临床表现】

1.高血压性脑出血常发生于 50~70 岁，男性略多，冬春季易发。

2.发病前常无预感，少数有头晕、头痛、肢体麻木和口齿不清等前驱症状；多在情绪紧张、兴奋、排便、用力时发病。

3.起病突然，往往在数分钟至数小时内病情发展至高峰。血压常明显升高，并出现头痛、呕吐、偏瘫、失语、意识障碍、大小便失禁等。呼吸深沉带有鼾声，重则呈潮式呼吸或不规则呼吸。深昏迷时四肢呈弛缓状态，局灶性神经体征不易确定，此时需与其他原因引起的昏迷相鉴别；若昏迷不深，体查时可能发现轻度脑膜刺激征以及局灶性神经受损体征。

4.由于出血部位和出血量不同，临床表现各异，分述如下：

（1）壳核出血：最常见，约占脑出血的 50%~60%。壳核出血最常累及内囊而出现偏瘫（92%）、偏身感觉障碍（42%）及偏盲，优势半球出血可有失语。出血量小（<30ml）时，临床症状轻，预后较好；出血量较大（>30ml）时，临床症状重，可出现意识障碍和占位效应，也可引起脑疝，破坏丘脑下部及脑干，出现相应症状，甚至死亡。

（2）丘脑出血：占脑出血的 20%。病人常出现丘脑性感觉障碍（对侧偏身深浅感觉减退、感觉过敏或自发性疼痛），丘脑性失语（言语缓慢而不清、重复语言、发音困难等），丘脑性痴呆（记忆力和计算力减退、情感障碍等）和眼球运动障碍（眼球向上注视麻痹等），出血侵及内囊可出现对侧肢体瘫痪，多为下肢重于上肢。

（3）脑干出血：约占 10%，绝大多数为脑桥出血。常表现为突然发病，剧烈头痛、眩晕、复视、呕吐，一侧面部麻木等。出血常先从一侧开始，表现为交叉性瘫痪，头和眼转向非出血侧，呈"凝视瘫肢"状。脑桥出血多迅速波及两侧，出现双侧面部和肢体瘫痪。双侧病理反射阳性，头和双眼回到正中位置，两侧瞳孔极度缩小，系交感神经纤维受损所致，故对光反射存在。由于破坏了联系丘脑下部调节体温的纤维出现中枢性高热，同时呼吸不规则，病情常迅速恶化，多数在 24~48h 内死亡。

（4）小脑出血：约占脑出血的 10%，多见于一侧半球，尤以齿状核处出血多见。常开始为一侧枕部的疼痛、眩晕、呕吐、病侧肢体共济失调，可有脑神经麻痹、眼球震颤、两眼向病变对侧同向凝视，可无肢体瘫痪。由于临床表现并不具备明确特征，诊断存在一定困难。凡高血压病人突起一侧后枕部剧痛，呕吐，严重眩晕，凝视麻痹，意识障碍逐渐加重，无明显瘫痪者须考虑小脑出血的可能，头部 CT

检查可明确诊断。

(5) 脑叶出血：脑叶出血又称皮质下白质出血，CT 应用于临床后发现脑叶出血并不少见，约占脑出血的 5%~10%，年轻人多由血管畸形（包括隐匿性血管畸形）、Moyamoya 病、淀粉样血管病等引起，老年人常见于高血压动脉硬化。脑叶出血的部位以顶叶多见，以后依次为颞、枕、额叶，40%为跨叶出血。

1) 额叶出血：前额痛，呕吐，痫性发作，对侧偏瘫，精神障碍，优势半球出血可出现运动性失语。

2) 顶叶出血：偏瘫较轻，而偏侧感觉障碍较重；对侧下象限盲；优势半球出血可出现混合性失语。

3) 颞叶出血：对侧中枢性面舌瘫及以上肢为主的瘫痪；对侧上象限盲；优势半球出血可出现感觉性或混合性失语；可有颞叶癫痫、幻嗅、幻视。

4) 枕叶出血：对侧同向性偏盲，可有一过性黑蒙和视物变形；多无肢体瘫痪。

(6) 脑室出血：占脑出血的 3%~5%。突然头痛、呕吐，立即昏迷或昏迷加深；双侧瞳孔缩小，四肢肌张力增高，病理反射阳性，早期出现去大脑强直，脑膜刺激征阳性；常出现丘脑下部受损的症状及体征，如上消化道出血、中枢性高热、大汗、应激性溃疡、急性肺水肿、血糖增高、尿崩症等。若出血量小，仅部分脑室有血，表现酷似蛛网膜下腔出血，病人意识清楚或仅有轻度障碍，预后良好。

【治疗要点】

脑出血急性期治疗的主要原则是：防止再出血、控制脑水肿、维持生命功能和防治并发症。

1.一般治疗　卧床休息，保持呼吸道通畅，吸氧，鼻饲，预防感染等。

2.调控血压　急性期脑出血病人的血压一般比平时高，是由于脑出血后颅内压增高，为保证脑组织供血的代偿性反应。当颅内压下降时血压也随之下降。因此，脑出血急性期一般不应用降压药物降血压。当收缩压超过 200mmHg 或舒张压超过 110mmHg 时，可适当给予作用温和的降压药物如硫酸镁等。急性期后，血压仍持续过高时可系统地应用降压药。

3.控制脑水肿　脑出血后，由于脑实质内突然出现了血肿的占位效应，引起脑室受压，中线结构移位，颅内压急剧增高时，可出现脑疝，危及生命。因此，控制脑水肿，降低颅内压是脑出血急性期处理的一个重要环节。可选用：①20%甘露醇 125~250ml，快速静滴，3~4 次/天；②病情比较平稳时可用甘油果糖 250ml 静滴，1~2 次/天。③呋塞米 20~40mg 肌注或缓慢静注，1~2 次/天。

4.止血药和凝血药　仅用于并发消化道出血或有凝血障碍时，常用药物有 6-氨基己酸、对羧基苄胺、氨甲环酸、酚磺乙胺、仙鹤草素等。应激性溃疡导致消化道出血时，西咪替丁、奥美拉唑等静滴，对预防和控制消化道出血有较好效果。

5.手术治疗　对大脑半球出血量在 30ml 以上和小脑出血量在 10ml 以上，均可考虑手术治疗，开颅清除血肿，对破入脑室者可行脑室穿刺引流。经皮颅骨钻孔，血肿穿刺抽吸亦为可行治疗方法。

6.早期康复治疗 脑出血病情稳定后宜尽早进行康复治疗，见本章"运动障碍"的护理。有条件的医院应建立卒中单元（stroke unit，SU），卒中病人均应收入 SU 治疗。SU 是指改善住院卒中病人的医疗管理模式，专为卒中病人提供药物治疗、肢体康复、语言训练、心理康复和健康指导、提高疗效的组织系统。卒中单元的核心工作人员包括医师、专科护士、物理治疗师、职业治疗师、语言训练师和社会工作者。将卒中的急救、治疗、护理及康复有机地融为一体，使病人得到及时、规范的诊断和治疗，有效降低病死率和致残率，改善病人的预后，提高生活质量，缩短住院时间和减少医疗费用，有利于出院后的管理和社区治疗与康复。

五、蛛网膜下腔出血

【概述】

蛛网膜下腔出血（subarachnoid hemorrhage，SAH）是指脑表面血管破裂后，血液流入蛛网膜下腔引起相应临床症状的一种脑卒中，又称为原发性蛛网膜下腔出血。脑实质出血，血液穿破脑组织流入蛛网膜下腔者，称为继发性蛛网膜下腔出血。以下仅介绍原发性蛛网膜下腔出血。SAH 占整个脑卒中的 5%~10%，年发病率为（5~20）/10 万。

【临床表现】

1.各个年龄组均可发病，青壮年更常见，女性多于男性；先天性动脉瘤破裂者多见于 20~40 岁的年轻人，50 岁以上发病者以动脉硬化多见。

2.起病急骤，由于突然用力或情绪兴奋等诱因，出现剧烈头痛、呕吐、面色苍白、全身冷汗，数分钟至数小时内发展至最严重程度。半数病人有不同程度的意识障碍，有些病人可伴有局灶性或全身性癫痫发作。少数病人可出现烦躁、谵妄、幻觉等精神症状以及头晕、眩晕、颈、背及下肢疼痛等。

3.发病数小时后查体可发现脑膜刺激征（颈项强直、Kernig 征、Brudzinski 征）阳性。脑神经中最常见的是一侧动眼神经麻痹，提示可能为该侧后交通动脉的动脉瘤破裂。亦偶见其他脑神经受累。少数病人可有短暂性或持久的局限性神经体征，如偏瘫、偏盲、失语等。眼底检查可见玻璃体下片状出血，约 10% 的病人可有视盘水肿。

4.老年人蛛网膜下腔出血临床表现常不典型，头痛、呕吐、脑膜刺激征等都可不明显，而精神症状及意识障碍较重。个别重症病人可很快进入深昏迷，出现去大脑强直，因脑疝形成而迅速死亡。

【治疗要点】

蛛网膜下腔出血的治疗原则是：制止继续出血，防治血管痉挛，防止复发，降低病死率。

1.一般治疗：对急性蛛网膜下腔出血的一般处理与高血压性脑出血相同。如维持生命体征稳定、降低颅内压、纠正水电解质平衡紊乱、预防感染等。

2.防治再出血：

（1）安静休息：应强调绝对卧床休息4~6周，一切可能使病人的血压和颅内压增高的因素均应尽量避免。对头痛和躁动不安者应用足量有效的止痛、镇静药，以保持病人能安静休息。

（2）抗纤溶药物：为制止继续出血和预防再出血，一般主张在急性期使用大剂量止血剂。常用止血剂如下：

1）6-氨基己酸（EACA）：能抑制纤维蛋白溶酶原的形成。对因纤维蛋白溶解活性增加所致的出血有良好的效果。第1天先用4~6gEACA溶于5%葡萄糖液100ml静滴，15~30min内滴完，此后持续静滴1g/h，维持12~24h。以后20~24g/d，持续7~10天，逐渐减量至8g/d，共用2~3周。

2）氨甲苯酸（PAMBA）：每次0.4g，2次/天，静滴。

3）巴曲酶或维生素K3等。

3.防治脑动脉痉挛及脑缺血能降低细胞内Ca2+水平的药物均能扩张血管，解除蛛网膜下腔出血引起的血管痉挛。常用药物有尼莫地平输注液，10mg/d，6h内缓慢静滴，共7~14天；或在出血后口服尼莫地平片40~60mg，4~6次/天，持续3周。β受体激动剂也能使血管平滑肌松弛，解除血管痉挛，常用异丙肾上腺素和盐酸利多卡因。

4.放脑脊液疗法：腰椎穿刺放出少量脑脊液（5~10ml），对缓解头痛、减少出血引起的脑膜刺激症状有一定效果。也有人认为腰椎穿刺放出脑脊液可防止出血后大脑导水管粘连所致梗阻性脑积水。对于大量SAH的病人，行脑脊液置换或脑室引流均已应用于临床，但有引起脑脊液动力学改变、诱发脑疝的危险，故应用本法时应小心操作，谨防脑疝发生。

5.防治脑积水：轻度的急、慢性脑积水可先行药物治疗，经内科治疗无效者可考虑脑室穿刺脑脊液外引流和脑脊液分流术。

6.手术治疗：对于颅内血管畸形，可采用手术切除、血管内介入治疗以及γ-刀治疗；颅内动脉瘤可行手术切除或血管内介入治疗。

第三节　多发性硬化

【概述】

多发性硬化（multiple sclerosis，MS）是一种病因未明的以中枢神经系统脱髓鞘为主要特征的自身免疫性疾病。本病多在成年早期发病，女性稍多于男性，大多数为多次复发与缓解。病变最常侵犯的部位是脑室周围白质、视神经、脊髓、脑干以及小脑白质等处。临床表现多为分布广泛的神经功能缺失。

【临床表现】

病前数周或数月多有疲劳、肌肉与关节隐痛；感冒、发热、外伤、手术、感染、妊娠、分娩、精神紧张、寒冷等均可为本病发病诱因。首发症状多为一个或多个肢体麻木无力，单眼或双眼视力减退或失明，复视，感觉异常，共济失调，尿失禁，情绪变化等。还可出现某些发作性症状，如痛性强直性痉挛发作、三叉神经痛、构音障碍、痛性感觉异常等。半数病人可有共济失调，Charcot 三联征（共济失调、构音障碍和意向性震颤）也可见于本病。Lher-mitt 征（当屈颈时，一种闪电感觉或针刺感，从背部往下传导至双下肢）为 MS 的常见症状。

【治疗要点】

1.发作期治疗　急性发作时首选糖皮质激素，常用药物有：①甲泼尼龙 1000mg/d，加入 5%葡萄糖 500ml 静滴，3~4h 滴完，连用 3~5 天后改泼尼松 60mg/d 口服，12 天后逐渐减量至停药。②泼尼松 80mg/d，口服 1 周后依次减至 60mg/d，5 天后改为 40mg/d，然后每 5 天减少 10mg，4~6 周为 1 疗程。

2.缓解期治疗　治疗措施包括：①免疫抑制剂如硫唑嘌呤、环磷酰胺等；②转移因子及丙种球蛋白；③β-干扰素；④对症治疗：主要包括运动障碍的治疗、疼痛和括约肌功能障碍的治疗、认知及精神障碍的治疗。

第四节　运动障碍疾病

一、帕金森病

【概述】

帕金森病（Parkinson's disease，PD）又称震颤麻痹（paralysis agitans），是中老年常见的神经系统变性疾病，以静止性震颤、运动减少、肌强直和体位不稳为临床特征，主要病理改变是黑质多巴胺（DA）能神经元变性和路易小体形成。

【临床表现】

1.静止性震颤　多从一侧上肢开始，呈现有规律的拇指对掌和手指屈曲的不自主震颤，具有静止时明显震颤，动作时减轻，入睡后消失等特征。震颤可逐步涉及下颌、唇、面和四肢。少数病人无震颤。

2.肌强直　多从一侧的上肢或下肢近端开始，逐渐蔓延至远端、对侧和全身的肌肉。本病病人的肌强直表现为屈肌和伸肌肌张力均增高，被动运动关节时始终保持阻力增高，多数病人因伴有震颤，检查时可感到均匀的阻力中出现断续停顿，这是由于肌强直与静止性震颤叠加所致。

3.运动迟缓　病人随意动作减少、减慢。多表现为开始的动作困难和缓慢，如行走时起动和终止均有困难。面肌强直使面部表情呆板，双眼凝视和瞬目动作减少，笑容出现和消失减慢。手指精细动作很难完成，系裤带、鞋带等很难进行；有书写时字越写越小的倾向。

4.姿势步态异常　早期走路拖步，迈步时身体前倾，行走时步距缩短，颈肌、躯干肌强直而使病人站立时呈特殊屈曲体姿，行走时上肢协同摆动的联合动作减少或消失；晚期由坐位、卧位起立困难。迈步后碎步、往前冲，越走越快，不能立刻停步。

【治疗要点】

1.药物治疗：早期无须药物治疗，当疾病影响病人日常生活和工作能力时，适当的药物治疗可不同程度地减轻症状，以替代药物如复方左旋多巴、多巴胺受体激动剂等效果较好。但不能完全控制疾病的进展，且都存在不良反应和长期应用后药效衰减的缺点。抗胆碱能药物、金刚烷胺等，仅适用于症状轻微者。

（1）抗胆碱能药物：常用药物有苯海索（安坦），2mg 口服，3 次/天；或甲磺酸苯扎托品，1~2mg 口服，3 次/天；或丙环定等。

（2）金刚烷胺：可与左旋多巴等药合用，100mg 口服，2 次/天。

（3）左旋多巴及复方左旋多巴：对脑部多巴胺缺乏的替代疗法需应用其前体左旋多巴。复方多巴制剂有两种：一种为加用 α-卡比多巴者称帕金宁；另一种为加用苄丝肼者称美多巴。美多巴口服治疗自 62.5mg 开始，2~3 次/天，视症状控制情况，缓慢增加其剂量和服药次数，最大剂量不应超过 250mg，3~4 次/天。

（4）多巴胺受体激动剂：如溴隐亭，自 0.625mg/d 开始，缓慢增加，最大量不超过 20mg/d。培高利特又称协良行，剂量自 25μg/d 开始逐渐增加，一般应用不超过 200μg/d。

2.外科治疗：采用立体定向手术破坏丘脑腹外侧核后部可以控制对侧肢体震颤；破坏其前部则可制止对侧肌强直。若双侧手术会引起情感淡漠和构音障碍。适应证为 60 岁以下病人，震颤、强直和运动障碍明显地以一侧肢体为重，且药物治疗效果不佳或不良反应严重者。采用同体含多巴胺能的肾上腺髓质移植至纹状体已获成功，但疗效有待继续探索。采用 γ-刀治疗本病近期疗效较满意，远期疗效待观察。

3.康复治疗：如进行肢体运动、语言、进食等训练和指导，可改善病人生活质量，减少并发症。

二、肝豆状核变性

【概述】

肝豆状核变性（hepatolenticular degeneration，HLD）亦称 Wilson 病（WD），由 Wilson 于 1912 年首先报道，是铜代谢障碍导致基底节变性和肝功能损害的疾病。

【临床表现】

1.神经及精神症状：常为一侧或双侧肢体不规则震颤，或以舞蹈、手足徐动和张力不全为主，躯干扭转，张口以及头后仰或歪斜等很不规则的不自主运动。精神异常常表现为不自主哭笑、表情淡漠、情绪不稳、注意力不集中、记忆力减退、学习能力下降等，也可出现冲动行为，后期可出现痴呆。

2.肝脏症状：80%左右的病人发生肝脏症状。表现为倦怠、无力、食欲不振、肝区疼痛、肝大或肝缩小、黄疸、腹水甚至出现肝昏迷等。极少数病人以急性肝衰竭和急性溶血性贫血起病。

3.眼部症状：95%以上的病人出现角膜色素环（K-F环），绝大多数为双眼，但也可见于单眼。此环位于角膜和巩膜交界处，在角膜的内表面上，绿褐色或暗棕色，宽约 1.3mm，当光线斜照角膜时最清楚，但通常须用裂隙灯检查才能明确发现。

4.其他肾损害：可出现肾性糖尿、蛋白尿，少数病人可发生肾小管性酸中毒；钙、磷代谢障碍可出现骨质疏松、骨和软骨变性等；有的病人发生面部等处皮肤色素沉着。

【治疗要点】

1.减少铜的摄入：限制和降低饮食中铜含量，选用低铜的饮食。

2.增加铜的排泄：常选用以下药物：①D-青霉胺：D-青霉胺能促使铜自组织沉积部位清除，可在肝中与铜形成无毒复合物，消除游离状态铜的毒性。为本病首选药，但需终身服药。由小剂量开始（0.25g/d），隔数天增加 0.25g/d，增加的速度由病人的耐受程度而定，直至 2g/d。②硫酸锌：可结合血中游离铜，形成低毒性硫醇化合物经尿排出。150mg/d，分 3 次口服。③二巯丁二钠（Na-DMS）：可通过竞争机制抑制铜在肠道的吸收，使粪便排泄增多。每次 1g，溶于 10 %葡萄糖液 40ml 中缓慢静注，1~2 次/天，5~7 天为一疗程，可间断使用数疗程。

3.手术治疗：对极严重病例可行肝移植手术；严重脾功能亢进病人也可考虑脾切除。

4.其他治疗：本病应注意护肝治疗，如使用大剂量维生素 C 及 B 族维生素、肌苷、葡醛内酯等。应重视对症治疗，如有肌强直时可服用苯海索；肌强直和震颤明显可用左旋多巴或美多巴；精神症状明显者给予抗精神病药物。

第五节 发作性疾病

一、癫痫

【概述】

痫性发作（seizure）是脑神经元过度同步放电引起的短暂脑功能障碍，通常指 1 次发作过程。癫痫（epilepsy）是慢性反复发作性短暂脑功能失调综合征，以脑神经元异常放电引起反复痫性发作为特征，是发作性意识丧失的常见原因。

【临床表现】

癫痫的临床表现多样，但都具有短暂性、刻板性、间歇性和反复发作的特征，可分为痫性发作和癫痫症两方面。

（一）痫性发作　根据国际抗癫痫联盟的分类准则，痫性发作分为部分性和全面性两个类型，部分性发作的异常放电起于一侧脑部，也可扩及两侧；全面性发作则同时起于两侧脑部。

1.部分性发作　为痫性发作的最常见类型，

（1）单纯部分性发作：①部分性运动性发作：指肢体局部的抽搐，大多见于一侧眼睑、口角、手指或足趾，也可涉及整个一侧面部或一侧肢体远端。②体觉性发作：常表现为肢体的麻木感或针刺感。多数发生于口角、舌部、手指或足趾，病灶在中央后回体感觉区。特殊体感性发作包括：视觉性、听觉性、嗅觉性和眩晕性发作。③自主神经发作：如多汗、苍白、潮红、呕吐等，很少是痫性发作的唯一表现。④精神性发作：症状包括各种类型的遗忘症，虽可单独发作，但常为复杂部分性发作的先兆症状。

（2）复杂部分性发作：主要特征有意识障碍，病人出现部分性或完全性对环境接触不良，做出一些似有目的的动作。

（3）部分性发作继发为全面性强直—阵挛发作：清醒时若能记得部分性发作的某个症状，即为先兆。

2.全身性发作

（1）失神发作：意识短暂丧失，持续约3~15s，无先兆或局部症状，发作和停止均突然，每天发作数次或数十次不等。发作时病人停止当时的活动，呼之不应，两眼瞪视不动，可伴有眼睑、眉或上肢的3次/秒的颤抖，也可有简单的自动性活动，手中持物可跌落，事后立即清醒，继续原先的活动，对发作无记忆。

（2）肌阵挛发作：为突然、短暂、快速的肌肉收缩，累及全身，也可仅限于面部、躯干和肢体。

（3）阵挛性发作：为全身重复性阵挛发作，恢复多较强直—阵挛发作快。

（4）强直性发作：全身性肌痉挛，肢体伸直，头眼偏向一侧，常伴自主神经症状如苍白、潮红、瞳孔散大等。躯干的强直性发作造成角弓反张。

（5）强直—阵挛发作：以意识丧失和全身对称性抽搐为特征。发作分三期：①强直期：所有骨骼肌呈现持续性收缩，双眼球上蹿，神志不清，喉肌痉挛，发出尖叫，口先强张后突闭，可咬破舌尖，颈部和躯干先屈曲后反张。上肢自上举、后旋，转为内收、前旋，下肢自屈曲转为强直。常持续10~20s转入阵挛期。整个发作历时5~10min。清醒后常感到头晕、头痛和疲乏无力，部分病人发作后进入深睡状态。②阵挛期：不同肌群强直和松弛相交替，由肢端延及全身。阵挛频率逐渐减慢，松弛期逐渐延长，此期持续0.5~1min。最后一次强烈痉挛后，抽搐突然终止，所有肌肉松弛。以上两期中，可发生舌咬伤，并伴心率增快、血压升高，汗、唾液和支气管分泌物增多，瞳孔扩大、光反射消失等自主神经征象。③惊厥后期：阵挛期后尚有短暂的强直痉挛，造成牙关紧闭和大小便失禁。呼吸首先恢复，口鼻喷出泡沫或血沫。心率、血压和瞳孔回至正常。肌张力松弛，意识逐渐清醒。从发作开始至恢复约经历5~10min。醒后觉头痛、疲劳，对抽搐过程不能回忆。部分病人进入昏睡，少数在完全清醒前有自动症和意识模糊。

（6）无张力性发作：部分或全身肌肉的张力突然降低，造成张口、颈垂、肢体下垂和跌倒。脑电图示多棘慢波或低电位活动。

（7）癫痫持续状态（status epilepticus）：又称癫痫状态，是指癫痫连续发作之间意识尚未完全恢复又频繁再发，或癫痫发作持续 30min 以上不自行停止。

（二）癫痫症

1.部分性癫痫症：多于 3~13 岁发病，男性多见，表现为口部、咽部和一侧面部的阵挛性抽搐，常伴舌部僵硬感、言语和吞咽困难，偶尔累及同侧上肢。意识清楚，但发作偶扩散成 CTCS。发作多在夜间，使患儿易惊醒，发作稀疏，约数月至数年发作 1 次。大多在 16 岁前痊愈。儿童期癫痫有枕部脑电阵发者，以视觉症状如视物模糊、闪光和幻视等为先兆，继以偏侧阵挛发作或自动症。脑电图见一侧或两侧枕区和后颞区可见棘波或尖波。

2.全身性癫痫症

良性婴儿期肌阵挛癫痫于出生后第 1 年或第 2 年出现短促的全身肌阵挛，脑电图可见阵发性棘慢波。儿童期失神癫痫：常于 6~7 岁之间发病，女性较多，每天频繁发作，可达数十次。青春期失神癫痫：发病年龄较迟，发作也较稀疏。常伴有 GTCS。脑电图常见 4Hz 棘-慢波。青春期肌阵挛癫痫：表现为短促的不规律的肌阵挛，若累及全身，则导致倾跌，但无意识丧失。仅少数病例病前无异常。发作表现为短促的强直性痉挛，以屈肌为明显，常呈突然的屈颈、弯腰动作，也可涉及四肢，每次发作持续约 10~15s，可连续发作数次至数十次，以睡前和醒后最为密集。一般在 2~5 岁停止发作。

【治疗要点】

1.当病人正处在意识丧失和全身抽搐时，立即让病人就地平卧，保持呼吸道通畅，及时给氧。防止受伤、骨折和脱臼。为预防再次发作，选用地西泮、苯妥英钠和苯巴比妥等药。

2.一般特发性 GTCS 首选丙戊酸钠，次选苯妥英钠；症状性或原因不明的 GTCS 首选卡马西平，其次为苯巴比妥。典型失神一阵痉挛发作首选丙戊酸钠；非典型失神发作首选乙琥胺，其次为氯硝西泮。部分性发作首选卡马西平，次选苯妥英钠。婴儿痉挛症首选 ACTH，次选泼尼松。Lennnox-Gastaut 综合征首选丙戊酸钠，次选氯硝西泮。青春期肌阵挛发作首选丙戊酸钠，次选氯硝西泮。近年有抗癫痫新药陆续上市，如拉莫三嗪、非尔氨酯、托吡酯和加巴喷丁等，可单一剂量用于难治性癫痫，或与传统抗癫痫药联合使用。

3.癫痫持续状态的治疗：

（1）尽快控制发作：可依次选用以下药物：①地西泮 10~20mg 静注，注射速度不超过 2mg/min，无效则改用其他药物，有效而复发者可在半小时内重复注射；也可予地西泮 100~200mg 溶于 5% 葡萄糖盐水 500ml 中，于 12h 内缓慢静滴。儿童 1 次静注量为 0.3~0.5mg/kg，不超过 10mg，必要时可重复使用。如出现呼吸抑制，则需停止注射。②10% 水合氯醛：成人 25~30ml，小儿 0.5~0.8ml/kg，加等量植物油保留灌肠。③苯妥英钠每次剂量为 10~20mg/kg，溶于生理盐水 20~40ml 静注，速度不超过 50mg/min。④异戊巴比妥钠 0.5g 溶于注射用水 10ml 静注，速度不超过 0.1g/min，注射时应注意有无呼吸抑制和血压下降，每天极量为 1g。

（2）保持呼吸道通畅：平卧头侧位，吸痰，安放口咽通气管，必要时行气管切开，备人工呼吸机。

（3）立即采取维持生命功能的措施：纠正脑缺氧，防治脑水肿，保护脑组织。高流量吸氧，监测呼吸、血压、ECG 及血电解质变化。

（4）防治并发症：做好安全防护，预防受伤；高热时给予物理降温，及时纠正血酸碱度和电解质的变化，发生脑水肿时予甘露醇和呋塞米注射，注意预防和控制感染。抽搐停止后肌注苯巴比妥 0.2g，每 8~12 小时 1 次，清醒后改用口服抗癫痫药，并寻找病因。

4.病因治疗：对病因明确者应针对病因治疗。如对于脑寄生虫病行驱虫治疗，对于低血糖、低血钙等代谢异常应尽快纠正，对于颅内占位性病变引起者首先考虑手术治疗。

二、偏头痛

【概述】

偏头痛（migraine）为反复发作的一侧或双侧搏动性头痛，为临床常见的特发性头痛，以发作性血管一神经功能障碍，而间歇期完全正常为临床特征。

【临床表现】

据临床表现可以分为有先兆的偏头痛（典型偏头痛）、无先兆的偏头痛（普通型偏头痛）和特殊类型的偏头痛三型，以前两种常见。

1.有先兆的偏头痛 （1）先兆期：视觉先兆最常见，表现为亮光、暗点、异彩、黑蒙、偏盲、视物变形等；其次为躯体感觉先兆，如一侧肢体或面部麻木、感觉异常等。先兆多于头痛前 1h 内发生，可持续数分钟至 1 小时。

（2）头痛期：伴先兆症状同时或随后出现剧烈头痛，约 2/3 的病人头痛位于一侧，1/3 病人头痛位于两侧或左右交替。头痛为搏动性或钻痛，常伴有恶心、呕吐、畏光或畏声、易激怒、气味恐怖或疲劳感等。病人面色苍白、精神萎靡，头痛一般持续数小时至十余小时，进入睡眠后消失。

2.无先兆的偏头痛 为临床常见类型，先兆不明显，在头痛发作前数天或数小时可有胃肠道不适和情绪改变，发作时常有头皮触痛。

3.特殊类型偏头痛：①偏瘫型偏头痛：可有失语。数十分钟后出现同侧或对侧头痛，头痛消退后数天偏瘫症状方能恢复，也可有部分残留。②基底动脉型偏头痛：先兆症状包括视觉症状（黑蒙、双颞侧或鼻侧的视野缺损等）和脑干症状（如共济失调、眩晕、眼球震颤、复视、耳鸣、构音障碍、双侧肢体麻木和无力、意识模糊和认知水平改变、恶心、呕吐等）。持续半小时后出现主要在枕部的头痛，头痛持续数小时至数天后消失。③偏头痛等位症：部分病人可周期性发生某些症状而无头痛，或与头痛交替出现。有多种亚型，每个病人只有一种，如闪光暗点、腹型、偏瘫偏麻、复发性眩晕和精神型。④眼肌瘫痪型偏头痛：较少见，病人先有普通型偏头痛病史，于1次偏头痛发作后出现同侧眼肌瘫痪，受累神经以动眼神经为多见，其次为展神经，瘫痪持续数天至数周恢复，多次发作后，瘫痪可持久不愈。

【治疗要点】

1.发作时的治疗：轻症者可用阿司匹林、布洛芬、吲哚美辛等非甾体类消炎镇痛药，头痛较重者首选麦角衍生物类药物，如双氢麦角碱0.25~1.0mg，肌注或静注；或1.0mg，皮下注射；或麦角胺2~3mg，鼻腔内给药。麦角胺咖啡因2片于先兆期服用，若不能控制发作可于30~60min后再服1~2片。但是对于眼肌瘫痪型、偏瘫型和基底动脉型不宜使用。此外可用5-羟色胺受体激动剂，如舒马普坦或佐米格等。

2.预防发作：对于发作频繁者可以选用下列药物预防性治疗，以停止发作或减轻头痛和延长间歇期。①苯噻啶：从0.5mg/d开始，逐渐加量至2mg/d。②β-受体阻滞剂：普萘洛尔，每次10~40mg，2~4次/天，口服。③钙通道阻滞剂：氟桂利嗪或尼莫地平等口服。

第六节　肌肉疾病

一、重症肌无力

【概述】

重症肌无力（myasthenia gravis，MG）是乙酰胆碱受体抗体（AchR-Ab）介导的、细胞免疫依赖及补体参与的神经—肌肉接头处（NMJ）传递障碍的自身免疫性疾病。临床表现为部分或全身骨骼肌易疲劳，常于活动后加重，休息后减轻。

【临床表现】

数病人眼外肌最先受累，表现为眼睑下垂、斜视和复视，面肌受累时皱纹减少，表情动作无力；延髓肌肉受累时出现吞咽困难、进食时间延长、饮水呛咳、构音不清、咳嗽无力、呼吸困难。颈肌及四肢近端肌群亦常受累，表现为屈颈抬头无力、四肢乏力。整个病程也常有波动，即疾病早期常可自发缓解和复发，晚期的无力比较严重，虽经休息也不能完全缓解。

【治疗要点】

1.药物治疗：

（1）抗胆碱酯酶药物：常用药物有溴吡斯的明，60mg口服，4次/天，或溴化新斯的明、安贝氯铵等。若发生毒蕈碱样反应如呕吐、腹痛等，可用阿托品0.5mg

对抗。同时辅用氯化钾、麻黄素等，可加强抗胆碱酯酶药物疗效的作用。

（2）糖皮质激素：常选用泼尼松 60~80mg/d 口服，当症状持续好转后逐渐减量维持（5~15mg/d）。对较危重的病人，特别是已采用呼吸机辅助呼吸的病人，为争取尽快缓解病情，目前多数学者主张先用大剂量甲泼尼龙，1000mg/d，静滴 5 天，继而改用地塞米松 20mg/d，静滴 7~10 天，然后改为泼尼松口服，60mg/d，维持 2~3 周后逐渐减量至继续服用维持量。

（3）免疫抑制剂：首选硫唑嘌呤，适用不能耐受大剂量激素的 MG 病人。每次口服 50~l00mg，2 次/天，一般 4 周后开始起效。亦可选用环磷酰胺或环孢素。

2.血浆置换法　应用正常人血浆或血浆代用品置换重症肌无力病人血浆，以去除病人血液中抗体，虽然起效快，但不持久，一般仅维持 1 周左右，需重复进行。

3.免疫球蛋白　适用于各种类型危象，通常剂量为 0.4g/（kg·d），静滴，连用 3~5 天。

4.胸腺摘除和放射治疗　胸腺摘除对于有胸腺增生的病人效果较好，对胸腺瘤也有一定疗效。年轻女性及病程短、进展快的病人为胸腺摘除的适应证，对于年龄较大或因其他原因不适于胸腺摘除者可行放射治疗。

5.危象的处理　应尽快改善呼吸功能，有呼吸困难者应及时行人工呼吸。对呼吸骤停者应立即行呼吸机辅助呼吸。在危象处理时应注意无菌操作，给予雾化吸入，勤吸痰，保持呼吸道通畅，预防肺不张和肺部感染等并发症。此外据危象类型进行对症治疗。

（1）肌无力危象（myasthenic crisis）：为最常见的危象，由抗胆碱药物剂量不足所致，注射依酚氯铵后症状减轻有助于诊断。

（2）胆碱能危象（cholinergic crisis）：由抗胆碱酯酶药物过量所致，静注依酚氯铵无效或症状加重。病人肌无力加重同时有肌束震颤和毒蕈碱样反应，可伴苍白、多汗、恶心、呕吐、流涎、腹痛和瞳孔缩小等。立即停用抗胆碱酯酶药物，等药物排出后重新调整剂量，或改用皮质类固醇药物。

（3）反拗危象（brittle criSis）：由于病人对抗胆碱药物不敏感所致，依酚氯铵试验无反应。此时应停用抗胆碱酯酶药物而用输液维持，经过一段时间后若对抗胆碱酯酶药物敏感可重新调整剂量，也可改用其他治疗方法。

二、周期性瘫痪

【概述】

周期性瘫痪（periodic paralysis）是以反复发作的骨骼肌迟缓性瘫痪为特征的一组疾病，其发作多与血钾代谢有关。依照发病时血清钾的水平，将本病分为低钾型、高钾型和正常钾型等三型，临床上以低钾型最多见。由甲状腺功能亢进、醛固酮增多症、肾衰竭、代谢性疾病所致低钾而瘫痪者称为继发性周期性瘫痪或低钾性瘫痪。

【临床表现】

1.多在夜间饱餐后睡眠中发病，肌无力症状以肢体为主，一般从双下肢开始，逐步累及上肢、躯干和颈部肌肉，极少累及脑神经支配的肌肉与呼吸肌，肢体近端重于远端，下肢重于上肢。偶有眼睑下垂、复视，个别病人累及呼吸肌而危及生命。部分病人发作时有心率缓慢、室性早搏、血压增高。

2.饱餐、酗酒、过度疲劳、情绪激动、寒冷、月经前期、感染、创伤、焦虑以及注射胰岛素、肾上腺素、皮质类固醇或大量输注葡萄糖等引起应激反应的因素均可诱发本病；发病前可有口渴、尿少、出汗、面色潮红、肢体酸胀、疼痛、麻木感以及嗜睡、恐惧、恶心等前驱症状。

3.发作时血清钾浓度往往低于 3.5mmol/L，最低可达 1.2mmol/L。心电图检查可见典型的低钾性改变：U 波出现、P-R 间期与 Q-T 间期延长、QRS 波群增宽、T 波平坦、ST 段降低等。肌电图检查示电位幅度降低，数量减少；完全瘫痪时运动单位消失，电刺激无反应，静息电位低于正常。

【治疗要点】

急性发作时，以 10%氯化钾或枸橼酸钾溶液 20~50ml 顿服，24h 内总量为 10g，分次口服。也可将 10%氯化钾加入生理盐水或林格液 1000ml 中静滴，1h 不超过 1g，以免影响心脏功能。严重心律失常者应在心电监护下积极纠治，呼吸肌麻痹者应予辅助呼吸，不完全性瘫痪者鼓励其适当活动，或电刺激肌肉阻止病情进展并促使恢复。发作间期应避免各种可能诱使发作的因素，口服氯化钾 3~6g/d 可能有助于减少发作，服用乙酰唑胺或螺内酯亦可预防发病。

（许东东丁桢）